口腔医学实验技术指导系列

口腔显微成像技术

Technique of Oral Microscopy Imaging

主　　编　廖　生　于海洋

副主编　郭　强　何　訸　朱卓立

编　　委（以姓氏笔画为序）

于海洋　马代川　王睿男　卢嘉仪　代娅婕

皮彩霞　朱卓立　朱鹏飞　任　彪　向镛兆

刘　英　刘　斌　杜　文　杜　玮　李　敬

李成辉　李承浩　李晶晶　何　訸　张朝良

陈　立　陈　宇　陈　娇　陈　璐　罗代兵

郝丽英　郭　强　黄　进　黄　适　董佳佳

鲁　曦　游盛兰　解晨阳　廖　生　廖竞宇

主编助理　杜　文

人民卫生出版社

·北　京·

图书在版编目（CIP）数据

口腔显微成像技术 / 廖生，于海洋主编. —北京：人民卫生出版社，2022.4

ISBN 978-7-117-32872-2

Ⅰ. ①口… Ⅱ. ①廖… ②于… Ⅲ. ①口腔疾病–显微外科学 Ⅳ. ①R782.05

中国版本图书馆CIP数据核字（2022）第028636号

人卫智网	www.ipmph.com	医学教育、学术、考试、健康，购书智慧智能综合服务平台
人卫官网	www.pmph.com	人卫官方资讯发布平台

口腔显微成像技术

Kouqiang Xianwei Chengxiang Jishu

主　　编：廖　生　于海洋

出版发行：人民卫生出版社（中继线 010-59780011）

地　　址：北京市朝阳区潘家园南里 19 号

邮　　编：100021

E - mail：pmph @ pmph.com

购书热线：010-59787592　010-59787584　010-65264830

印　　刷：北京华联印刷有限公司

经　　销：新华书店

开　　本：710 × 1000　1/16　　印张：17

字　　数：314 千字

版　　次：2022 年 4 月第 1 版

印　　次：2022 年 6 月第 1 次印刷

标准书号：ISBN 978-7-117-32872-2

定　　价：198.00 元

打击盗版举报电话：010-59787491　E-mail：WQ @ pmph.com

质量问题联系电话：010-59787234　E-mail：zhiliang @ pmph.com

数字融合服务电话：4001118166　E-mail：zengzhi @ pmph.com

主编简介

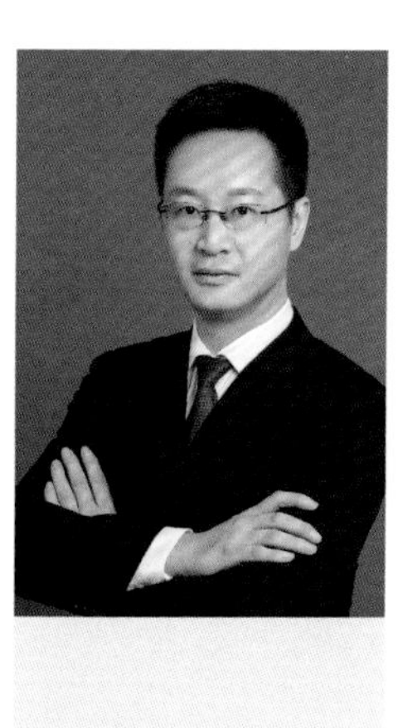

廖生，教授，研究生导师，医学博士，美国哈佛大学高级访问学者及博士后。四川大学华西口腔医（学）院信息管理部部长，口腔医学信息学教研室主任，中华口腔医学会口腔医学信息化管理分会副主任委员，中国卫生信息与健康医疗大数据学会理事，国家卫生健康委员会医院绩效考核专家及信息中心专家，四川省卫生信息学会常务理事，四川省口腔医学会计算机及数字口腔医学专业委员会副主任委员，四川省卫生健康委员会学术技术带头人后备人选，四川省海外高层次留学人才，国际牙医师学院院士（ICD），国际牙科学研究学会会员（IADR）。主要研究方向为口腔医学、健康医疗大数据、计算机科学及统计学，长期从事交叉学科教学、科研及管理工作，负责多个国家卫生健康委员会、工信部医疗信息化专项建设工作；发表相关领域 SCI 论文 30 余篇，主持国家自然科学基金 4 项，作为主研参与多项重点及国际合作项目。

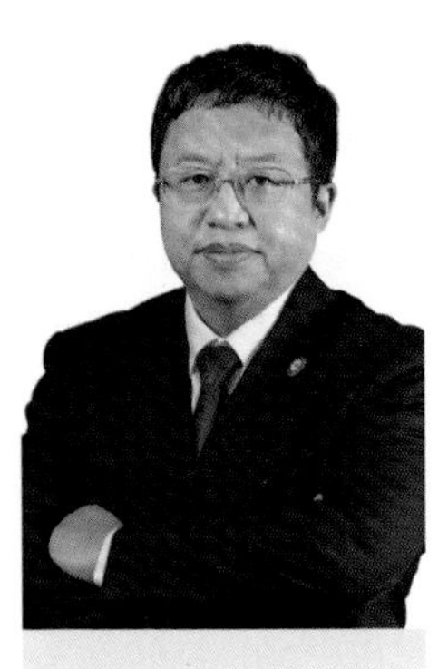

于海洋，教授，博导，一级临床专家。擅长显微美学修复、数字种植修复等。现任中华口腔医学会修复专委会候任主任委员，口腔修复国家临床重点专科负责人，四川大学口腔医学技术专业负责人，修复Ⅱ科主任。国际牙医师学院院士，教育部新世纪优秀人才，宝钢优秀教师，省突出贡献专家，万人计划天府名师，大美医者。《华西口腔医学杂志》、*Bone Research* 副主编。曾任第二届教育部口腔医学教执委秘书长，四川大学华西口腔医学院副院长等职，主笔国家及行业标准 8 项。研究成果获教育部自然科学一等奖，教学成果获国家教学成果二等奖等。主编规划教材《口腔固定修复学》《口腔医学美学》以及专著《口腔微距摄影速成》等 29 部。提出口腔 TRS 数论、美学修复形–色–心三要素四维辩证论，发明了“牙体预备精准定深技术”“TRS 空间测量分析设计及转移技术”“定深孔显微牙体预备术”“实测引导种植术”“E-clasp”以及“TRS 可测量种植导板”“备牙定深导板”“分区粘接导板”“注射树脂导板”等多项临床技术方案；研发的多项软件及医疗器械产品已经成功转化临床。

总 序

龋病、牙周病、口腔黏膜病、先天性唇腭裂、牙颌面畸形、口腔癌等是人类常见的口腔疾病。2018 年公布的第四次全国口腔健康流行病学调查结果显示，我国口腔疾病的患病率高达 97.6%。龋病、牙周病作为牙源性病灶，可以引起全身系统性疾病；而一些全身性疾病，如血液系统疾病也可以在口腔出现表征，严重影响人体健康和生活质量。加强对口腔疾病的基础和临床研究，对有效防治疾病具有重要的意义。

科研实验室是开展科学研究的平台，是培养具有扎实专业基础、强烈创新意识、深厚人文底蕴、宽阔国际视野的高素质人才的重要载体。实验操作技术既突出学科交叉性、先进性、实用性和研究性，又体现了学科渗透、相互补充的系列性、综合性、研究性，是研究生、本科生、规培生和青年教师必须要掌握的科研技能。加强实验技能培训，掌握实验伦理要求，提高科研素养和实验操作能力，都是培养创新型人才的重要环节。基本的实验技能和科研创新的思维方式，强烈的责任心和良好的团队精神，精心的实验准备以及完整的实验室管理等，也可为日后独立从事口腔医学科学研究打下坚实的基础。

口腔医学实验技术指导系列由口腔疾病研究国家重点实验室专家教授编写，邀请了国内外该领域的学者参与。本套丛书一共 6 册，分别是《口腔微生物学实验技术》《口腔分子生物学实验技术》《口腔免疫学实验技术》《牙颌面发育与再生实验技术》《口腔疾病动物模型复制技术》《口腔显微成像技术》。本套丛书以口腔医学实验研究中涉及的实验技能、实验关键环节、需要注意的事项等为主要内容组织撰写，培养标准技术、规范操作。

本套丛书的特点：①主编们均为国家重点实验室和国内外著名口腔院校的知名研究人员，长期工作在口腔医学科学研究的第一线，他们在口腔医学研究领域颇有建树；②编写时听取了研究生和青年科技工作者对实验技能想了解的相关知识，深入浅出、全面系统地介绍口腔医学实验技术的原理、材料方法、操作步骤、关键注意点等，是编者多年工作经验的总结；③内容连贯、体系完整、步骤清楚、文字流畅、图文并茂，适合口腔医学研究生、本科生、规培生、留学生，以及科研工作人员阅读和学习，是一套实用的工具书。编写团队希望读者们认识口腔医学、掌握技能、规范操作，为中国口腔医学研究整体水平的提升作出贡献。

编　者

2021 年 10 月

前言

随着我国社会发展，人民生活水平不断提高，对口腔健康需求激增。近年来我国口腔行业高速发展，为了支撑日益增长的社会口腔健康需求，口腔供给侧改革的自我革新需求，引入先进技术势在必行。口腔位于头面部，解剖结构及功能十分复杂，口腔医学各学科一直不断深入研究疾病发病机制及引入各种微创或显微新技术，以期提高治疗效果及患者舒适度。高质量的临床技术应用源于高水平的科学研究，且目前口腔医学和临床医学紧密交叉，大量临床医学研究思路、技术都被引入口腔医学领域，并取得大量优秀成果及应用。作为核心支撑技术的显微成像技术对于口腔疾病发病机制的探究及新型临床诊疗技术的开发至关重要。

本书由口腔疾病研究国家重点实验室领衔，组织多学科团队进行编写，并邀请国内该领域的专家参与。全书共分为九章三十五节，根据显微成像目标和方式全面地对目前在口腔领域应用的医学实验显微成像技术进行介绍，包括从传统光学成像技术到发光材料成像技术，到数字化影像及计算机图像学等内容，将目前口腔医学实验技术领域所运用的显微成像技术进行了系统的分类整理，介绍其应用的范围及操作。本书涉及的技术平台多为近年来的新型技术平台，数种平台在我国当前保有量十分有限，存在一机难求的局面。本书编委均为长期使用、管理这些平台的经验丰富的专家老师，撰写的内容翔实，还特别分享了他们对此类技术长期钻研的实战经验，为读者应用相关显微成像技术奠定理论基础、提供操作实践指南，对相关口腔医学科研设计及实操有直接的指导作用。在此也衷心地感谢各位专家在百忙中牺牲大量休息时间为本书严谨细致地撰写稿件，并无私地奉献他们宝贵的工作经验，为本书的学术质量、实践价值提供了有力的保障。

鉴于本书涉及大量的先进技术及仪器设备、平台，均为学科前沿，因作者水平有限，难免有不当之处，盼读者批评指正！

编　者

2021 年 12 月

目 录

第一章 口腔显微成像概述 / 1

第一节 显微成像技术的发展 / 2
一、显微成像技术 / 2
二、显微成像技术发展历史 / 2

第二节 显微成像系统的分类及特点 / 4
一、显微镜成像技术 / 4
二、分子影像学成像技术 / 4

第三节 显微成像技术的未来发展趋势 / 5

第二章 数字图像处理基本概念及应用 / 7

第一节 图像的基本属性 / 8
一、分辨率 / 8
二、亮度 / 8
三、对比度 / 9
四、直方图 / 9

第二节 数字图像常用处理技术 / 11
一、图像变换 / 11

二、图像压缩 / 12
三、图像增强和复原 / 12
四、图像分割 / 12
五、图像描述 / 13
六、图像分类 / 13

第三节　图像的加减运算 / 13

第四节　图像的噪声 / 14

第五节　数字图像处理技术的应用 / 15

第三章　光学显微成像技术 / 17

第一节　普通光学显微成像技术 / 18
一、原理与用途 / 18
二、仪器使用 / 19

第二节　体视显微成像技术 / 22
一、原理与用途 / 23
二、仪器技术参数 / 24
三、技术特点 / 27
四、仪器使用 / 28

第三节　荧光显微成像技术 / 32
一、原理与用途 / 32
二、仪器使用 / 33
三、质量控制 / 45

第四节　激光扫描共聚焦显微成像技术 / 46
一、原理与用途 / 47
二、仪器使用 / 48
三、质量控制 / 63

第五节 原子力显微成像技术 / 64
一、原理与用途 / 64
二、仪器使用 / 72

第六节 单细胞拉曼光谱技术 / 78
一、原理与用途 / 78
二、仪器使用 / 80
三、数据分析 / 85
四、质量控制 / 86

第四章 电子显微镜成像技术 / 89

第一节 扫描电子显微镜成像技术 / 90
一、原理与用途 / 90
二、仪器技术参数 / 91
三、技术特点 / 93
四、仪器使用 / 94

第二节 透射电子显微镜成像技术 / 99
一、工作原理 / 99
二、分类应用 / 100
三、TEM 与 SEM 对比 / 100
四、仪器使用 / 101

第五章 X 线成像技术 / 107

第一节 X 线摄影成像技术 / 108
一、X 线成像原理与特点 / 108
二、仪器使用 / 108

三、质量控制 / 109
四、放射防护的方法和措施 / 110

第二节　横断面显微放射照相技术 / 111
一、原理与用途 / 111
二、仪器使用 / 112
三、质量控制 / 122

第三节　X 线单晶衍射技术 / 123
一、原理与用途 / 123
二、仪器使用 / 126
三、质量控制 / 134

第六章　计算机断层成像技术 / 137

第一节　计算机断层成像基础 / 138
一、CT 成像原理及图像特点 / 138
二、仪器使用 / 138
三、质量控制 / 142

第二节　显微计算机断层成像技术 / 143
一、原理与用途 / 143
二、仪器使用 / 146
三、质量控制 / 158

第七章　磁共振成像技术 / 161

第一节　磁共振成像基础 / 162
一、MRI 成像原理与图像特点 / 162

二、仪器使用 / 163
三、质量控制 / 167

第二节　动物磁共振成像技术 / 168
一、原理与用途 / 168
二、仪器使用 / 170

第八章　放射性核素成像技术 / 173

第一节　核物理基础 / 174
一、原子核 / 174
二、衰变及其方式 / 174
三、放射性核素的衰变规律 / 175
四、射线与物质的相互作用 / 176

第二节　核医学放射性测量仪器 / 177
一、核医学射线探测器 / 178
二、核医学射线测量仪器的主要部件 / 179
三、常用核医学仪器 / 180

第三节　单光子发射计算机断层成像技术 / 181
一、原理与用途 / 181
二、仪器使用 / 182
三、质量控制 / 189

第四节　正电子发射计算机断层成像技术 / 191
一、原理 / 191
二、仪器使用 / 192

第五节　正电子发射显像 / 磁共振成像技术 / 194
一、原理 / 194
二、仪器使用 / 195

第九章 显微成像综合分析操作技术 / 197

第一节 染色体遗传分析技术 / 198

一、原理与用途 / 198
二、仪器使用 / 200
三、数据分析 / 203
四、质量控制 / 204

第二节 激光捕获显微切割技术 / 205

一、原理与用途 / 206
二、仪器使用 / 207
三、质量控制 / 213

第三节 小动物活体成像技术 / 214

一、原理与用途 / 214
二、仪器使用 / 215
三、质量控制 / 219

第四节 流式细胞术 / 220

一、流式细胞术概述 / 220
二、流式细胞仪主要构造和工作原理 / 221
三、流式细胞术的基本操作与技巧 / 223
四、流式细胞术的应用 / 225

第五节 活细胞显微成像技术 / 228

一、原理与用途 / 229
二、仪器使用 / 230
三、质量控制 / 234

第六节 病理切片虚拟扫描成像技术 / 235

一、原理与用途 / 235
二、仪器使用 / 236
三、质量控制 / 241

第七节　材料模拟计算方法 / 241

一、软件主要模块介绍 / 242

二、软件运行的软硬件环境 / 250

三、计算操作流程 / 251

参考文献 / 253

第一章

口腔显微成像概述

显微成像技术综合了计算机、数学、自动化、光学等众多领域的相关知识。它的应用十分广泛，涉及文件处理、自动化、生物医学和材料学、医学影像分析等众多领域。随着现代口腔领域研究及应用的拓展，其与临床医学边界越来越模糊，且口腔位于头面部，为人体组织结构，是功能复杂的区域。要进一步推动口腔医学发展，必须跳出口腔本身，引入先进技术对口腔领域知识进行深度挖掘，显微成像技术不失为利器，且在近年来的研究中，综合运用显微成像技术已在口腔领域研究、转化及临床应用产生大量优质案例，极大提高了口腔行业服务能力。本章将就显微成像技术的历史、分类、特点及发展趋势做一概述。

第一节　显微成像技术的发展

安东尼·范·列文虎克（Antony van Leeuwenhoek）在16世纪70年代发明了一种放大倍率很高的显微镜，他常被称为是第一个公认的显微镜学家和微生物学家。20世纪初，美国哈佛大学维斯里德（Ralph Weissleder）等人提出通过影像学方法对活体状态下的生物过程进行细胞和分子水平的定性或定量研究，将分子生物学和体内成像联合应用，形成交叉学科即分子影像学（molecular imaging）。分子影像学的发展，使得活体动物体内成像成为可能。

一、显微成像技术

显微成像技术是指从样品反射回来或透过样品的光源，通过一个或多个透镜后，将微小样品图像放大的技术。样品图像可通过目镜直接用肉眼观察，也可以通过感光板或数字化图像处理后进行记录，以达到在计算机上进行显示和分析处理的目的。光学显微镜和电子显微镜涉及电磁辐射的衍射和反射或折射，电子束与样品相互作用，散射辐射或其他信号来成像。这个过程可以通过样品的广域辐射照相来实现（如标准光学显微镜和透射电子显微镜），也可以通过扫描样品上的一束细光束（如激光扫描共聚焦显微镜和扫描电子显微镜）实现。显微镜的发展影响了生物学，也使组织学得到了发展，因此在生命和物理科学中是一项必不可少的技术。

近一个世纪以来在传统影像诊断（X线、计算机断层扫描、磁共振等）的基础上结合分子生物学技术的显微成像技术实现了“看到”研究样本内部的能力，随着分子影像学的发展，提供了多维度、无损的、高分辨率的成像结果，并能在同一样品中原位多次重复成像。

二、显微成像技术发展历史

早期的显微镜，至少可以追溯到13世纪时眼镜镜片的广泛使用，是仅具有有限放大效能的单透镜式的放大镜。最早的显微镜实践者通常被认为是伽利略，在1610年他发现可以通过变焦望远镜来近距离观察小天体。世界上第一台真正意义上的显微镜可追溯到17世纪，发明者是荷兰人列文虎克，他将一个玻璃球磨成了镜片，将放大倍数从同时期显微镜的50倍扩大到了270倍，他在显微镜学领域的开创性工作和他对微生物学作为独立学科的建立所做出的贡献被广为人知。显微镜让我们看到了一个看不见的世界——我们周围无处不在却因太小以至肉眼看不见的物体。这个时间轴能够让我们对显微镜的一些重要发展有所了解。

公元前710年一块由岩石晶体制成的Nimrud镜既可以被用作放大镜，也可以被用作通过聚焦太阳光来点火的燃用玻璃。这是人类历史上首次对微观世界的探索。

1609年伽利略·伽利雷（Galileo Galilei）发明了一种用凸透镜和凹透镜组合的复合显微镜。在公元1625年将其命名为“显微镜”。

1676年列文虎克用一个透镜制作了一个简单的显微镜将物体放大到270倍，用来检查血液、酵母和昆虫。他是第一个发现微生物和活细胞并最早记录肌纤维、微血管中血流的人。有趣的是1665年出版的*Micrographia*中，罗伯特·胡克（Robert Hooke）用自制复合显微镜观察一块软木薄片的结构时发现死亡的植物细胞，并首次将其命名为“cell”。

1874年恩斯特·卡尔·阿贝（Ernst Karl Abbe）创造了阿贝方程，这个方程将分辨能力与光的波长联系起来，使计算最大分辨率成为可能。

1895年威廉·伦琴（Wilhelm Röntgen）在进行阴极射线的实验时，观察到放在射线管附近涂有氰亚铂酸钡的屏上发出的微光，这种光有非常强的穿透力，即X线。

1924年，Lacassagne与工作伙伴共同发展出放射线照相法，利用放射性钋元素来探查生物标本，为分子影像学的出现奠定基础。

1931年恩斯特·鲁斯卡（Ernst Ruska）设计并建造了第一台靠电子而不是光来观察物体的显微镜——电子显微镜（electron microscope，EM）。

1962年下村修（Osamu Shimomura）在水晶水母中发现了绿色荧光蛋白（Green fluorescent protein，GFP），GFP在蓝光照射下会发出明亮的绿色荧光。公元1992年Douglas Prasher报道了GFP的克隆。这为GFP及其衍射生物广泛用于荧光显微镜，特别是激光扫描共聚焦荧光显微镜，开辟了道路。

1999年美国哈佛大学维斯里德提出分子影像学，将遗传基因信息、生物化学与新的成像探针进行综合，由精密的成像技术来检测，再通过一系列的图像后处理技术，活体组织在分子和细胞水平上的生物学过程得以“看得见”。

（廖生　何訸）

第二节　显微成像系统的分类及特点

现代显微成像技术飞速发展，光学显微技术的出现将人们的观察水平第一次带入微观世界，分子影像学技术的出现使得人们对样品的微观成像向着更高分辨率、更高的清晰度、更高的真实性发展。本小节将会介绍如今不同显微成像系统的分类及其特点。

一、显微镜成像技术

光学显微镜利用通过单个透镜从样品中透射或反射的可见光来放大物体，由此产生的图像可以通过眼睛直接检测，也可以在照相底片上成像，或者用数码相机捕获。单透镜及其附件，或透镜成像设备的系统，以及适当的照明设备、样品台和支架，构成了基本的光学显微镜。最新的发明是数码显微镜，它使用电荷耦合元件（charge-coupled device，CCD）将光学信号转化为数字信号，从而使显微镜上观察到的图像输出到计算机，并进一步对这些显微图片进行比对、分析。电子显微镜是使用电子来扫描物体内部或表面的显微镜。由于波粒二象性，高速电子的波长比可见光的波长更短，而波长直接影响显微镜的分辨率，因此电子显微镜的分辨率（0.2nm）远高于光学显微镜的分辨率（200nm）。电子显微镜主要由电子源、电子透镜、真空装置、样品架以及探测器组成。

二、分子影像学成像技术

在传统影像学基础之上发展而来的分子影像学成像技术，是运用影像学手段展示组织、细胞和亚细胞水平的特定分子，进而反映活体状态下分子水平变化的成像技术。

当今的数字化 X 线摄影系统可以在不借助人工直接辅助的情况下，使用 X 线探测仪来接收穿过受检者被探测部位的 X 线信号。然后，仪器将接收到的 X 线信号转化为数字信号，并将这些信号传送给计算机图像处理系统与影像归档和通信系统。

计算机断层成像技术集超灵敏探测技术、精密自动控制和计算机图像处理技术于一体，能够对人体、生物体进行无损伤活体检测，获得生物组织内部微观结构的高分辨率图像。计算机断层成像技术有成像快速、非侵入、高分辨率、无电离辐射、便携、适于椅旁或床前操作、图像即摄即得等优良特性，在龋病、牙周病、黏膜病、口腔癌前病变等口腔疾病的早期诊断、疗效监测和早期干预评估等方面具有实用价值，尤为适合具有双折射特性的牙体组织细微病变的检测。

磁共振成像技术，将解剖、影像和功能相结合，使临床磁共振诊断从单一的解剖形态学研究发展为与功能相关联的系统研究。该技术具有无辐射、无创伤、可重复等特点，且有较高的时间和空间分辨率，可准确定位脑功能区，因而被广泛地应用于组织器官功能运动的研究中。该技术是研究口腔各种功能诸如咀嚼、语言、吞咽、味觉的正常行使均受到中枢神经系统大脑的控制和调节的重要方法。磁共振成像技术为研究口腔功能运作中的大脑功能变化提供了有利手段。

依托于分子影像学发展而来的放射性核素成像是将放射活性化学物质（锝 99 或碘 131、123 或镓 67）注射到体内，以观察脏器内、外或正常组织与病变之间对放射性药物摄取的差别为基础来动态观察组织功能状态。核医学放射性测量仪器是探测和记录放射性核素发出射线的种类、数量、能量、时间变化以及空间分布的仪器。

（廖乍　何訸）

第三节　显微成像技术的未来发展趋势

经典成像方法在设计和构造时碍于硬件配置的局限性，限制了时间或空间分辨率以及视野和其他关键参数。许多现代技术允许用户根据样品的需求改变这些性能参数，或者通过动态控制重新配置适合的硬件设备，如空间光调节器或可变形镜，通过扩展景深成像，图像采集的多通路复用或图像通过的能力，可以扩展常规成像技术的适用范围，进而挑战现有光学环境。

未来的显微成像系统将朝着微缩化、自动化方向不断发展。标准显微成像系统尺寸大、重量高、复杂，使得它们不适用于需快速响应的现场工作。而现代显微成像系统简化的机械结构和紧凑的光学设计使得它们可以像一堆硬币一样小巧。而自动化显微成像系统极大地提高了多次重复观察的工作效率。从聚焦和载物台控制到机电快门、照明源切换、图像采集等，现代显微成像系统中各部分均可实现自动化操作。同时，为了追求更高的分辨率和对比度，越来越多的现代显微成像系统开始利用紫外线。短波长的紫外线辐射可以获取超出可见光衍射极限的图像分辨率，同时利用紫外线辐射与样品分子的相互作用可以提高对比度，更容易识别待检样品的特征。

近几年来发展的3D打印技术是一种以三维数字模型文件为基础，应用金属铸造砂或光敏树脂等可黏合材料，通过逐层打印的方式将材料构筑成既定模型的技术。它无需机械加工或模具，可以将设计通过电脑上的数据图形精确直接地转化为实物，从而为零件原型制作、新设计的产生，尤其是复杂的高难度的模型制作提供了一种快速、高效、低成本的制造手段。口腔图像三维扫描成像技术主要是对来自CT机和其他断层成像设备的图像数据，采用三维扫描技术显示位于上颌骨和下颌骨处与植入有密切关系的解剖学上的显著特征及其他口腔医生感兴趣的结构，使医生能够根据不同解剖结构的相对空间关系和几何形态确定手术方案，其中单颗牙齿形态、整个口腔牙齿区域形态、颌窦底、下牙槽神经管、颏孔、鼻腭管、牙周膜等结构为医生关注的对象。目前口腔图像三维扫描系统能够根据三维扫描数据实现基本结构的扫描，并导出相应的表面扫描结果进行计算机辅助设计与制作，未来这一技术对提升牙齿修复种植与矫正等口腔治疗水平将发挥巨大作用。

综上，显微成像技术需要依托于巨大的计算机资源，随着信息技术飞速发展，为显微成像系统提供了保障。人工智能芯片的嵌入及机器学习算法的加入，可以全流程增强成像系统的准确性、稳定性及可读性，在不久的将来，甚至代替人类进行自动化图像模式识别及知识发现，将人类的研究及应用水平提升到前所未有的高度。

（廖乍　何訸）

第二章

数字图像处理基本概念及应用

数字图像因其可以长期保存不失真、分辨率高、数据量大，且可以利用现代信息技术进行分析处理，在各行各业具有广泛而重要的应用。在计算机科学中，数字图像处理（digital image processing，DIP）是利用计算机算法对数字图像进行处理。随着计算机技术发展，大约在20世纪20年代，纽约-伦敦海底电缆便开始传输数字化的新闻图片，传递效率大大提高。20世纪50年代，人们便开始广泛利用计算机来处理图形和图像信息。数字图像处理作为一门学科约形成于20世纪60年代初期。传统的数字图像处理的目的是改善图像的质量，改善人的视觉效果。当今随着信息技术的高速发展，图像识别，人工智能等大数据技术的引入，发掘图像价值，获取先进知识逐渐成为数字图像处理的新趋势。

第一节　图像的基本属性

图像是真实世界客观存在的反映及人类视觉系统反射的综合结果，众多因素会对图像质量产生影响，要想获得理想的图像质量，真实客观地反映被观察客体，合理调整这些属性至关重要，数字化技术为这一目标提供可能，本节将对常见的图像属性参数进行解读，为读者能够获得满意图像提供帮助。

一、分辨率

分辨率（resolution）是一个广义的术语，也成为解析度，在用于不同的技术领域时可能具有不同的含义。在计算机、媒体行业和数字图像中，分辨率主要指显示分辨率和可以通过屏幕水平和垂直显示的图像元素［像素（pixel）或简称点（dot）］的数量。分辨率越高意味着图像细节越多。图 2-1-1 是同一张图片在不同分辨率下的显示效果。低分辨率的图像损失大量细节，但是过高分辨率的图片直接带来存储、传输和处理的计算和网络资源成本增大。

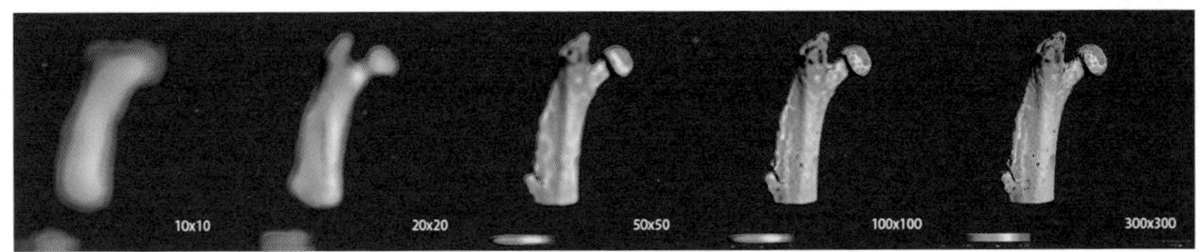

图 2-1-1　不同分辨率下图像的情况

二、亮度

亮度是一个相对的术语。这取决于你的视觉感受。由于亮度是一个相对项，因此亮度可以定义为光源相对于我们将其与之比较的光源输出的能量。在某些情况下，我们可以很容易地说图像很明亮，在某些情况下，它不容易被察觉。在数字图像中亮度也称为灰度，常用 0 ~ 100%（由黑到白）表示。图 2-1-2 显示了不同亮度对比。

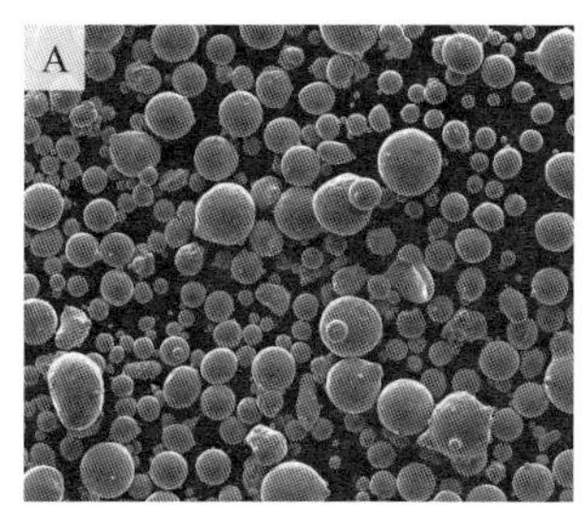

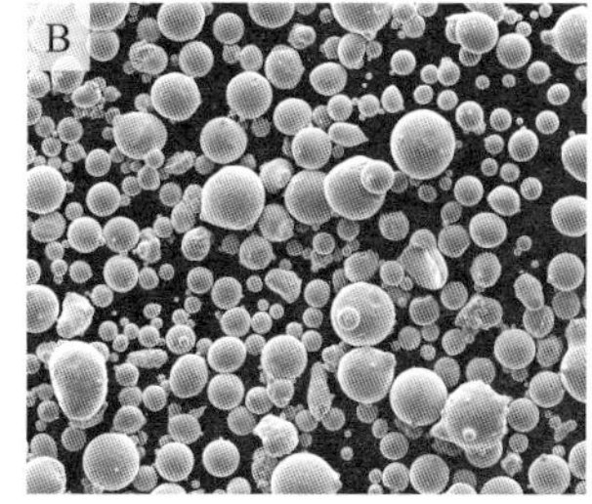

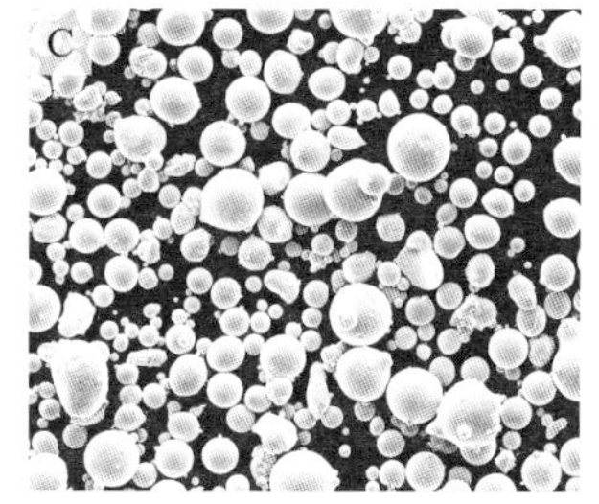

图 2-1-2　亮度对图像色彩的影响
A. 低亮度　B. 正常亮度　C. 高亮度

三、对比度

对比度可以简单地解释为图像中最大和最小像素强度之间的差异。是画面黑与白的比值，也就是从黑到白的渐变层次。比值越大，从黑到白的渐变层次就越多，从而色彩表现越丰富（图 2-1-3）。图像对比度过大会导致画面失真，让人感觉画面过度艳丽。现今无一套有效又公正的标准来衡量对比度，最好的辨识方式还是依靠使用者眼睛。

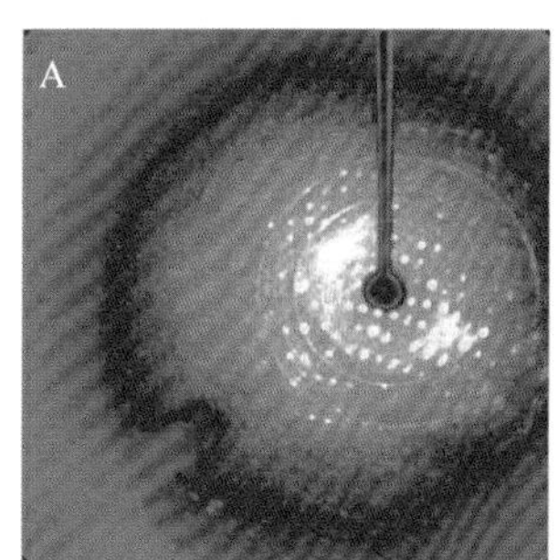

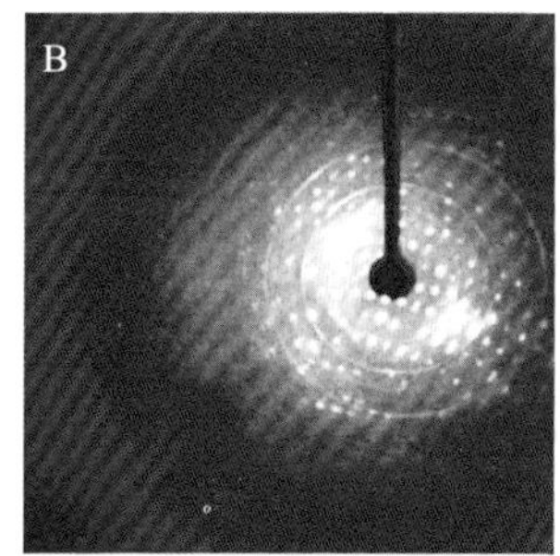

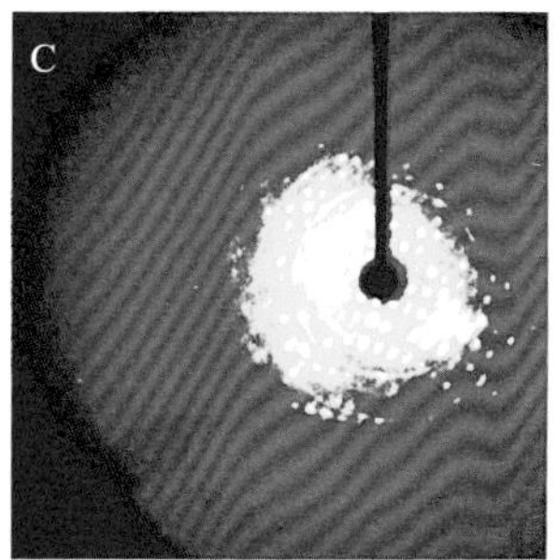

图 2-1-3　对比度对图像色彩表现的影响
A. 低对比度　B. 中对比度　C. 高对比度

四、直方图

图像直方图用数字图像中色调分布的图形表示。它绘制每个色调值的像素数。通过查看特定图像的直方图，观察者将能够一目了然地判断整个色调分布。

许多现代数码成像设备都有图像直方图。观察者可以使用它们来帮助显示所捕获的色调的分布，以及图像细节是否已经被丢失以使高光溢出或阴影变暗。图表的横轴表示色调变化，而纵轴表示该特定色调的像素数。横轴的左侧表示黑色和黑色区域，中间表示中灰色，右侧表示浅色和纯白色区域。垂直轴表示在每个区域中捕获的区域的大小。因此，非常暗的图像的直方图将使其大部分数据点位于图的左侧和中心。相反，具有很少暗区和 / 或阴影的非常明亮的图像的直方图将使其大部分数据点位于图的右侧和中心。直方图就是每种灰度在这个点矩阵中出现的次数（图 2-1-4）。

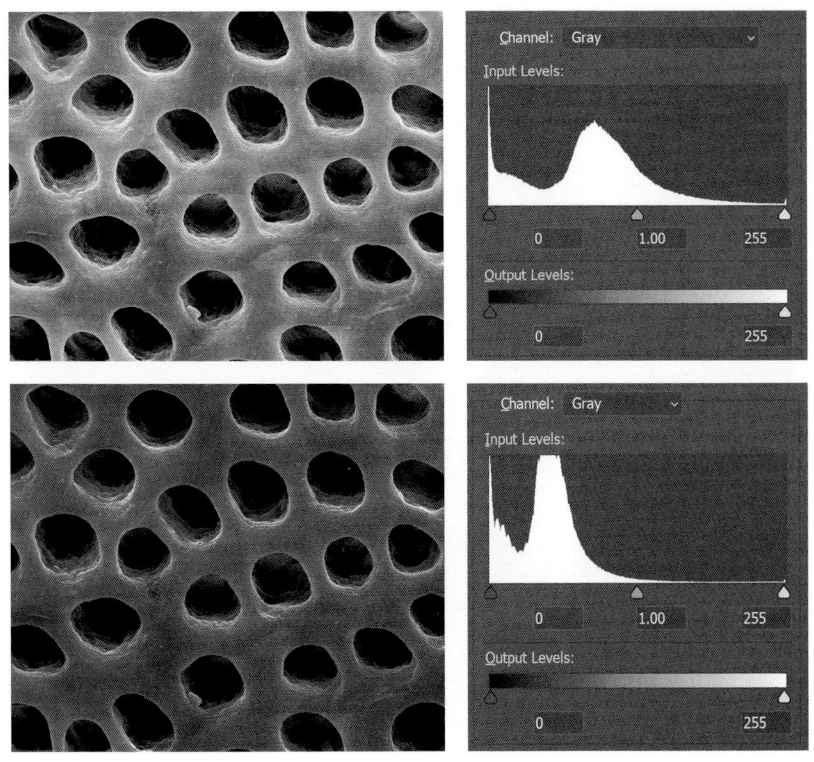

图 2-1-4　灰度直方图

通过灰度变换将一幅图像转换为另一幅具有均衡直方图的图像，即在一定灰度范围内具有相同的像素点数的图像的过程。图 2-1-5 是直方图均衡化前后的图形变化以及直方图变化。

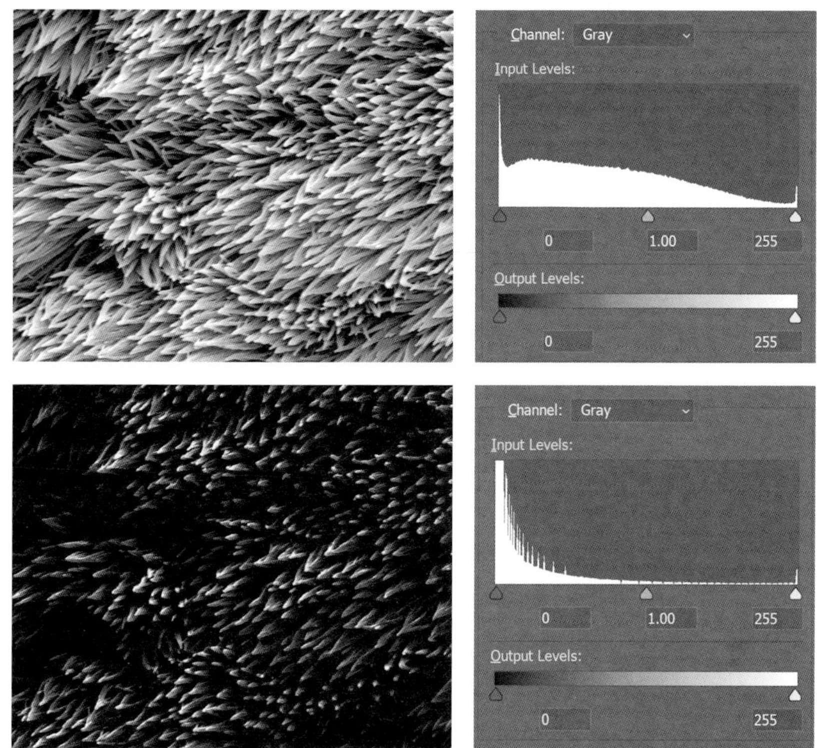

图 2-1-5　直方图均衡化前后的图形变化以及直方图变化

第二节　数字图像常用处理技术

作为数字信号处理的子类别或领域，数字图像处理与模拟图像处理相比具有许多优点。它允许将更广泛的算法应用于输入数据，并且可以避免诸如在处理期间噪声和信号失真的累积之类的问题。由于图像是在两个维度（可能更多）上定义的，因此可以以多维系统的形式对数字图像处理进行建模。本节将简述常用的数字图像处理方法，常用的数字图像处理方法有图像增强、复原、编码、压缩等。

一、图像变换

由于图像阵列很大，直接在空间域中进行处理，涉及计算量很大。因此，往往采用各种图像变换的方法，把图像变换到频率域便于我们更准确的处理它，利用频率域的特征分析和处理图像更加实用。常用的图像变换技术有傅里叶变换、余弦变换，子波变换，沃尔什变换和哈特林变换等。每个变换都存在自己的正交函数集，由于各种正交函数集的不同而引入不同的变换。

二、图像压缩

当今世界每天都有大量的信息通过数字化手段进行存储，处理和传输。万维网上有大量的信息是以图像的形式进行储存的，人们对于储存和通信的需求是无限的。图像压缩比起数据储存和/或传输有突出的实用价值。

图像压缩技术所要解决的问题是尽量减少数字图像需要的数据量（即比特数），基本原理是除去其中冗余的数据，以便节省图像传输、处理时间和减少所占用的存储器容量。现阶段图像压缩是一种“开放技术”，由于现代图像传感器不断提高的空间分辨率及显示标准的不断发展，图像压缩已经成为一种基本技术。图像压缩在许多重要而且性质不同的应用领域发挥着重要的作用，如电视会议、遥感、医疗成像等方面，不断扩大的应用领域依赖于对各类图像进行有效的处理、储存和传输。

三、图像增强和复原

图像增强和复原的目的是提高图像的质量，如除噪声，提高清晰度等，使图像更适合于特定应用场景。图像增强可以突出图像中所感兴趣的部分。如强化图像高频分量，可使图像中物体轮廓清晰，细节明显；如强化低频分量可减少图像中噪声影响。图像增强没有通用理论，只能由观察者判断特定方法的最终效果。图像质量的视觉评价是一个高度主观的过程。

正如图像增强一样，图像复原技术的最终目的也是改善给定图像。图像增强主要是一个主观的过程，而图像复原大部分是个客观的过程。图像复原试图利用某种先验知识来重建或复原给定的图像，就是把退化过程模型化，并采用反向过程进行处理，最终复原出原图像。

四、图像分割

图像分割是数字图像处理中的关键技术之一，分割将图像分为构成它的子区域对象，分割程度取决于需要解决的问题。图像分割算法一般是基于亮度的两个基本特征：不连续性和相似性。图像分割是将图像中有意义的特征部分提取出来，其有意义的特征有图像中的边缘、区域等，这是进一步进行图像识别、分析和理解的基础。虽然目前已研究出不少边缘提取、区域分割的方法，但还没有一种普遍适用于各种图像的有效方法。对图像分割的研究还在不断深入之中，是目前数字图像处理中研究的热点和难点。

五、图像描述

图像描述是图像识别和理解的前提。作为最简单的二值图像可采用其几何特性描述物体的特性，一般图像的描述方法采用二维形状描述，它有边界描述和区域描述两类方法。对于特殊的纹理图像可采用二维纹理特征描述。随着图像处理研究的深入发展，已经开始进行三维物体描述的研究，提出了体积描述、表面描述、广义圆柱体描述等方法。

六、图像分类

随着数字图像处理技术的发展和新兴应用的要求，出现一类不求输出完整图像，而是将图像经过某些预处理（增强、复原、压缩）后，再经过图像分割和描述提取有效特征，从而进行判决分类，也称图像识别。如从遥感图中分割出植被资源、矿产资源，根据医学 X 线片进行断层分析和病灶识别，快递系统中的自动分发等。因此可以把图像进行区别分类认为是图像的模式识别，识别方法和应用十分广泛和复杂。模式识别的研究对象一般分为两类：一类是具有直觉形象如相片、文字、图案等；一类是没有直觉形象而只有数据或者信息波形，如语言、心电图、脑电图等。对于模式识别来说无论是数据、信号还是几何图形或者立体模型、都是除去他们的物理特征从而找出它们的共性，并按不同的共性进行归类。模式识别的目标是产生能够自动处理某些特征信息的自动化系统，以便代替人类完成辨识和分类的任务。

第三节　图像的加减运算

数字图像可以视为数字矩阵，在空间域的大多数操作都是按矩阵理论执行的，无论多张照片，还是单张照片，都可以用数字图像处理技术进行有效的加减运算处理。对图像进行加减运算，就是将图像对应的存储矩形点列上的值进行加减运算。图像相加可以将一幅图像的内容加到另一幅图像上，可以实现二次曝光，也可以对同一个场景的多幅图像求平均值，可以降低噪声（图 2-3-1）。图像相减可以用于运动检测或去除图像中不需要的加性图案（图 2-3-2）。

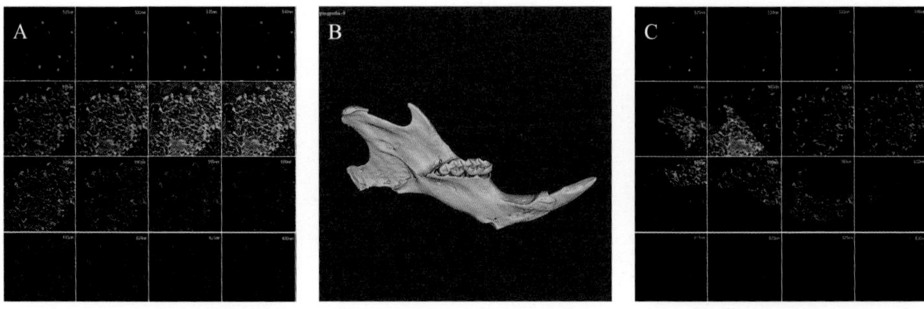

图 2-3-1　图像的加法运算示例：图中运算为 A+B=C

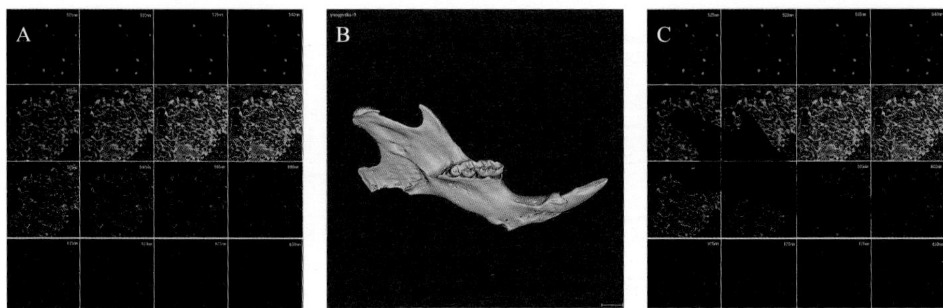

图 2-3-2　图像的减法运算示例：图中运算为 A−B=C

第四节　图像的噪声

图像噪声是图像中亮度或颜色信息的随机变化，并且通常是电子噪声的一个方面。它可以由扫描仪或数码相机的传感器和电路产生。图像噪声也可能源于胶片颗粒和理想光子探测器的不可避免的散粒噪声。图像噪声是图像捕获不期望的副产品，其模糊了期望的信息。“噪声”的本义是“不需要的信号”。

图像是任何场景的图片，照片或任何其他形式的 2D 表示。用于将图像传感器数据转换成图像的大多数算法，无论是在相机内还是在计算机上，都涉及某种形式的降噪。对此有许多程序，但都试图确定像素值的实际差异是否构成噪声或真实的摄影细节，并在试图保留后者时平均掉前者。然而，没有算法可以针对所有情况完美地做出这种判断，因此通常需要在去除噪声和保持可能具有与噪声类似的特性的精细，低对比度细节之间进行权衡。

常用的图像去噪声方法：主要是采用滤波器对带噪声图像进行滤波处理，在主流的图像处理软件里面，就是常用的模糊技术，包括高斯模糊（Gaussian blur）、表面模糊（surface blur）等（图 2-4-1）。

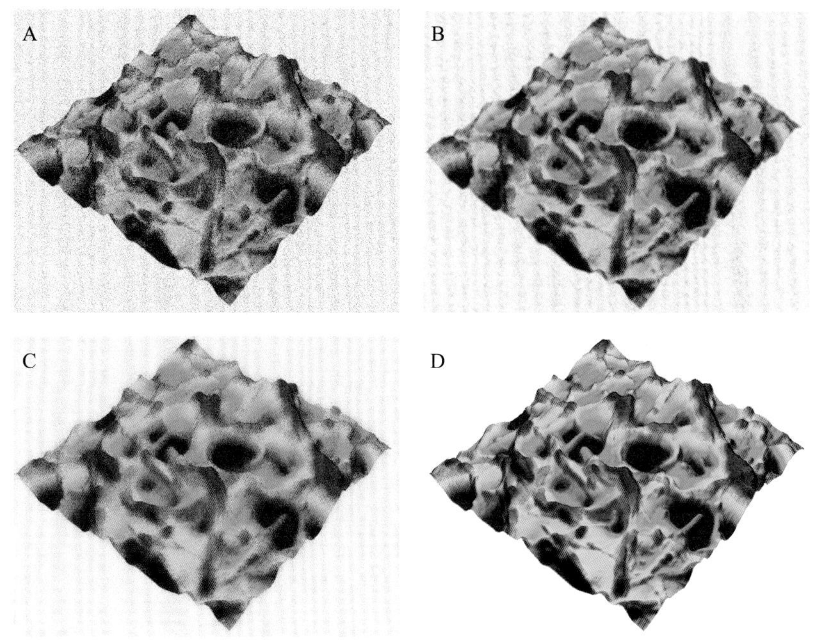

图 2-4-1　常用的图像去噪声方法

A. 带噪声的图　B. 高斯模糊降噪后的图　C. 表面模糊降噪后的图　D. 无噪声图

第五节　数字图像处理技术的应用

当今数字图像处理技术应用十分广泛，几乎不存在与数字图像处理无关的领域，在此介绍的只是其应用领域的一小部分。

1. 科学研究领域　文字、图像输入的研究，计算机辅助设计，人工智能研究，多媒体计算机与智能计算机等。

2. 气象预报领域　天气云图测绘、传输。

3. 军事领域　航空及卫星侦察照片的判读，导弹制导，雷达、声呐图像处理，军事仿真。

4. 侦缉破案　指纹鉴别，印鉴、伪钞识别，手迹分析。

5. 考古领域　恢复珍贵文物图片、名画、壁画等。

新兴技术如深度学习及AI技术与医学图像大数据的逐步普及、深度融合能够解决一些当下医学诊治难题，是医学基础研究及临床应用的重要方向。

（廖生　黄进）

第三章

光学显微成像技术

光学显微成像技术的发展始于普通光学显微镜。1590 年，第一台复式显微镜诞生，为光学显微成像技术奠定基础。复式显微镜即现在常用的光学显微镜的一种，通过光学系统和放大系统使人们对微观生物有了生动的认识，但普通光学显微镜存在一定限制，仅仅观察细菌、细胞等物质的结构和运动等不能满足科学家对事物的探求欲望，随着光学显微成像技术的发展，出现了其他各种各样的成像技术，如体式显微成像技术、荧光显微成像技术、激光扫描共聚焦显微成像技术、原子力显微成像技术及单细胞拉曼光谱技术等，不仅能观察物体的超微结构，还可以观察细胞表面、细胞内物质成分、形成三维立体图形等，为研究者提供了丰富的研究手段。

第一节　普通光学显微成像技术

光学显微镜，是一种通常使用可见光和镜头系统来放大微小物体图像的显微镜。光学显微镜的图像可以由普通的光敏照相机捕获以产生显微照片。最初的图像是由摄影胶片拍摄，随着互补金属氧化物半导体（complementary metal-oxide-semiconductor，CMOS）和电荷耦合器件相机的发展，现在可以使用 CCD 相机检测样品，直接在计算机屏幕上显示生成的图像。光学显微镜有两种基本类型：单一显微镜和复合显微镜。单一显微镜是使用单个镜头进行放大的显微镜。复合显微镜使用多个镜头来增强物体的放大倍数。

一、原理与用途

复合显微镜利用被观察物体旁的透镜（称为物镜）收集光源，其将物体的真实图像聚焦在显微镜内（图 3-1-1A）。然后通过第二个镜头或一组镜头（称为目镜）放大该图像，该镜头为观察者提供物体放大的反转虚像（图 3-1-1B）。

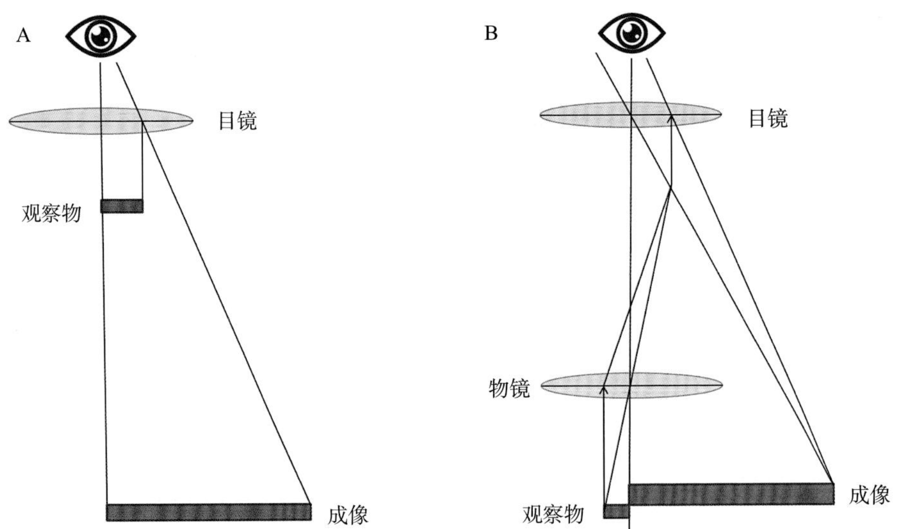

图 3-1-1　复合显微镜成像及放大原理

A. 复合显微镜成像原理　B. 复合显微镜物体放大的反转虚像

使用复合物镜 / 目镜组合可以实现更高的放大倍率。常见的复合显微镜上通常安装可更换的物镜，使用者能快速调整放大倍数。

光学显微镜广泛用于微电子学、纳米物理学、生物技术、药物研究、矿物学和微生物学。光学显微镜可用于体外诊断中组织切片和细胞观察。

显微镜以油或水为介质与物镜和样品之间的盖玻片一起，使用油浸物镜或水浸物镜观察可提高分辨率。由于匹配材料的折射率高于空气，物镜可具有更大的数值孔径（＞1），使光以最小的折射从样品传递到物镜外表面。较大的数值孔径收集更多光线，对较小的细节进行详细观察。油浸镜头具有 40 ~ 100 倍的放大率。在光学显微镜目镜上加装成像系统，将显微镜视野内的图像通过成像系统传送到电子显示屏上，可对显微镜视野内的标本进行观察。

二、仪器使用

普通光学显微镜的构造主要分为机械部分、照明部分和光学部分，通过三部分的调节，得到清晰的视野，并借以观察标本的不同层次和不同深度的结构（图 3-1-2）。显微镜的放大倍数是物镜的放大倍数与目镜的放大倍数的乘积。显微镜通常有 2 ~ 3 个目镜以备选择使用，“5×”、“10×” 或 “15×” 符号表示放大倍数，“10×” 的目镜使用频率较高；物镜中最短的 “10×” 标识的为低倍镜，“40×” 的为高倍镜，“100×” 的为油镜。若物镜为 “10×”，目镜为 “10×”，则显微镜的放大倍数为 10×10=100 倍。

低倍镜使用
放置显微镜、对光
放置玻片标本、盖玻片朝上
调节焦距：得到清晰物象
低倍镜下选好目标
调节转换器至高倍镜
调节细螺旋：使物象清晰
调节转换器至油镜
调节光强度：集光器上升到最高位置，光圈开到最大
观察目标物象：滴香柏油，调节细螺旋
油镜使用完毕，清洁显微镜

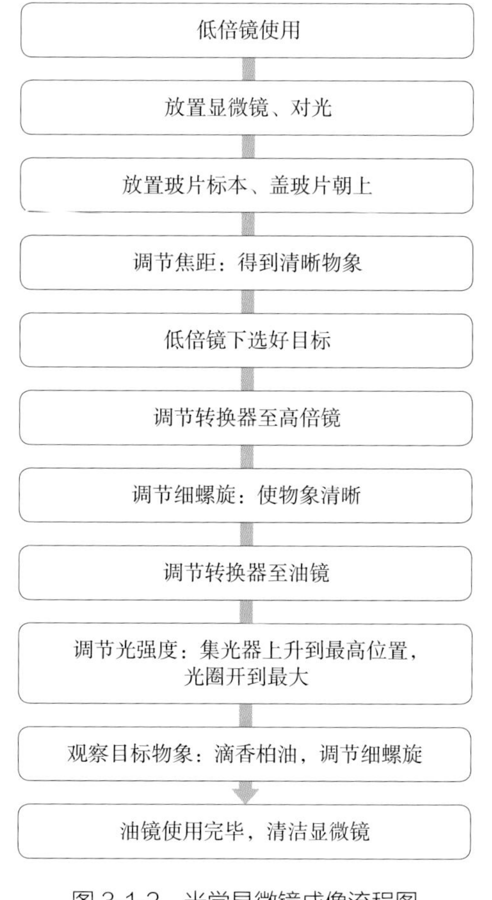

图 3-1-2　光学显微镜成像流程图

1．低倍镜的使用方法

（1）取镜和放置：取出显微镜时需右手握住镜臂（连接镜柱和镜筒的中间部位），左手托住镜座（即显微镜底座），将显微镜置于实验台，镜座后端距桌边 3 ~ 4cm 为宜。调整位置后接通电源。

（2）对光：用拇指和中指移动旋转器（切忌手持物镜移动），使低倍镜对准镜台通光孔（转动物镜至卡槽声响，提示光轴已对准镜筒中心）。打开光圈，上升集光器（位于镜台下方，由聚光镜和光圈组成，作用是把光线集中到所要观察的标本上），并将反光镜转向光源，以左眼在目镜上观察，同时调节反光镜方向，直到视野内的光线均匀明亮为止。反光镜安装于镜座上方，有平、凹两面，能将光源光线反射到聚光器上，再经通光孔照明标本。凹面镜聚光作用强，适于光线较弱时使用；平面镜聚光作用弱，适于光线较强时。

（3）放置玻片标本：取一玻片标本置于镜筒下方载物台，中央有一通光孔，镜台上安装有玻片标本推进器，推进器左侧弹簧夹用以夹持玻片标本，镜台下的推进器调节轮，可使玻片标本做左右、前后方向的移动。放置玻片标本时，盖玻片一面朝上，推进器弹簧固定标本，旋转推进器螺旋，将所要观察的部位调节至通光孔的正中。

（4）调节焦距：以左手按逆时针方向转动粗准焦螺旋（控制镜台升降），使镜台缓慢地上升至物镜距标本片约 5mm 处。用左眼在目镜上观察，左手顺时针方向缓慢转动粗准焦螺旋，使镜台缓慢下降，直到视野中出现清晰的物像为止。

需要注意：

在上升镜台时，切勿在目镜上观察。需要从右侧观察镜台上升，以免上升过多，造成镜头或标本片的损坏。

如果物像不在视野中心，可调节推进器将其调到中心（移动玻片的方向与视野物像移动方向相反）。如果视野内亮度不合适，可通过升降集光器的位置或开闭光圈的大小来调节，如果在调节焦距时，镜台下降已超过工作距离（＞ 5.40mm）而未见到物像，说明此次操作失败，则应重新操作，切不可盲目地上升镜台。

2．高倍镜的使用方法

（1）选定目标：在低倍镜下将被观察部位调至中心，物像调节至最清晰的程度，才能进行高倍镜的观察。

（2）调节转换器：转动转换器，调换上高倍镜头，缓慢转换高倍镜，并从侧面进行观察（防止高倍镜头碰撞玻片），如高倍镜头碰到玻片，说明低倍镜的焦距有误，应重新从调节低倍镜开始操作。

（3）调节焦距：转换好高倍镜后，用左眼在目镜上观察，此时物像清晰度不够，可将细准焦螺旋缓慢逆时针转动约 0.5 ~ 1 圈，即可获得清晰的物像。细准焦螺旋为小螺旋，移动时使镜台缓慢升降，多在运用高倍镜时使用；粗准焦螺旋为大螺旋，能迅速调节物镜和标本之间的距离，通常在运用低倍镜时使用。

需要注意：

此步骤切勿使用粗准焦螺旋。视野的亮度不合适，用集光器和光圈加以调节；更换玻片标本时，必须顺时针（切勿转错方向）转动粗准焦螺旋使镜台下降，方可取下玻片标本。

3．油镜的使用方法

（1）在使用油镜之前，必须先经低、高倍镜观察，再将需进一步放大的部分移至视野中心。

（2）将集光器上升到最高位置，光圈开调至最大。转动转换器，使高倍镜头离开通光孔，在需观察部位的玻片上滴加一滴香柏油，缓慢转换油镜，从侧面水平注视镜头与玻片的距离，使镜头浸入油中而又不以压破载玻片为宜。

（3）观察目镜，缓慢转动细调节器至物像清晰为止。不出现物像或者目标不理想时需重新调节，在加油区之外按：低倍→高倍→油镜顺序；在加油区内按：低倍→油镜顺序，不得经高倍镜，以免油沾污镜头。

（4）油镜使用完毕，用擦镜纸沾少许二甲苯将镜头上和标本上的香柏油擦去，再用干擦镜纸擦干净。

需要注意：

1．正确安装　使用显微镜前，需按照相应使用说明将显微镜的目镜和物镜正确安装。
2．正确对光　对光是使用显微镜时很重要的一步，强调用低倍镜对光，当光线较强时用小光圈、平面镜，而光线较弱时则用大光圈、凹面镜，反光镜要用双手转动，当看到均匀光亮的圆形视野为止。正确对光后严禁随意移动显微镜，以免光线不能准确地通过反光镜进入通光孔。
3．正确使用准焦螺旋　使用准焦螺旋调节焦距，找到物像是显微镜使用中最重要的一步。焦距调节一定在低倍镜下进行，显微镜的物距大多在1cm左右，如物距已远超过1cm，但仍未看到物像，可能是标本未在视野内或转动粗准焦螺旋速度过快，此时应调整装片位置，然后再重复上述步骤，当视野中出现模糊的物像时，需换用细准焦螺旋调节。
4．物镜转换　使用低倍镜后换用高倍镜，操作者若直接推转物镜，由于转换器的材料质地较软，精度较高，螺纹受力不均匀很容易松脱，导致物镜的光轴发生偏斜。操作者应手握转换器下层转动板转换物镜。

5. 正确用眼　观察物体时，应双眼同时睁开，左眼往目镜内注视。应该注意，左眼要尽量贴近目镜，右眼试图向视野内注视，如此反复训练，就会达到双目同时睁开观察的要求。

6. 判断视野内的污点　转动目镜，污点移动则在目镜上；不移动则不在目镜上。移动玻片，污点移动则在玻片上；不移动则不在玻片上。如果视野内的污点不在玻片和目镜上，考虑在物镜上。

7. 显微镜视野内玻片的移动与物像的移动　显微镜成像是倒立的像，玻片的移动方向与物像移动的方向相反。

8. 使用过程中其他需要注意的问题

（1）持镜时必须是右手握臂、左手托座的姿势，不可单手提取，以免零件脱落或碰撞到其他地方。

（2）轻拿轻放，不可把显微镜放置在实验台的边缘，以免碰翻落地。

（3）保持显微镜清洁，光学和照明部分只能用擦镜纸擦拭，切忌口吹手抹或用布擦，机械部分用布擦拭。

（4）水滴、乙醇或其他药品切勿接触镜头和镜台，如果沾污应立即擦净。

（5）放置玻片标本时要对准通光孔中央，且不能反放玻片，防止压坏玻片或损坏物镜。

（6）养成两眼同时睁开的习惯，以左眼观察视野，右眼用以绘图。

（7）不随意取下目镜，以防止尘土落入物镜，也不要任意拆卸各种零件，以防损坏。

（8）使用完毕后，复原后放回镜箱内，其步骤是：取下标本片，转动旋转器使镜头离开通光孔，下降镜台，平放反光镜，下降集光器（禁止接触反光镜）、关闭光圈，推片器回位，盖上绸布和外罩，放回实验台柜内。

（李晶晶　廖竞宇　何訸）

第二节　体视显微成像技术

体视显微镜，又称“实体显微镜”“立体显微镜”或“操作和解剖显微镜”，是一种具有正像立体感的显微镜——在把观察的物体加以放大同时，可形成正的立体像，具有立体感如同直接用双眼观察物体一样。此外，体视显微镜具有较长的工作距离、宽阔的视野，较好的成像质量，被广泛地应用于材料宏观表面观察、失效分析、断口分析等工业领域以及生物学、医学、农林、工业及海洋生物等各部门。

一、原理与用途

体视显微镜（图 3-2-1）有一个共用的初级物镜，对物体成像后的两个光束被两组中间物镜亦称变焦镜分开，并组成一定的角度称为体视角，通常为 12° ~ 15°，再经各自的目镜成像，其倍率变化由改变中间镜组之间的距离获得，利用双通道光路，双目镜筒中左右两光束不平行，而是具有一定夹角，为左右两眼提供具有立体感的图像。实质上是两个单镜筒显微镜并列放置，两个镜筒的光轴构成相当于人们用双目观察一个物体时所形成的视角，以此形成三维空间的立体视觉图像（图 3-2-2）。

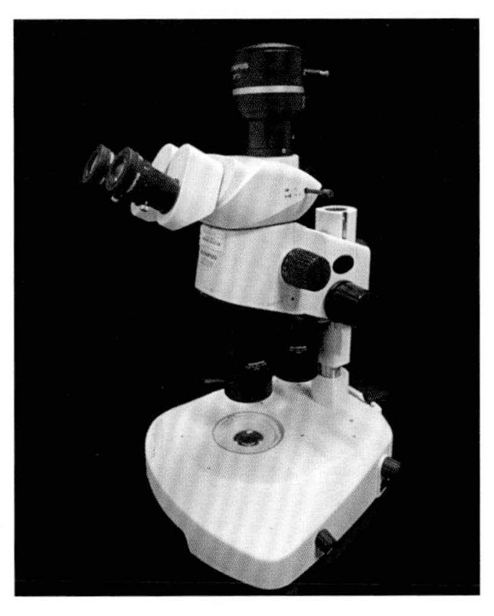

图 3-2-1　体视显微镜

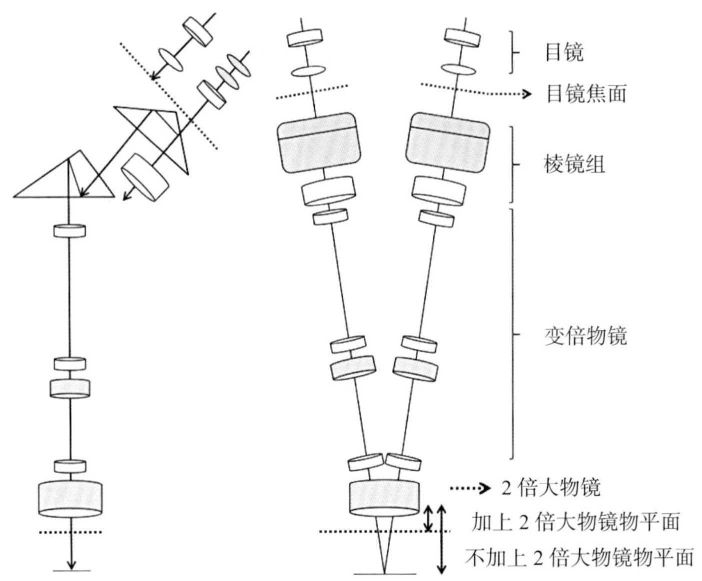

图 3-2-2　体视显微镜工作原理

体视显微镜被广泛应用于纺织制品、化工化学、塑料制品、电子制造、机械制造、医药制造、食品加工、印刷业、考古研究等众多领域。主要用途包括：对各种材料的裂缝构成、气孔形状腐蚀情况等表面现象的检查；透镜、棱镜或其他透明物质的表面质量以及精密刻度的质量检查；制造小型精密零件时进行机床工具装置、对工作过程观察、精密零件检查和作为装配工作工具；植物学研究植物器官的形态；动物学研究小动物解剖；矿物学研究矿物和岩石学组成和结构；地质学收集和识别微化石，如有孔虫类化石；工业进行组装，目视检查和修理各种 3D 形状的工件；口腔实验室准确地完成全瓷冠，识别并移除铸造珠等等。

二、仪器技术参数

1. 主要构成

体视显微镜的主要构成包括以下部分（图 3-2-3）：

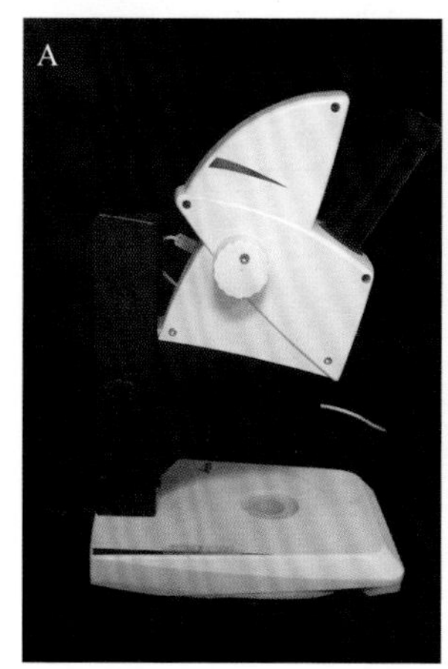

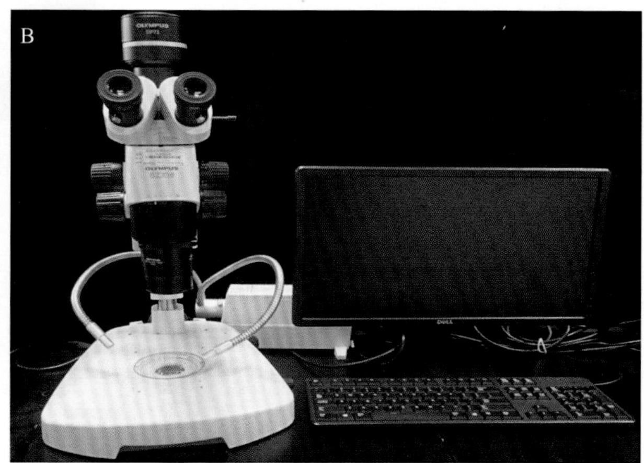

图 3-2-3　体视显微镜主要组成部件

A. 普通体视显微镜　B. 数码体视显微镜

（1）可换光学配件：目镜和物镜。

（2）光源系统：LED 点光源，光纤冷光源，偏光滤镜，环形光（物镜），同轴反射光。

（3）载物台：滑动载物台，球轴旋转载物台。

（4）底座。

（5）配件：相机，摄像头，计算机系统，控制架，底座手臂休息支架。

2．各部分规格

（1）可换光学配件：包含物镜及目镜。体视显微镜中目镜的作用相当于放大镜，对正常视力的观察者，物镜的像应与目镜的焦平面重合。在目镜的焦平面上设置视场光阑，它到目镜第一面的距离称目镜的工作距离，此距离应保证屈光不正的观察者在观察时不能因目镜阅焦而接触分划板。由于物镜的高倍放大，目镜只承担很小的光束孔径角，但视场相对较大，因此，体视显微镜目镜属短焦距的小孔径大视场系统，不同设计的体视显微镜对轴外像差，主要是倍率色差和像散的校正处理不同。

物镜被视为显微镜最重要的光学部件，利用光线使被检物体第一次成像，直接影响成像的质量和各项光学技术参数，对显微系统的成像能力起到决定性作用，是衡量显微镜质量的首要标准。显微镜物镜按照色差消正程度分为：①一般消色差物镜（Ach）；②平场消色差物镜（PLAN）：多用于显微照相系统，适合直接用肉眼观察；③半复消色差物镜（FL）：能校正红蓝两色的色差和球差，可用于荧光观察；④复消色差物镜（APO）：用于观察和显微照相用，性能只受物理定律的限制，该物镜具有优良的修正性和极高的数值孔径，因此具有最大的分辨率、色彩纯度、对比度以及图像平直度。

低端的体视显微镜为一般消色差物镜，不可更换。高档体视显微镜的物镜可更换，甚至存在辅助物镜，一般为平场消色差物镜或复消色差物镜。

（2）光源系统：体视显微镜无数字图像相关法（digital image correlation，DIC）、偏光、相差等观察方法，而是通过多种光源系统来实现不同的观察，光源系统对于成像具有重大意义。体视显微镜的照明方式主要分为透射照明和落射照明两种。根据不同的样品，配置不同的照明方式。对于同一个样品，选择观察结果更优的一种。

1）透射照明：分为普通透射照明、夹缝透射照明和透射斜照明。一般用于观察透明的标本，如卵细胞、胚胎发育等。光线从底座自下而上照射，透过样品，实现观察。

高端体视显微镜透射底座配备冷光源（通过光纤传导光，光源不直接照射样品，光源的热量不会传导到样本上，明显降低样品表面的受热程度，因此称冷光源）。这种照明底座能提供明亮、有效的照明，对比度可以进行连续调节，具备可调节的细长狭缝，能增加样品对比度，可通过内置滤色片滑板调节亮度和色温。

低端体视显微镜使用卤素灯。此光源长期工作可使照明底座发热。这种辐射导致样品表面的热量增加，可能会伤害活体生物样品，也会使材料样品变形、融化。所以观察热敏感的样品时，灯泡的位置需要远离样品，或使用辐射较小光源。

2）落射照明：一般用于不透明样品观察，如矿石、昆虫、电路板等等。种类有光纤落射照明、环形光照明、同轴落射照明，以及荧光照明。①光纤落射照明：有单光纤照明和双光纤照明之分。这类光源的特点是安装简单灵活，可以任意调节照明的角度。照明角度显著影响样品的成像效果。根据样品的本质特征，调节照明角度，依靠经验找到最佳的光源位置。常用于观察昆虫、矿石样品等。其缺点是：因为是斜照明，照明始终存在死角，且可能会有阴影；②环形光照明：环形光照明是在物镜上面安装环形灯（荧光灯光，或者 LED），可垂直照射样品，解决了斜照明不能垂直照明的问题。保证持续稳定的照明，提高重复性高。常用于动物外科手术和解剖实验。缺点是环形光照明对于中心的照明不够明亮，整个视野照明不够均匀；③同轴落射照明：是在显微镜的内部加装照明光路，照明光路在显微镜的光轴里，与显微镜光路平行，照明光经过物镜照射样品。这样可以实现超大视野的摄像范围，且亮度均匀、画面清晰。在对晶圆片、液晶等图形样品的辨认或者瑕疵检查、对各种尺寸芯片的测量方面，同轴落射照明表现卓越。

（3）载物台：用以放置需要观察的标本。采用配有集成控制器的步进电机控制，可重复地移动样品至相应区域。不同用途的显微镜，其形状、大小、承重、结构亦有所不同。载物台按功能分类可分为：

1）恒温载物台：适用于多数倒置显微镜和大视野观察的立体显微镜。它能通过光源自动加热（或四周加热）。因加热电源是直流电源，不会受机械震动、电磁干扰和磁场的影响。有盖培养皿或载玻片均能在工作面上受热。

2）电动载物台：载物台为半高式，配备精密组件和编码器选项，可满足任意定位要求。载物台的高速和高精度性能符合高分辨率线性编码器要求。

3）机械载物台：滚珠导轨 X、Y 轴可连续移动，配套体视显微镜、数码显微镜使用，方便于微小工件的移动定位，彻底解决高倍率下抖动的问题。体视显微镜配置的机械载物台有滑动载物台及球轴旋转载物台等。

（4）底座：体式显微镜的机械部分，又称“镜座”，用以支持整个镜体。

（5）配件：包含相机，摄像头，计算机系统，控制架，底座手臂休息支架。其中，数字化技术包括相机、摄像头、计算机系统等的新配置使传统体视显微镜完成向数码显微镜的变革。数码显微镜拥有经过优化的数码成像技术，可以在高动态范围内对样品进行显示和分析，数码显微镜配置的 360° 旋转摄像头能将动态加工过程或物体进行动态观察，它的三维表面模型的快速生成和分析使其极具竞争力。数码显微镜可以根据特定的应用领域来选择不同的配件，比如放大倍率、变焦光学器件、显微镜机架、载物台等。为了满足使用者预期用途而进行的精确配置，并且能灵活适应使用条件的变化，数码显微镜采用标准化的设计。数码显微镜较传统光学显微镜的优势体现在两个方面。

从体验上来说，数码显微镜的数字化显微系统具有深度合成和三维显示功能，所能观察样品的范围较广，得到的图像清晰度较高，而光学显微镜的光学显微系统的观察范围相对较小；数码显微镜可以直接存储图像，而光学显微镜将图像传至电脑端存储。

从操作上来说，数码显微镜的变焦镜头可以方便地调整放大倍数，而光学显微镜需要靠调焦旋钮来调整放大倍数；数码显微镜无需对观察对象进行处理，光学显微镜在观察前需要对观察对象进行一定的处理。在试验中，使用者会更看重样品的光学清晰度以及各种反差所产生的效果，光学显微镜会更加方便使用。光学显微镜和数码显微镜在应用中各有优劣，因此在选择显微镜的时候，一定要清楚各显微镜的优劣以及适用的范围。

三、技术特点

1. 三维立体成像感　双目镜筒中的左右两光束不平行，而是具有一定的夹角——体视角（一般为 12° ~ 15°），成像通过不同角度观察物体，使人体双眼引起三维立体成像感。无论是连续变倍或在可重复模式下启用变倍调节器，均能在整个放大倍率范围内清晰地聚焦图像，获得出色的三维图像。

2. 操作方便、直观　目镜下方棱镜的光学设置使成像直立，成像清晰直观，便于操作和解剖。体视显微镜工作距离长、焦深大、视场直径大，便于观察被检物体的全层，检定效率高。

3. 符合人体工程学设计

（1）高效实用型主机架或灵活稳定的万向主机架，透射光或偏光，满足裸眼直视需求。

（2）装配滑动载物台、倾斜式载物台或旋转偏光载物台精准定位样品。

（3）适配器可用于安装或连接相机或摄像机。

4. 智能化设计

（1）光学系统将变焦、全景相机和同轴照明技术集成在单个组件中。

（2）显示所有主要部件的状态信息并能自动校准组件偏差。

（3）电动化、自动化和工厂校准的组件适用于即插即用安装，节省更多时间。

（4）易于组装和安装的轻质、便携式系统，无需专业知识或专用工具。

5. 智能化工作流程

（1）对于同一类型且重复分析的样品，宏记录和操作者模式能极大提高该分析工作流程的效率。

（2）图像预设和增强功能可获取最佳图像。

（3）运用图像算法实现自动化测量。

6．智能化输出

（1）与校准组件相结合的工作流程有效帮助操作者独立获取检测结果。

（2）系统配备多项全自动化功能，在全面提升效率的同时实现快速可靠的分析。

（3）简易实现注释图像并导出。

借助显微镜摇臂，可以在 −45° ~ +45° 范围内无级调整角度来观察样品表面结构。在旋转的时候，旋转轴的支点保持稳定，从而保证焦点一直在样品上。

7．数字化技术提供出色的变倍性能　数字化技术使变倍体视显微镜的电动可变光阑成为可能。出色的变倍性能体现在多种工作模式上。

（1）亮度模式：在整个变倍范围均能获得超高的荧光亮度。

（2）目镜模式：匹配传统照明方式。无论是具备更大景深的大视野，还是分辨率更高的大倍率，均可实现变倍。

（3）相机模式：新型变倍体视显微镜能根据相机的性能自行调整光路。在整个变倍范围内平衡分辨率与景深的比例关系获得出色成像效果。

四、仪器使用

1．样品制备　该仪器可扫描的样品类型包括金属、塑料、电子产品、牙等。体视显微镜对样本制备要求较低，可在载物台放置大块状、重的部件或样品。用体视显微镜观察牙样本时，根据检测需求不同可制作厚度不同的样品，但样品要求保证平整的上下表面，测试表面不能有肉眼可见的粗糙。

2．仪器设置

（1）安装好显微镜后，在确保供电电压与显微镜的额定电压一致后方可接通电源，并选择照明方式（图 3-2-4）。

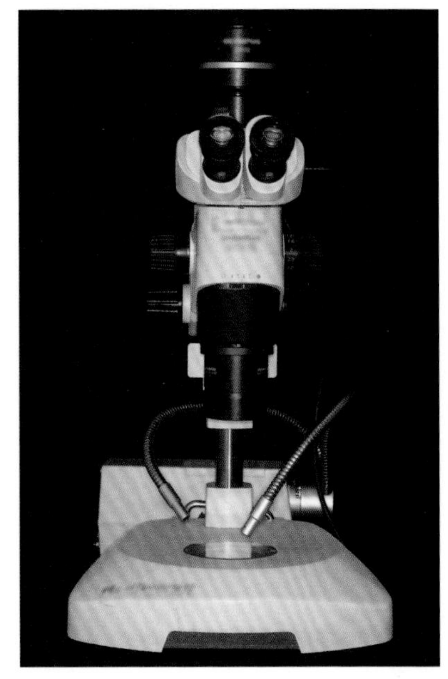

图 3-2-4　体视显微镜正像

（2）在可调目镜上将屈光度补偿设为“0”。“0”指向红点代表无目镜板，“0”指向白点代表带目镜板，此时检查目镜是否正确卡在透镜镜筒里。

（3）从侧面推移目镜支架调好瞳距，当使用者通过两个目镜观察视场不是一个圆形视场时，应扳动两棱镜箱，改变目镜筒的出瞳距离，使之达到能观察到一个完全重合的未切割圆形视场（说明瞳距已调好）。注意眼睛和目镜之间要保持约 2cm 的距离（图 3-2-5）。

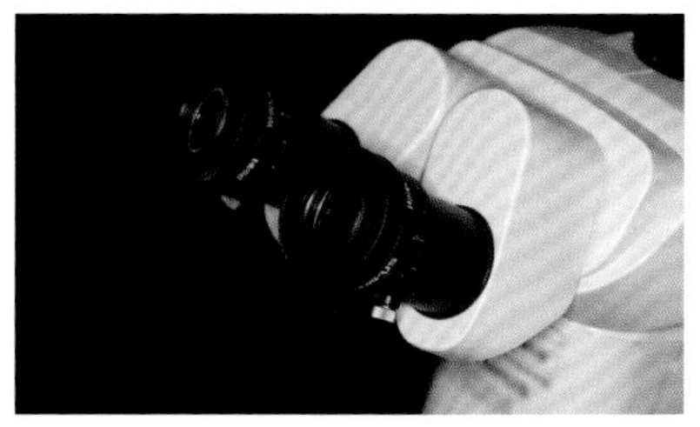

图 3-2-5　调整目镜

（4）观察标本（对标本调焦）：首先将对焦调到最小放大值，然后对焦观察对象图片中间显著的某处细节，设置最大对焦值，放大后该处细节可能又变得模糊，不再位于图片中央，对焦让观察对象变得清晰，然后通过移动观察对象找到该处细节并精确对焦，接着再次设到最小对焦值，必要时可通过在可调目镜上，而不是在对焦旋钮上，进行屈光度补偿，来修正每只眼的图片模糊问题（肉眼误差补偿），通过这种方式来平衡立体显微镜，可以在整个对焦区域内保持图片清晰度。

3．设置入射光照射

（1）集成式垂直照射：主机配备有一个内置垂直照明器件。在没有安装第二套入射光照射的情况下，要按照如下步骤来操作垂直照射（图 3-2-6）。

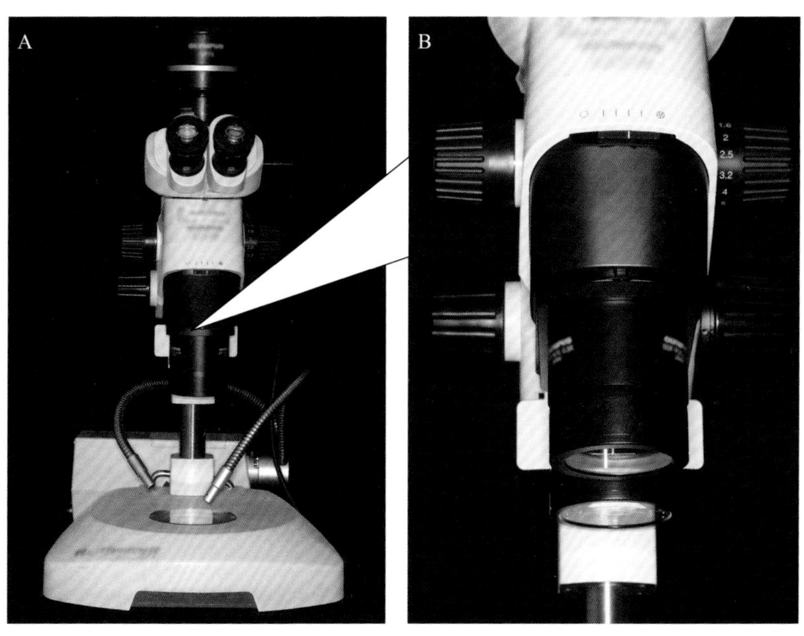

图 3-2-6　设置入射光照射置

A. 体视显微镜入射光照射部位　B. 设置入射光照射

1）单击旋钮可依次打开或关闭垂直照射。

2）旋转按钮可调节其照明强度。在安装有第二套入射光照射的情况下，要按如下步骤操作入射光照明器件：

①依次按下旋钮将在四种照射状态下切换：第1次打开垂直照明器件，第2次打开第二套入射光照明器件（垂直照明器件关闭），第3次打开两套入射光照明器件，第4次关闭两套入射光照明器件。

②旋转按钮可调节打开的入射光照射的照射强度，当两套入射光照射混合时，照射强度选取额外安装的那一套入射光照射（点光源、双点光源、环状光源等），在这种情况下旋转旋钮只能调整垂直距离。所需的垂直光强度将会混合到入射光中。

（2）K LED控制器：控制器K用于在使用镜臂B或U或其他镜臂时，控制主机的垂直照射或环状光源。操作步骤包括：

1）镜臂B和U的安装，包括托架上的主机的固定，要根据镜臂使用说明进行。

2）将前端系统固定在显微镜主机上。

3）在使用环状光源时，通过随附的适配器（内直径58mm，外直径66mm）将其适配在前端系统上。

4）将磁盘的吸磁面固定在摇臂镜臂上。

5）将随附的连接电缆（长1m）插入显微镜主机和环状光源插槽以及控制器K背面插槽。

6）将控制器K放置在磁盘上。

7）用电源将控制器K通上电。

8）调整摇臂镜臂，使其达到符合人类工程学的工作位置。

9）按下控制器K的旋钮，打开垂直照射（或环状电源），并旋转旋钮设置照射强度。

10）将观察对象放到受到照射的对象场上。

4. 设置透射光照射

（1）K EDU镜臂型透射光模块　通过按压下方旋钮打开透射光。

1）当透射光已打开，通过旋转该旋钮来设置照射强度。

2）通过调整控制杆在亮场和暗场照射之间转换（图3-2-7）：①前端位置：暗场

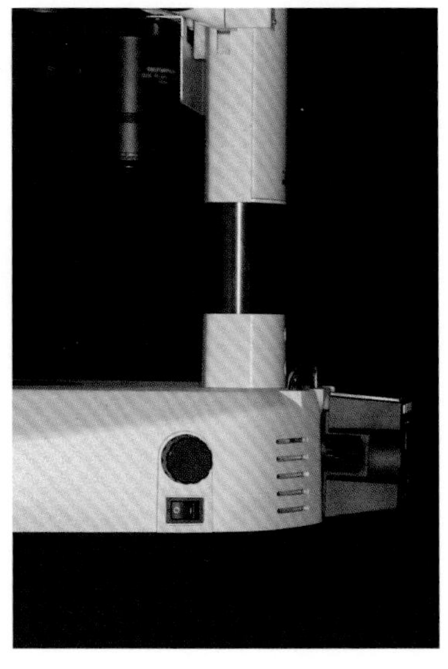

图3-2-7　K LED镜臂旋钮构成

（dark field，DF）；②后端位置：亮场（bright field，BF）。

（2）K LAB 镜臂型透视光单元

1）通过按压下方旋钮打开透射光。

2）当透射光已打开，通过旋转该旋钮来设置照射强度。

3）将旋钮 / 推钮推到后端位置，设置 BF。

4）通过旋转旋钮 / 推钮，切换透明或散射镜面以及调整倾斜角。透明镜面用于对比明显的亮场，散射镜面用于均一暗场。

5）将旋钮 / 推钮推到前端位置，切换到 DF 照射。

6）一直旋转镜面，直到观察对象的结构在深色背景下发光。将旋钮 / 推钮推到中间位置，并倾斜镜面从而产生斜射光效果，适合观察无色物体的结构（图 3-2-8）。

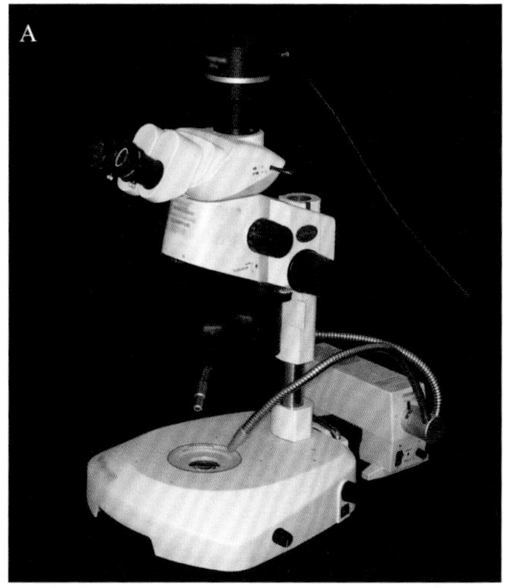

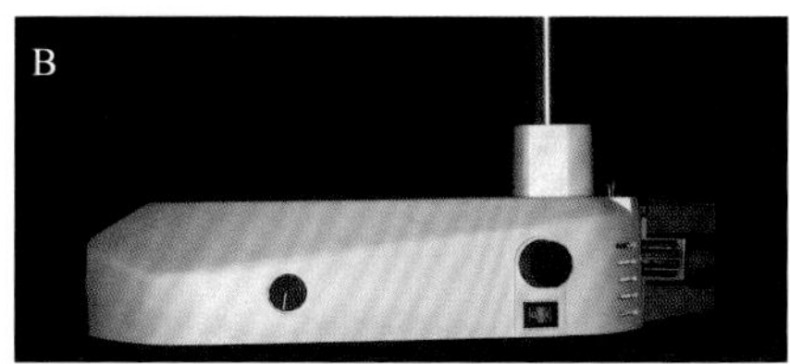

图 3-2-8　设置透射光照射
A. 体视显微镜透射光照射部位
B. 设置透射光照射

需要注意：

1. 使用或者存放体视显微镜时应避免灰尘、潮湿、过冷、过热及含有酸碱性的蒸汽。
2. 所有镜头均经装校调整，勿自行拆卸。
3. 显微镜在使用完毕后即用塑料罩套没仪器。
4. 保持目镜和玻璃的清洁。如发现镜片表面有污物尘埃可用吹风球或擦镜纸沾少许无水酒精轻轻擦拭。
5. 清除玻璃表面的顽固性污渍，如指纹和油渍，最好用缠有棉花球的小圆木棒沾上少量的蒸馏水或温和性溶剂清理。
   （1）蒸馏水：用稍许沾湿的棉花球在玻璃表面从中心到边缘做圆周运动。
   （2）光学清洁溶剂，由 15% 的异丙醇和 85% 的消毒用石油醚（汽油）组成：用稍许沾湿的棉花在玻璃表面从中心到边缘做圆周运动。
   （3）用天然毛刷或洗耳球清除光学镜面灰尘。

(4) 塑料部分可以用普通清洁剂(非溶剂)清洁。顽固性污渍可以用清洗汽油或酒精小心清理。

(5) 组件和桌面式电源上的所有铭牌只能用干燥的棉布清洁。

6. 仪器的结构精密，不得随意拆卸。

(朱卓立 黄进)

第三节 荧光显微成像技术

活体动物体内光学成像(optical in vivo imaging)主要采用生物发光(bioluminescence)与荧光(fluorescence)两种技术。生物发光采用荧光素酶(luciferase)基因标记细胞或DNA，而荧光技术则采用荧光报告基团(GFP、RFP、Cyt 及 dyes 等)进行标记。利用一套非常灵敏的光学检测仪器，让研究人员能够直接监控活体生物体内的细胞活动和基因行为进行监控。2014 年 10 月 8 日，诺贝尔化学奖颁给了艾力克·贝齐格(Eric Betzig)、W. E. 莫尔纳尔(William Moerner)和斯特凡·W. 赫尔(Stefan Hell)，奖励其发展超分辨荧光显微镜(super-resolved fluorescence microscopy)，带领光学显微镜由微米进入纳米级尺度中。本节围绕荧光成像技术的原理用途及操作进行介绍。

一、原理与用途

荧光成像技术(fluorescence imaging)指利用荧光显微镜，对视场中的荧光进行采集并定性和定量分析的研究技术。荧光的基本原理为某些物质在一定波长的激发光的照射下可在极短时间内发出比照射光波长更长的可见光，而荧光成像技术则通过荧光显微镜的光学元件发出一定波长的激发光激发标本发射荧光，通过物镜和目镜系统放大以观察标本的荧光图像(图 3-3-1)。其具有高灵敏度、高稳定性、低毒性、低成本等诸多优点，常用于研究细胞或组织的结构与功能，物质的吸收、运输、分布和定位，不仅可以用来观测一些可自发荧光的物质，如叶绿素、木质素和绿色荧光蛋白等，而且本身没有自发荧光的物质也可通过特定的荧光染料染色后进行荧光的成像与分析。

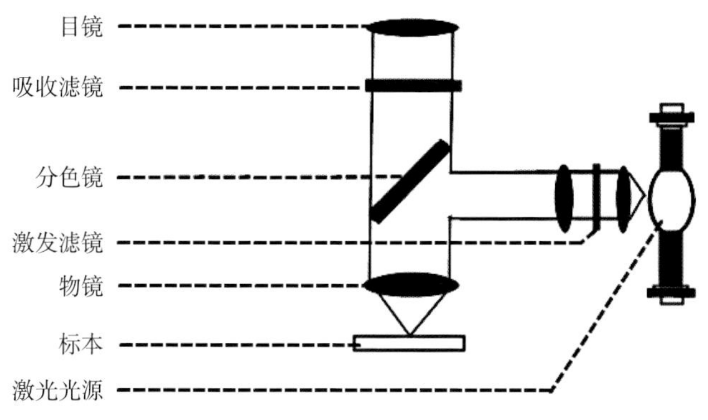

图 3-3-1　荧光成像系统及原理示意图

荧光显微成像系统的设备由高精确度的电动显微镜、触屏控制器、取景控制器和图像分析软件构成。利用高精度和灵敏度的荧光成像系统，可捕捉到最高 1 250 万像素的彩色图像。同时通过控制器简单切换光学元件，可以轻松实现对标准明场、微分干涉差（nomarski DIC）、相差（phase contrast）、偏振光（polarized light）以及荧光染色的观测。最后，通过图像分析软件，如 Cellsens 软件，实现多彩、延时和 Z-系列图像的采集。其中，显微镜的荧光系统则主要由激发源、激光传输组件、荧光收集组件、发射滤镜及信号检测放大组件组成，从而实现荧光信号的激发、捕获及放大，每个组件的性能都将对最终的实验结果产生重要影响。

二、仪器使用

荧光显微成像系统主要由电动显微镜、触屏控制器、取景控制器和图像分析软件构成，其操作过程（图 3-3-2）包括样品制备，如荧光染色后样本标本的制备；仪器操作，如观测条件的设置及样本的定位；图像的采集、处理及相关指标的检测与分析，如常用的灰度值分析等。通过荧光成像系统不仅可以获得图像中荧光组分的分布情况等具体的图像信息，还可以通过检测不同组分的荧光信号从而完善组分间相互作用的研究，除了定性分析，荧光显微镜还可以检测多种指标进行定量分析，如通过检测灰度值进行荧光强度的分析等。荧光成像技术在各领域中应用广泛。

1．样品制备

（1）为保证激发光在标本上充分激发，样本不宜太厚，样本过厚激发光在底部样本大量消耗，从而影响上部样本荧光的激发。

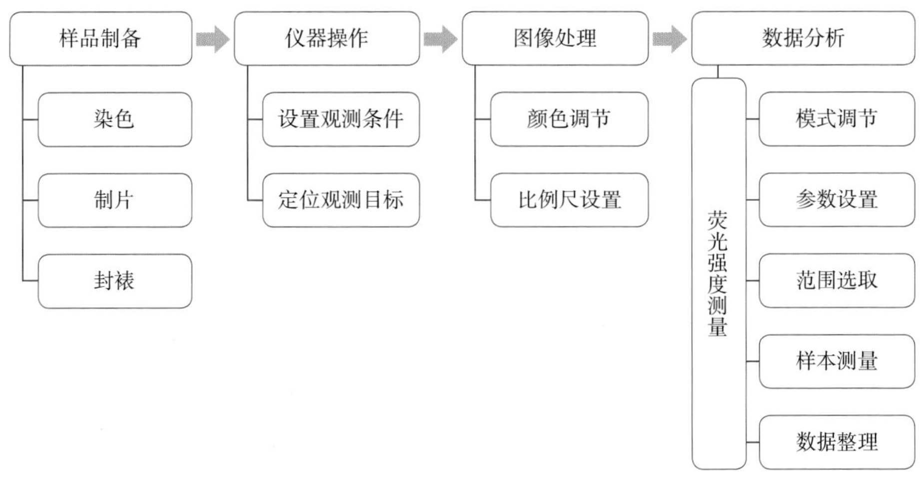

图 3-3-2 荧光成像技术流程图

（2）载玻片应该无明显自发荧光，厚度 0.8 ~ 1.2mm 之间，盖玻片厚度在 0.17mm 左右。为了加强激发光，也可使用干涉盖玻片，荧光可穿透该盖玻片，而激发光则会发生反射，进而继续激发标本。

（3）封裱剂也应该无自发荧光，无色透明，常用 pH 8.5 ~ 9.5 甘油。

（4）观测时应使用无荧光的特制镜油，可使用配套镜油。

需要注意：

为了防止荧光随时间减弱，标本染色后立即观察。暂不观察的标本可放在聚乙烯塑料袋中 4℃ 保存防止封裱剂蒸发。

2．仪器操作

（1）设置观测条件：

1）确保观测条件处于暗室，为了避免紫外线对观测者眼睛的伤害，在调节光源时可佩戴防护眼镜。

2）依次开启各项设备后，可使用触屏控制器单触即可切换不同观察的方法与放大倍率。触屏控制器也可快速切换明场及暗场，同时快速改变物距。

需要注意：

使用时应注意保护物镜，避免镜头与盖玻片摩擦及挤压。

3）控制器有两种模式，使用内置观测程序的引导模式和操作者自由设置整个处理过程的完全操作模式。荧光显微镜的观测模式包括镜下观测、显示屏幕观测及二者同时观测，选取合适的模式将有利于快速观测到目标。

4）观测者还可自行保存多个观察点和条件，从而能够快速调用适合的成像条件。

（2）定位观测目标：

1）使用控制器，可实施类似于传统显微镜的简便聚焦和取景操作，同时在 Cellsens 软件中保持清晰的实时图像。还可切换不同的观察方法、物镜和镜组。

2）在观测过程中，应及时准确地定位观测目标，尤其注意观测时间的控制，大多数荧光染料随着照射时间的延迟可发生不同程度的淬灭，因此应控制观测时间：①可通过使用低倍镜明场条件下快速定位样本大致范围，将光源的中心处于照明光斑的最中央，后逐渐调高倍率并换用荧光场进行荧光的检测，应仔细聚焦，选取在指定波长激发光条件下，荧光聚焦处进行观测；②在调节物距过程中，当样本与物镜距离较远时，使用触屏控制器进行快速调节，当样本与物镜接近时，需使用细准焦螺旋进行精确调节，以免损伤物镜及样本。

需要注意：

使用暗视野显微镜及油镜时应使用镜油，多在封片后使用，特制的无荧光镜油为首选，以获得最佳光学效果，也可使用甘油、液状石蜡等代替，但对实验的结果可能会产生部分影响。

3. 图像数据分析

（1）图像采集：现阶段图像采集软件种类众多，基本功能大同小异。常见的包括 Cellsens 及 Andor SOLIS for imaging（以下简称 Andor SOLIS）等。

1）Cellsens 软件：打开软件，选择正确的采集按钮，添加相关参数，并选择“start（开始）”。此软件可实现复杂的图像处理，如：光谱拆分、反卷积、最佳焦面提取和高动态范围（high dynamic range，HDR）成像。

使用 Cellsens 采集图像，进入软件后，需选择“实时观察”后，方可进入到观察界面，此后可根据需要进行焦距的确认，相关参数的调整，直至观察到所需要的图像，此时准备进行采集（图 3-3-3）。

Cellsens 软件图像的采集非常简便，仅需选择采集按键即可获得所需图像，再次选择“实时观察”后，可切换回观察界面，也可通过快捷键 F7 进行实时观察，F8 进行图像采集（图 3-3-4）。

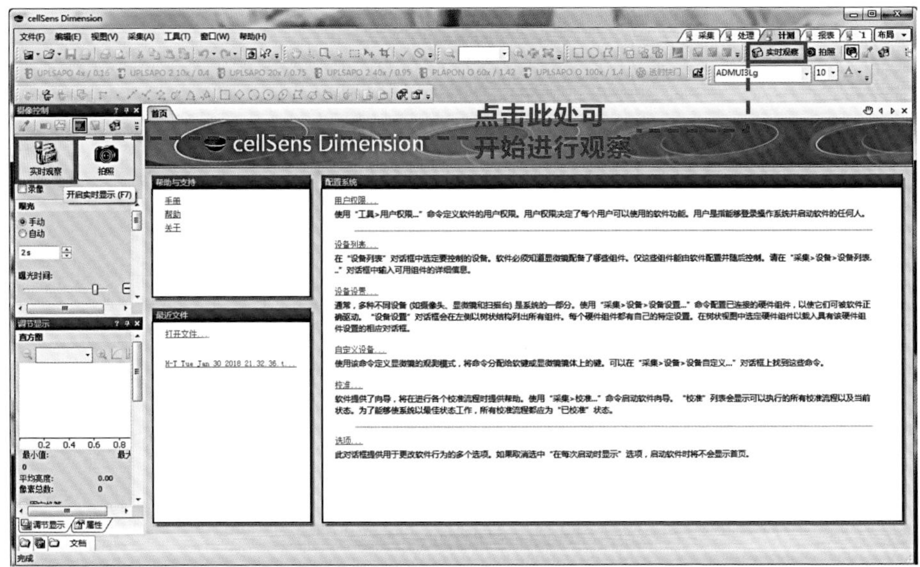

图 3-3-3　Cellsens 软件基本界面

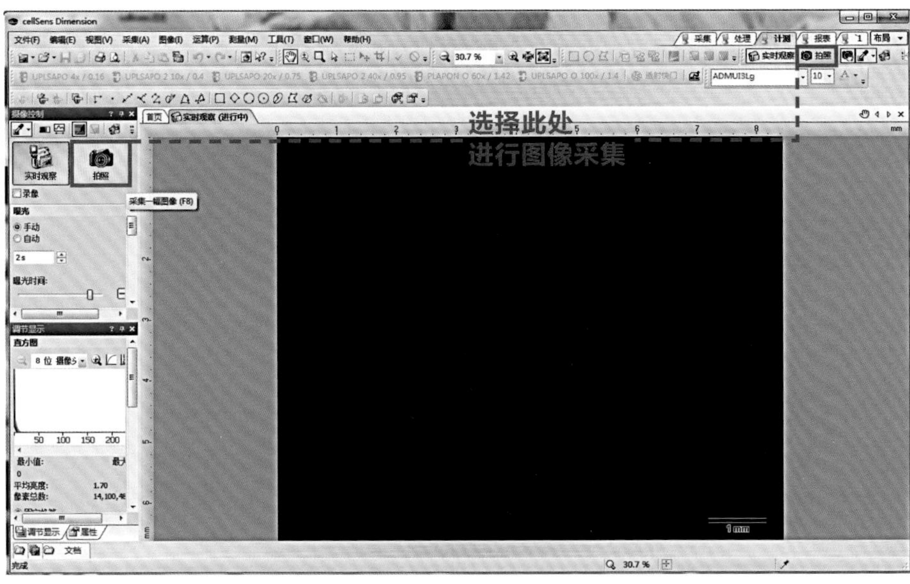

图 3-3-4　Cellsens 软件图像的观察与采集

2）Andor SOLIS 软件：该软件使用方法与 Cellsens 类似，如图 3-3-5 所示，进入主界面后选择观测按钮，此后选择“Run time”选项，可对“EM

Gain Level”进行调节，同时可根据需要调节“Exposure”曝光时间，从而选取成像最清晰的曝光时间。另外，该软件也支持颜色的处理，可通过“Change pallette”选项进行上色处理，会依次出现灰度图像、不同的颜色荧光图像、热图等。当确定了所需选取的图像后，选择“Take Signal”选项进行拍摄，并通过“Save”进行保存，此处应按需选择保存的图片格式。以上则完成了图像的采集。

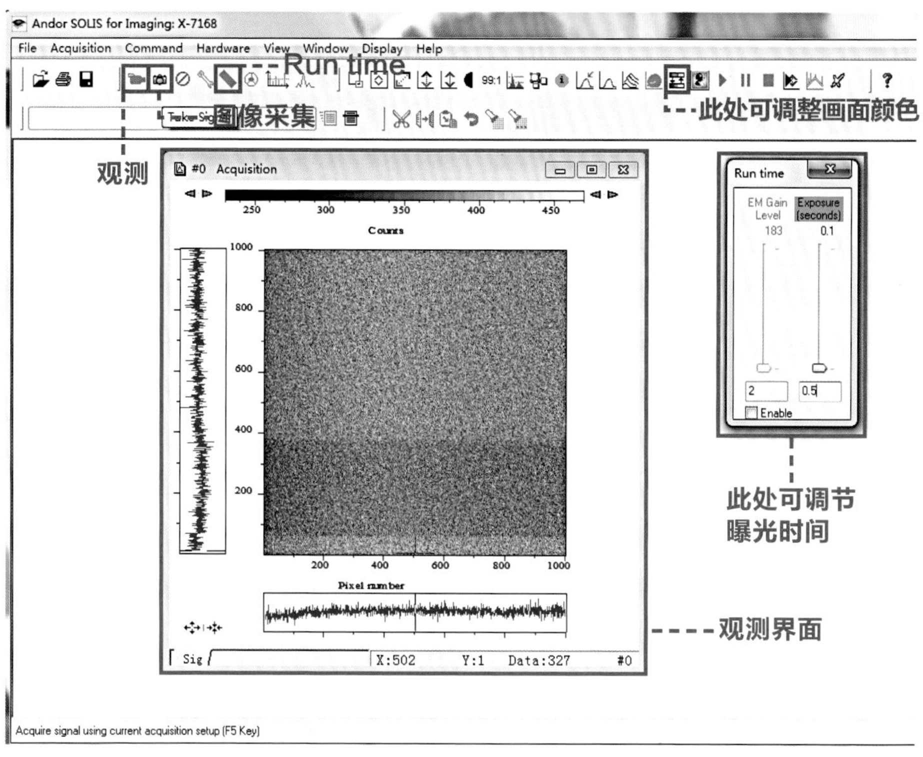

图 3-3-5　Andor SOLIS 操作界面

（2）图像处理：根据需要，可对采集的图像进行处理。所采集的图像可包括灰度图像、RGB 色彩模式图像、其他色彩模式图像，甚至热图图像。灰度图像常需要进行后期的上色，上色软件可使用 FV10-ASW viewer 或 ImageJ。

1）FV10-ASW viewer 进行图像处理：FV10-ASW 可依次选择“File-Open-LUT Setting”进行上色，共有三个通道“ch1/2/3”可进行选择，同时可通过子菜单中的“Intensity—Contrast”进行背景及对比度的调节（图 3-3-6）。

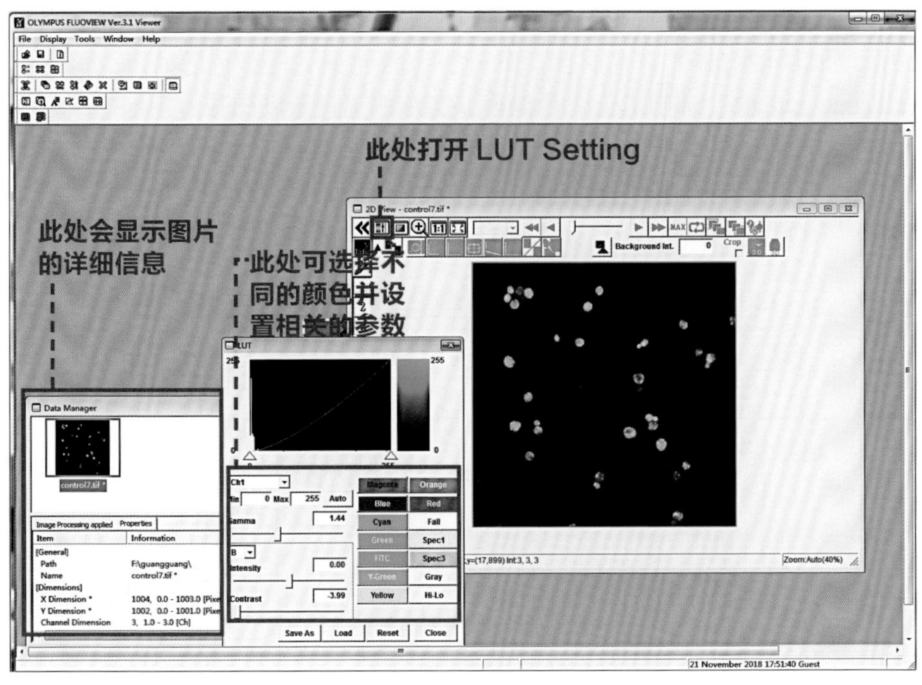

图 3-3-6　OLYMPUS FLUOVIEW 操作面板

2）ImageJ 进行图像处理：同样，ImageJ 也具有相似的功能，通过选择“File—Open”打开图像，选择“Image—Type”来更改图像的模式，“8/16/32-bit”均为灰度图像（图 3-3-7），而“RGB Color”为彩色图像。

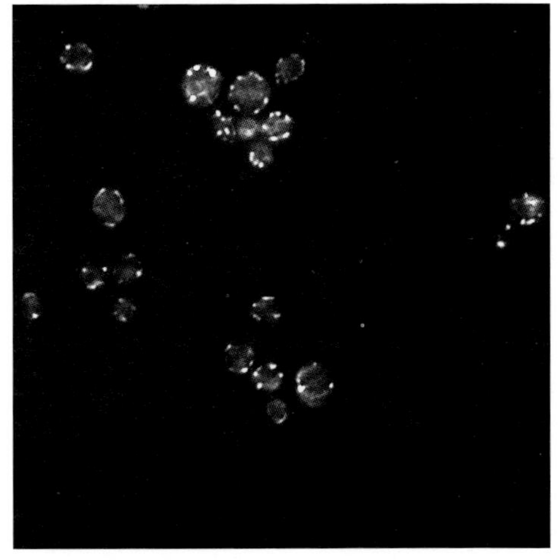

图 3-3-7　灰度图像

先根据需要选择灰度图像，此后选择“Image—Color—Channels Tool”出现 Channels 子菜单（图 3-3-8），选择“More”后即可看到下拉菜单中有多种颜色可供选择（图 3-3-9），但此时保存后为黑色图像，需再次将图像的模式改为“RGB Color”才可保存为上色后的图像（图 3-3-10，图 3-3-11），保存时可使用 ImageJ 的快捷键“Ctrl+S”，以上为图像的上色及背景对比度的处理。

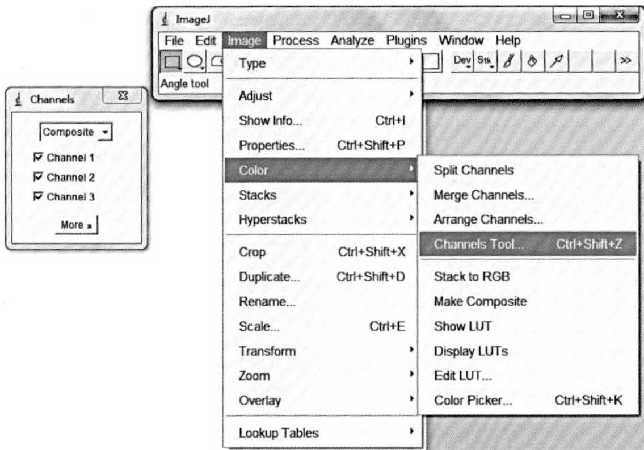

图 3-3-8　选择 Channels Tool 进行上色

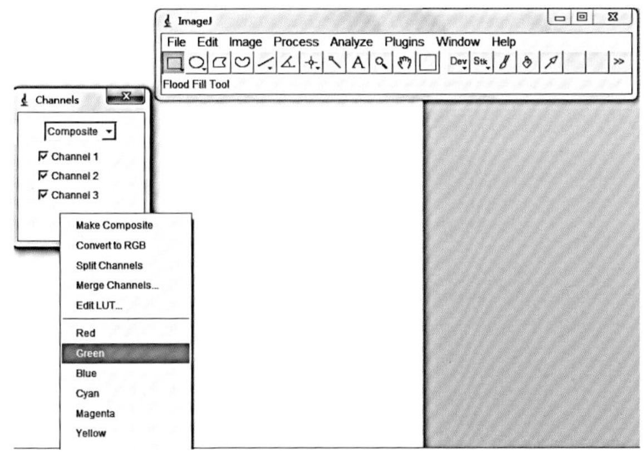

图 3-3-9　Channels 中选择 More 可看到多种颜色通道

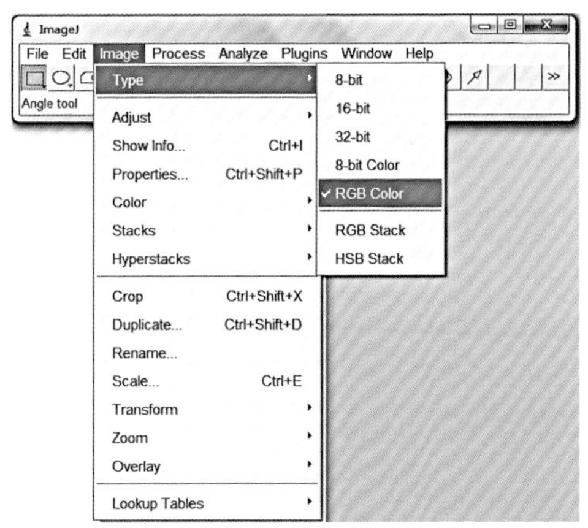

图 3-3-10　选择 Type 菜单调节图像通道

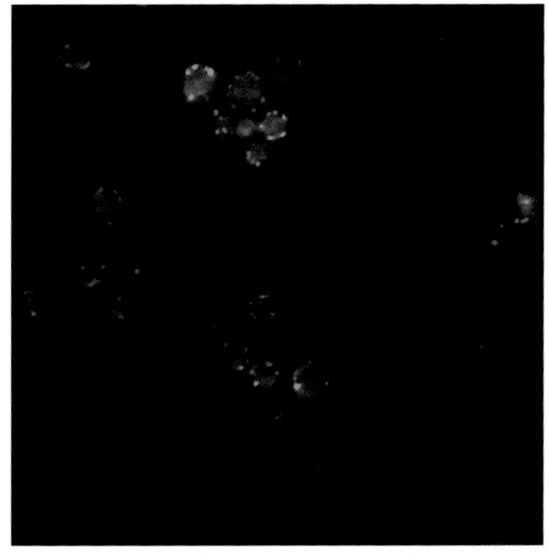

图 3-3-11　上色后的荧光图像

3）比例尺的添加：能够发表的镜下图片均需要有比例尺，然而并不是所有软件均会带有比例尺，若使用 Cellsens 软件，则采集到的图片可通过调整设置而自动携带放大倍数及比例尺（图 3-3-12）。

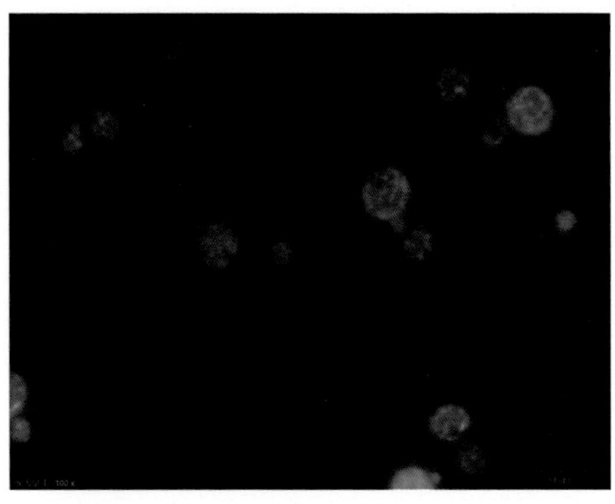

图 3-3-12　Cellsens 采集的图像

若采集到的图片没有比例尺，则需要自行添加，可通过 ImageJ 结合 Photoshop 来进行添加。依旧以之前的图片为例，首先在 ImageJ 中打开该图片，选择“Analyze—Set Scale”进行相关参数的设置（图 3-3-13）。

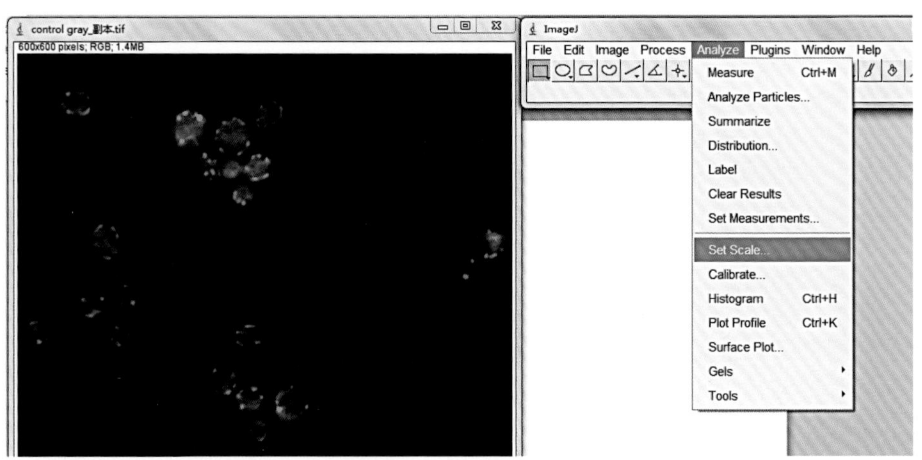

图 3-3-13　进入 Set Scale 进行相关参数的设置

原图像的实际像素及大小可使用 Photoshop 查看（图 3-3-14）。

选用图片的像素为 600 × 600，实际大小为 21.17cm × 21.17cm。在图像采集过程中，对实物进行了 400 × 放大，因此，可以计算出图片所对应的样本镜下的实际大小为 21.17 × 1 000/400μm（约 53μm），并计算出单位长度所对应的像素 600/53μm（约 11.32μm）。由此，可以在 ImageJ 中进行相关参数的设置，方法如前所述，注意单位的设置，并选择“Global”，确认无误后，即可开始设置标尺格式（图 3-3-15）。

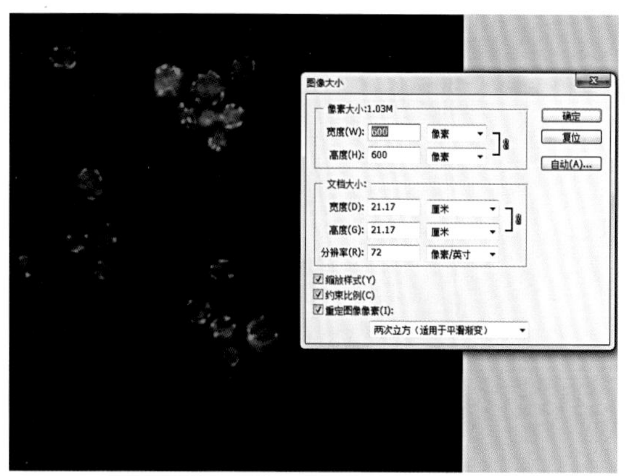

图 3-3-14　使用 Photoshop 查看图片信息

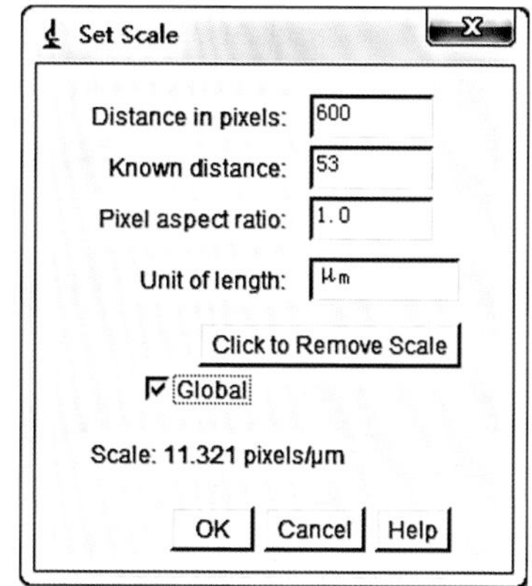

图 3-3-15　进行标尺参数的设置

设置标尺格式，依次选择“Analyze—Tools—Scale Bar”则可进入标尺设置界面，可根据需要设定标尺长度、标尺颜色、字体大小、文字位置及标尺位置等（图 3-3-16）。

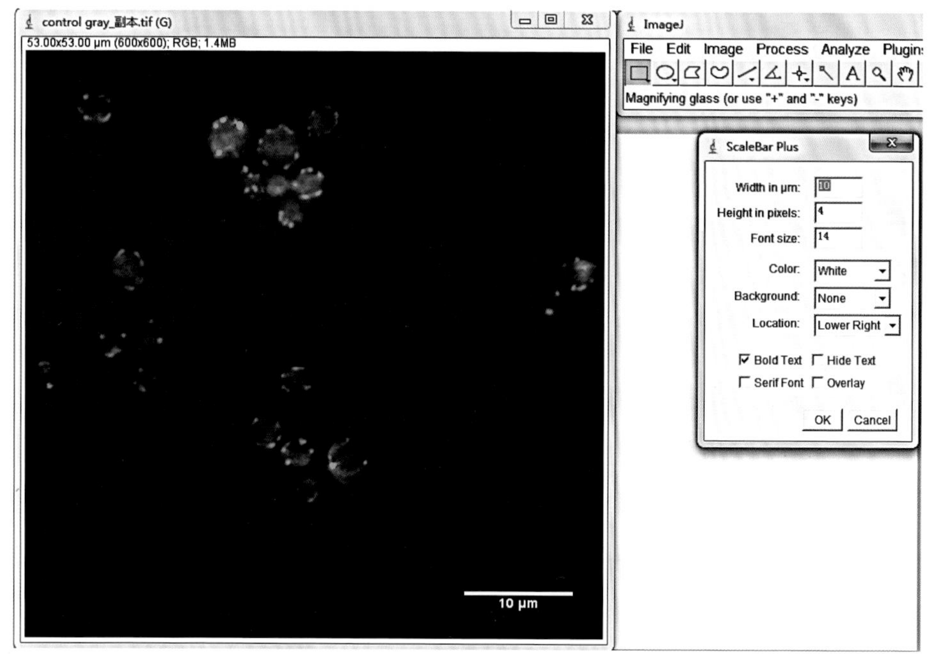

图 3-3-16　设置标尺的长度、颜色、位置等

待以上完成后（图 3-3-17），可对图像进行保存，ImageJ 支持多种图像保存格式，包括 TIFF、GIF、PNG 等。

（3）数据分析：使用荧光显微镜采集到的图像，不仅要具备清晰的形态学特征，还要具有合适的荧光强度。而 Cellsens、ImageJ 等软件还具备图像分析工具，可用以对图像进行细胞测量与计数、细胞密度检查、跟踪观测和图像对比。

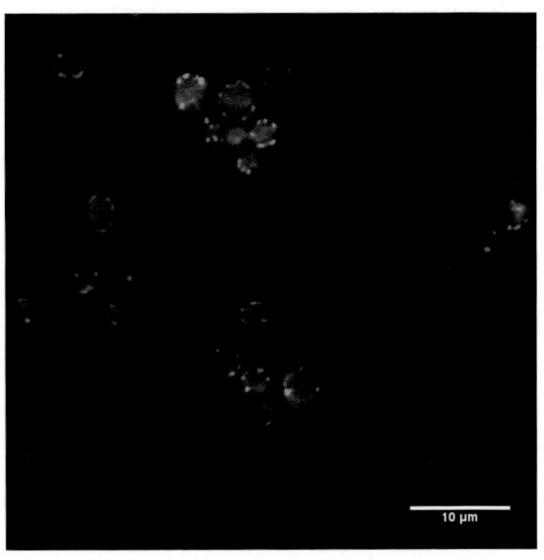

图 3-3-17　图像处理后完成图

荧光显微图像不但可作为图像进行观察，也可对图像的信息进行分析。最常进行的分析为灰度分析，并可借此进行细胞荧光定量。可将荧光强度进行量化，借此来反映某些指标，如某些荧光蛋白的表达，特定细胞器的活性状态及相关化合物的积累与代谢等。

ImageJ 可对细胞的荧光强度进行定量分析，依旧以之前的图像为例进行介绍。

1）将图像调至灰度模式：依旧通过“File—Open”来打开需要处理的荧光图像。此后，要将图像的模式调回灰度图片，荧光强度检测实际为灰度值的检测，因此此步骤至关重要，可通过“Image—Type—16 bit”，将图像调至灰度模式，除 RGB 三原色模式外，有“8-bit”“16-bit”及“32-bit”三种灰度模式以供选择（图 3-3-18）。

2）相关参数的设置：需要设置测量相关的参数，可通过“Analyze—Set Measurements”来进行选择，在弹出的对话框（图 3-3-19）中，需选择的测量参数包括“Area（面积）”“Mean Gray Value（平均灰度值）”“Integrated Density（累计光密度值）”，以上参数为后期计算荧光强度所需参数，之间的计算方法为：Integrated Density = Area × Mean Gray Value。

3）待测样本的选取及测量：相关参数准备完成后，通过“Analyze—Tools—ROI Manager”调出管理界面（图 3-3-20），在该界面可进行待测样本的添加、清除、重命名及测量等。

可通过主界面的区域选择工具或套索工具（图 3-3-21）在图像上勾画出荧光细胞的轮廓，并在 ROI Manager 界面选择“Add”进行添加，借此可获得不同的检测对象，可根据需要对检测对象进行重命名以便后续的区别，如

control gray_副本.jpg
600x600 pixels; 16-bit; 703K
ImageJ
File
Edit
Image
Process
Analyze
Plugins
Window
Help
Type
Adjust
Show Info... Ctrl+I
Properties... Ctrl+Shift+P
Color
Stacks
Hyperstacks
Crop Ctrl+Shift+X
Duplicate... Ctrl+Shift+D
Rename...
Scale... Ctrl+E
Transform
Zoom
Overlay
Lookup Tables
8-bit
16-bit
32-bit
8-bit Color
RGB Color
RGB Stack
HSB Stack

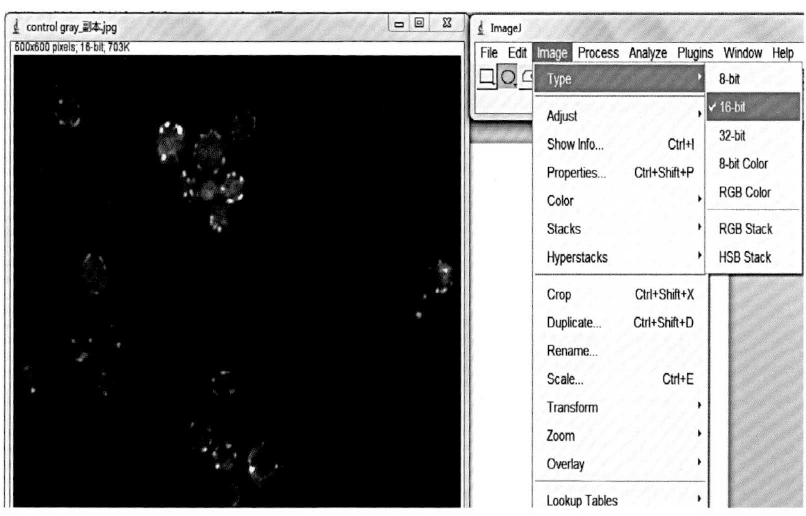

图 3-3-18　将图像调至灰度模式

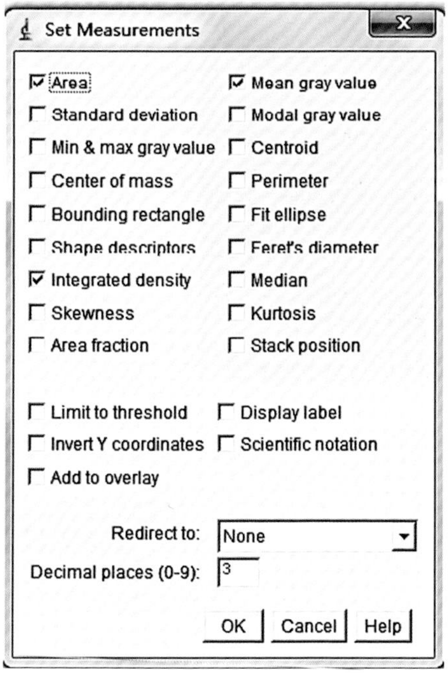

Set Measurements
Area
Mean gray value
Standard deviation
Modal gray value
Min & max gray value
Centroid
Center of mass
Perimeter
Bounding rectangle
Fit ellipse
Shape descriptors
Feret's diameter
Integrated density
Median
Skewness
Kurtosis
Area fraction
Stack position
Limit to threshold
Display label
Invert Y coordinates
Scientific notation
Add to overlay
Redirect to:
None
Decimal places (0-9):
3
OK
Cancel
Help

图 3-3-19　勾选测量所需参数

ROI Mana...
Add [t]
Update
Delete
Rename...
Measure
Deselect
Properties...
Flatten [F]
More »
Show All
Labels

图 3-3-20　ROI Manger 界面

ImageJ
File
Edit
Image
Process
Analyze
Plugins
Window
Help
Dev
Stk
Freehand selections

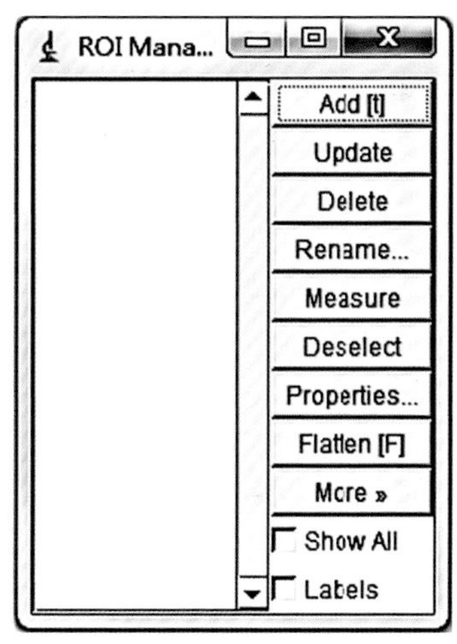

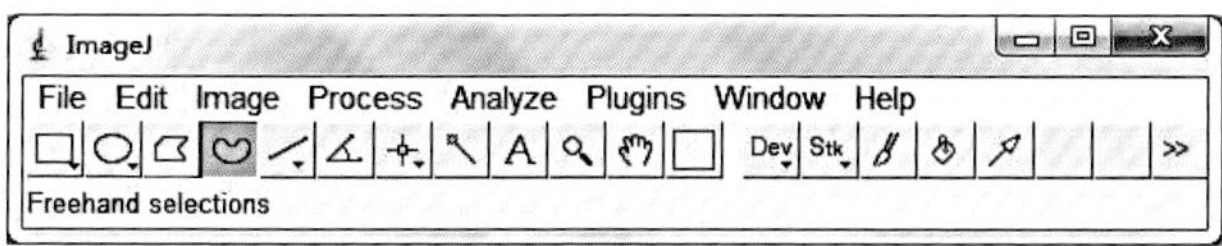

图 3-3-21　主界面可选择套索工具选定区域

命名为“Cell 1”等（图 3-3-22）。通过反复的勾选轮廓，并将测量对象进行整理，即可获得此图像样本的荧光强度。此处应注意，除选取检测对象的轮廓外，仍应选取至少 3 组背景对象以对原荧光强度进行校正。在通过“Shift”选取所有测量对象后，选择“ROI Manager”选项中的“Measure”对数据进行测量。

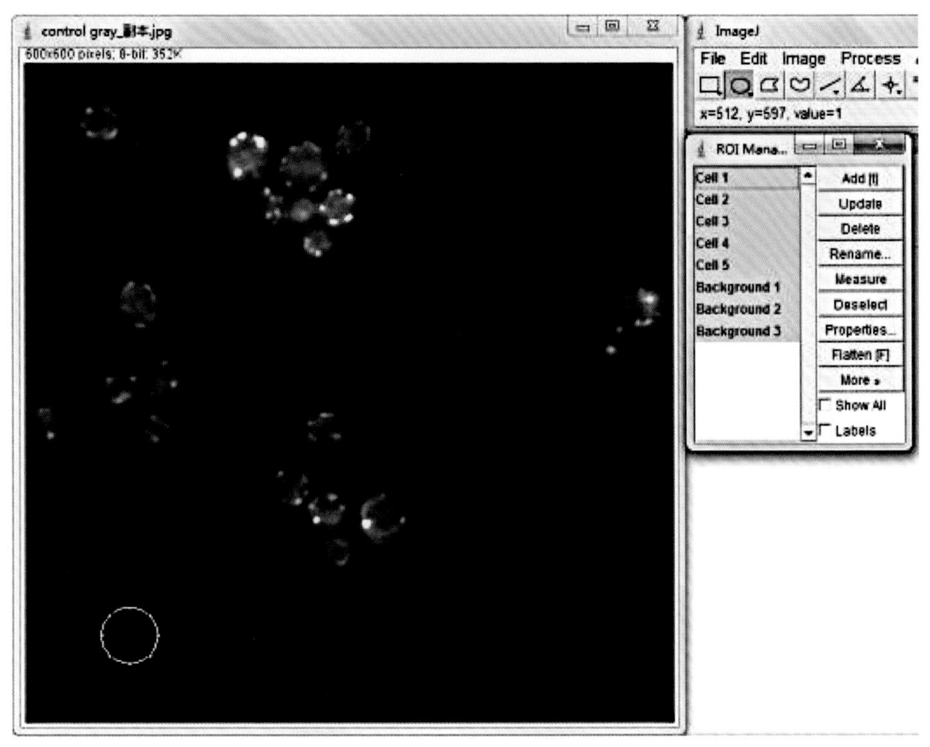

图 3-3-22　勾选轮廓及背景、进行重命名

选择“Measure”后出现了结果对话框（图 3-3-23），其中，“Area”为每个选取区域的面积，“Mean”为每个区域的平均灰度值，即平均荧光强度，“IntDen”代表每个对应区域的累积光密度，即累积荧光强度。可将结果保存为 Excel，待数据整理。

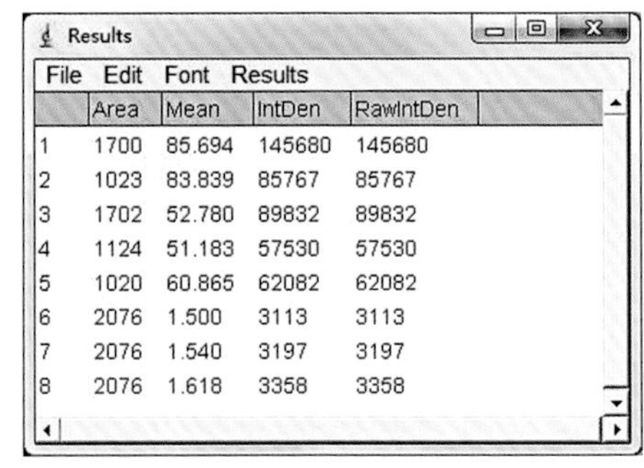

Results

File Edit Font Results

	Area	Mean	IntDen	RawIntDen
1	1700	85.694	145680	145680
2	1023	83.839	85767	85767
3	1702	52.780	89832	89832
4	1124	51.183	57530	57530
5	1020	60.865	62082	62082
6	2076	1.500	3113	3113
7	2076	1.540	3197	3197
8	2076	1.618	3358	3358

图 3-3-23　选择“Measure”后出现结果

4）数据的整理：整理数据的

过程中，首先应计算出背景的平均光强度，根据选出的“Background 1 ~ 3”这三组数据进行该图像背景平均光强度的计算（图 3-3-24）。

	A	B	C	D	E
1	Background	Area	Mean	IntDen	
2	1	2076	1.5	3113	
3	2	2076	1.54	3197	
4	3	2076	1.618	3358	
5	average	2076	1.552667	3222.667	
6					
7					

图 3-3-24　计算背景平均光强度为 1.553

此后需对待测细胞的累积光强度进行校正（图 3-3-25），校正的公式为：IntDen（校正后）=IntDen-Area × Mean（背景）。

借此可对待测细胞的累积光强度进行校正，并可通过细胞轮廓的面积计算出每个细胞的平均光强度及该样本的平均光强度，通过作图及选取合适的统计方法可进行不同样本之间荧光强度的差异对比。

Cell	Area	Mean	IntDen	Area × Mean（背景）	IntDen（校正后）
1	1700	85.694	145680	2640.1	143040
2	1023	83.839	85767	1588.719	84179
3	1702	52.78	89832	2643.206	87188
4	1124	51.183	57530	1745.572	55784
5	1020	60.865	62082	1584.06	60498

图 3-3-25　校正后每个细胞的荧光强度

三、质量控制

1. 荧光显微镜的光源寿命有限，应定期检查光源的运行情况，定期更换旧的荧光光源，以免观测时由于光源使用时间过长导致图像产生伪影。

2. 定期检查显微镜光学元件、滤片的清洁情况。

需要注意：

1. 在对样本进行荧光染色时应注意在一定 pH 的缓冲液中进行，且要选取适当的染料浓度，以防染料浓度过大导致荧光分子间的缔合而使自身荧光淬灭。

2. 在荧光观察中，激发光的过度增强可使样本荧光很快衰竭，应用能量小的长波长光进行观察，需照相时再适当增强激发光。
3. 观测时需用无荧光镜油，使用全程注意保护镜头，防止污染。

（任彪）

第四节　激光扫描共聚焦显微成像技术

随着生命科学研究的不断深入和荧光探针技术的迅猛发展，激光扫描共聚焦显微成像技术已越来越多地应用于疾病的发展治疗和材料的相关研究。激光共聚焦显微镜通过一种或多种荧光探针标记研究对象，在传统荧光显微镜成像基础上配置激光光源和扫描装置，采用共轭聚焦方式，利用计算机进行图像处理，对观察样品进行断层扫描和成像（图 3-4-1），可以直接观测到细胞形态学的组织、细胞之间的相互作用，细胞对过敏和刺激作用的反应，真菌感染，组织微环境，伤口愈合和组织重建，药物扩散等现象，是一种高灵敏度与高分辨率的光学显微镜（图 3-4-2）。

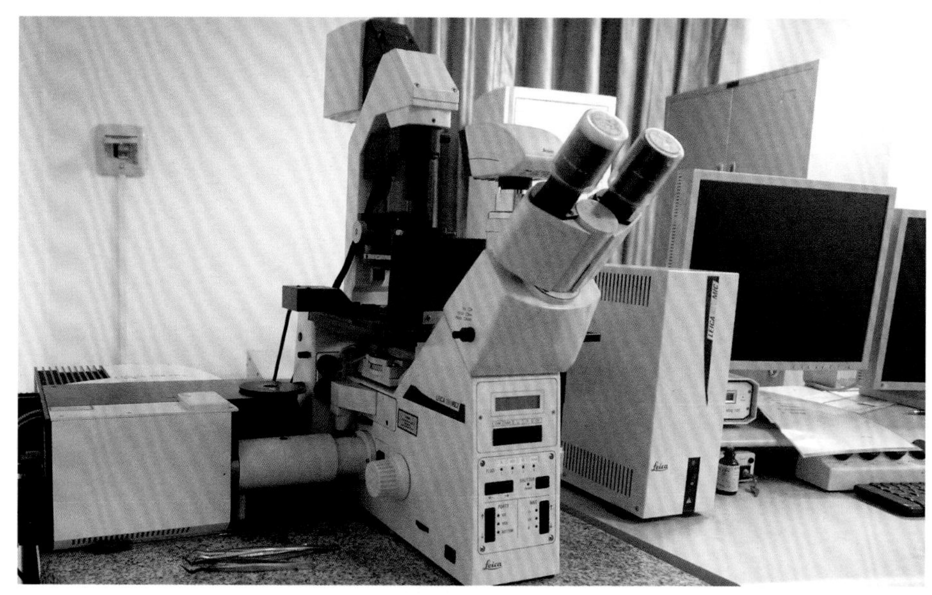

图 3-4-1　激光扫描共聚焦显微镜

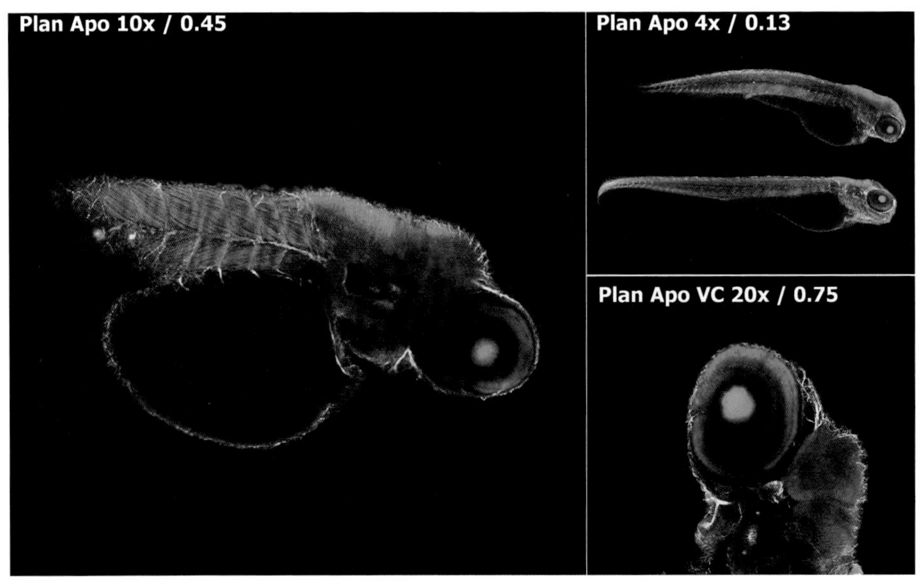

图 3-4-2　斑马鱼激光扫描共聚焦显微成像

一、原理与用途

LSCM 主要用于荧光标记活细胞，生物组织切片，活体、纳米荧光材料等的成像、观察、三维图像重建分析以及细胞生物物质、离子的定性、定量、定时和定位分布检测等，在细胞生物学、生理学、病理学、解剖学、胚胎学、免疫学、病毒学、基因学和分子生物学等生物和医学领域得到广泛应用。此外，LSCM 非侵入式微观成像模式为肿瘤及炎症等体内组织病变评价提供了便利，被广泛应用于临床实践。除了生物及医学研究领域，LSCM 在陶瓷、金属、半导体、芯片等材料科学及生产检测领域中也具有广泛的应用。因此，LSCM 是生物医学和材料科学研究重要的分析仪器之一。

LSCM 与传统荧光显微镜相比具有许多独特的优点，如：可控制焦深、照明强度、降低非焦平面光线噪音干扰，从一定厚度标本中获取光学切片。其主要原理是激光束经照明针孔形成点光源被二向色镜反射，通过物镜汇聚后入射于样品焦平面内，进行逐点扫描。样品发射的荧光和少量反射激光一起进入二向色镜。由于样品发射的荧光波长比较长，可直接通过二向色镜并透过检测针孔到达光电倍增管（PMT），变成电信号后送入计算机。而由于二向色镜的分光作用，残余的激光则被二向色镜反射，不会被检测器探测到。检测针孔是 LSCM 光路系统中的核心装置。如图 3-4-3 所示，检测针孔位于检测器前端，起到空间滤波器的作用，即只有聚焦平面内产生的荧光才

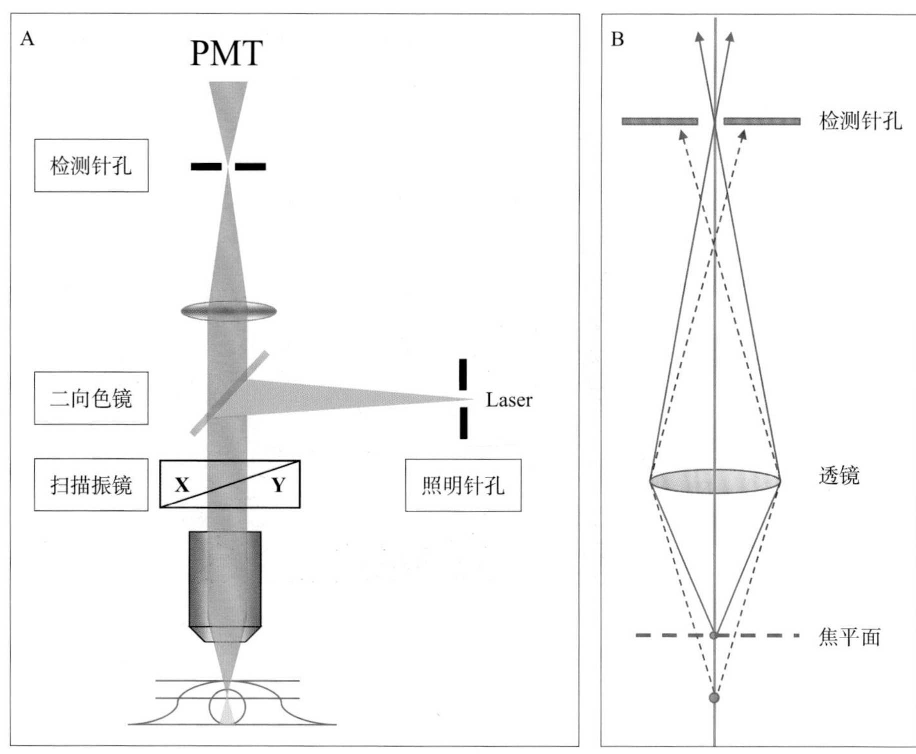

图 3-4-3 激光扫描共聚焦显微镜示意图

A. 激光扫描共聚焦显微镜原理 B. 检测针孔作用

能通过检测针孔被检测器收集，而聚焦平面外的所有荧光则如虚线所示不能通过检测针孔，大大提高了显微镜成像的信噪比和清晰度。照明针孔与探测针孔相对于物镜焦平面是共轭的，焦平面上的点同时聚焦于照明针孔和探测针孔，以此屏蔽焦平面以外点的荧光信号，得到的共聚焦图像是标本的光学横断面，克服了普通显微镜图像模糊的缺点。因此，LSCM 高分辨率的荧光成像的能力正是来源于共聚焦技术。LSCM 采用逐点扫描的方式，实现高分辨率的共聚焦图像，同时能够通过控制 Z 轴焦平面，实现三维成像。

二、仪器使用

激光扫描共聚焦显微镜主要由四部分组成：显微镜光学系统、共聚焦扫描装置、激光光源、检测成像系统。根据功能需求，可配置活细胞培养装置和双光子显微系统。整套仪器由计算机控制，各部件之间的操作切换都可在软件界面中方便灵活地进行。LSCM 技术成像流程包括样品制备、成像通道设置、成像参数设置、图像显示和调节、图像保存和输出、图像数据分析等多个步骤（图 3-4-4），最终实现细胞内定时、定量、定位分布等检测。

1．样品制备　激光共聚焦显微镜主要用于荧光样品的观察测定。对于没有自发荧光的样品，需要对样品进行荧光标记，再进行检测。荧光标记需满足反应特异性强，荧光定位准确，强度适宜，光稳定性好，具有可重复性，样品荧光分布均匀，不破坏样品的结构、形态，对试验结果无干扰等原则。LSCM 样品可以是固定的组织或活体标本，制备成片子或组织块直接观测；也可以是固定的或活的细胞，培养在共聚焦专用培养皿或盖玻片上进行观测（图 3-4-5）。活体标本和活细胞只需荧光免疫标记即可，不需要固定、封片等操作步骤。要根据实验目的、样品种类及形态、激光器配置、物镜的工作距离及所用显微镜的载物台设置等条件确定样品的制备方式。

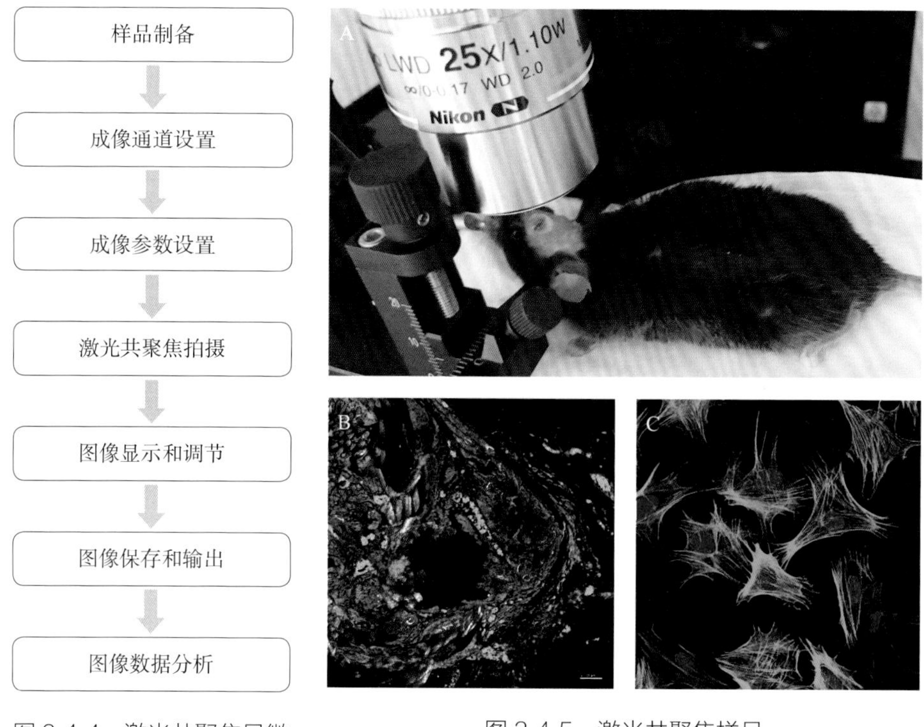

图 3-4-4　激光共聚焦显微成像流程

图 3-4-5　激光共聚焦样品
A. 麻醉后的小鼠　B. 组织切片　C. 细胞

（1）固定

1）组织标本：组织采集后，可依据实验条件、实验目的和组织来源而采用不同的固定和切片方法。固定的目的是使构成组织细胞成分的蛋白等物质不溶于水和有机溶剂，并迅速使组织细胞中各种酶降解、失活，防止组织自溶和抗性弥散，保持组织细胞的完整性和所要检测物质的抗原性。实验室通常采用液氮冷冻法和多聚甲醛（PFA）法进行固定。随后，将固定的组织进行快速冷冻，以减少组织在冷冻过程中形成冰晶。冷冻的组织切片后，粘贴于处理过的载玻片上，室温干燥 1h 后，可进行免疫荧光抗体标记或放入载玻片盒，−80℃密闭保存。

2）细胞标本：细胞在培养皿或爬片上生长融合到 85% ~ 90% 时，从 CO_2 培养箱中取出。用预温的 PBS 清洗 3 次后，加入 4% 的甲醛室温固定 20min，再用 PBS 清洗 3 次，洗去残留固定液。用 0.2% Triton X-100 处理细胞 2 ~ 5min 通透细胞膜，使抗体等大分子能通过细胞膜，进到固定细胞的内部，但处理过后细胞膜会遭到破坏。PBS 洗去通透溶液，尽量保证无残留。

（2）免疫荧光标记：免疫荧光染色的主要原理是利用抗原抗体之间的特异性结合来显示目标蛋白，首先是蛋白和一抗结合，然后带有荧光基团的二抗识别并结合一抗，即可在共聚焦显微镜下对目标蛋白成像。组织切片和细胞的免疫荧光标记方法相同。

为减少抗体的非特异性吸附，降低背景荧光干扰，可用 5% BSA 室温封闭细胞 30min 后，加入 PBS 轻微洗涤。如果仅使用荧光标记的小分子或化合物，可省略此步骤。加入一抗（1% BSA 稀释）后在湿盒中 4℃过夜。抗体的浓度一般为 0.1 ~ 10μg/mL。由于不同的抗体亲和性和识别能力不同，应根据抗体的性质进行调整。用含有 1% BSA 的 PBS 溶液洗涤细胞 3 次，每次 15min，尽可能的去除杂质和背景。再加入荧光标记的二抗或染料（1% BSA 稀释），室温孵育 1h。再用 PBS 清洗残留的荧光染料或抗体。

需要注意：

整个过程避免强光，防止荧光基团的淬灭。

由于大部分实验都需同时观测两个或多个细胞内的组分，需要对细胞进行多重荧光标记时，要考虑各种抗体的来源，使用不同种属来源的抗体进行染色。同时需要综合考虑实验目的、所使用的激光共聚焦显微镜配置和已有的实验材料，避免出现荧光光谱重叠等问题。

（3）封片：固定样本需用封片剂封片。如果样品只需要观测一次并且荧光不是极易淬灭，可选用 50% 甘油进行封片，且尽量使用最少体积的液体，以减少样品移动；如果样品需要放置一段时间并多次拍摄，应选用抗荧光淬灭的封片剂，以减少荧光信号丢失。以上样品可收集于载玻片盒中 4℃保存。

（4）其他制备要求：细胞应培养在共聚焦专用玻底培养皿（33mm）或共聚焦专用盖玻片，盖玻片厚度应小于0.17mm，载玻片厚度在0.8～1.2mm之间，且表面光洁，厚度均一，无明显自发荧光。对于贴壁不牢的细胞或者与细胞外基质相关的研究，玻璃片需预先包被poly-L-Lysine、Fibronectin等细胞外基质。组织切片或细胞标本不能太厚，并且应避免细胞重叠或杂质掩盖。

2．操作流程

（1）开机顺序：

1）接通电动载物台电源。

2）接通卤素灯（目视透射光观察用灯）电源。

3）接通汞灯（目视荧光观察用灯）电源，开启后半小时内不能关掉。

4）接通显微镜主体电源。

5）接通激光台的电源（随配置不同而异）。

6）接通共聚焦控制器电源。

7）开启计算机。

8）启动共聚焦系统软件。

需要注意：

关机顺序与以上相反。

（2）显微镜观察：拍摄共聚焦样品时，需先通过目视荧光或者明视场来确定拍摄位点和调节焦平面。

1）目视荧光观察：①确认透射光开关处于关闭状态；②选择合适的滤色块，打开荧光光闸（汞灯控制器面板的“SHUTTER”按钮），调节荧光亮度（汞灯控制器面板的“ND”按钮），调节焦面进行观察；样本淬灭严重时，需减弱激发光以进行观察。“ND”分1～32级，数值越大，激发光越暗（图3-4-6）；③不观察时，按下“SHUTTER”按钮，关闭快门，避免荧光淬灭。

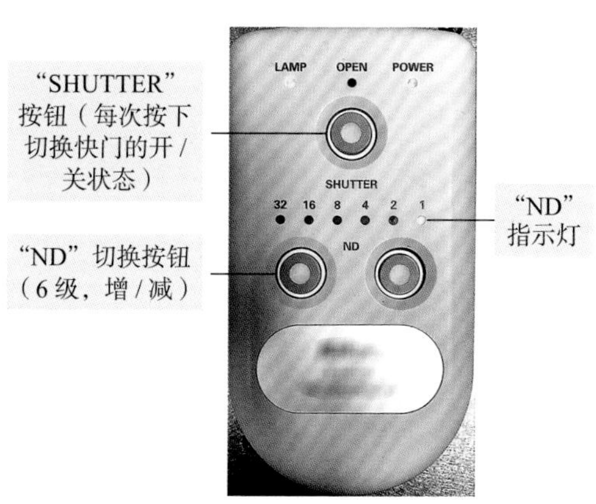

图3-4-6　SHUTTER

2）明视场透射观察：①把滤色块移到空位，起偏器、检偏器移出光路；②把聚光器转盘切换到A状态；③打开明视场光闸，调节焦面进行观察。

3）微分 DIC 观察：DIC 利用偏振光，使样品厚度上的微小差别转化成明暗区别，增加样品反差，增强立体感，通常用于观察细胞的整体轮廓，便于荧光定位检测，如图 3-4-7 所示。①确认所使用的物镜上插有 DIC 插片；②把滤色块移到空位，起偏器、检偏器移入光路；③按照相对应物镜将聚光器镜转盘转到相应位置；④打开明视场光闸，旋转起偏器，调节焦面，选择最佳显示效果。

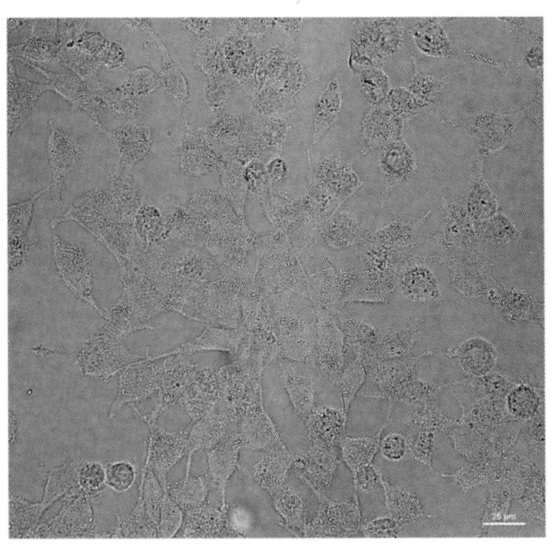

图 3-4-7　明视场显微成像

需要注意：

当系统配置了透射或荧光快速光闸，在做相应观察时，应将对应光闸打开，不用的光闸关闭。光闸开关可在遥控器上设定。

（3）图像拍摄：LSCM 可进行多通道荧光及透射图像的扫描及叠加，可选用不同颜色来区分不同的荧光染料（图 3-4-8）。叠加后的图片可更直观地

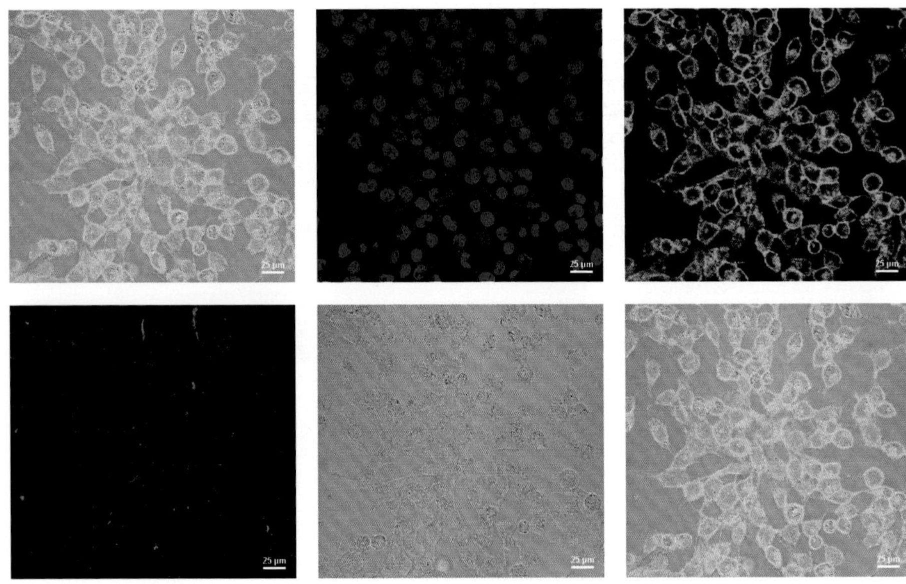

图 3-4-8　多通道荧光及透视图像

观察不同荧光信号在生物体内的定性、定位等情况。图 3-4-9 为 LSCM 软件拍摄界面，其拍摄步骤（图 3-4-10）如下：

1）点击“Eye Port”按钮，解除锁定状态，使激光可以通过软件起振。

2）设定获取图像所需的共聚焦系统的光路（图 3-4-11）：①点击设置按钮，启动“Optical Path”画面；②点击“DU4”按钮，选择标准四通道探测器（检测器）；③点击“Auto”按钮，以自动模式设定“Optical Path”；④勾选需要使用的通道。点击“ch”按钮，进行模拟色彩的设定；⑤要同时获取共聚焦图像和透射图像时，点击“In”按钮，使透射探头进入光路；⑥点击“Ok”按钮，将自动设定“Optical Path”。

3）点击“Pinhole—1.2AU”选择与物镜最匹配的针孔大小。

4）点击预览“Scan”按钮，边观察图像边调节激光功率和检测器的灵敏度（HV）（图 3-4-12）：① HV：探测器的灵敏度；② Offset：信号的偏移（标准：0）；③ 405：405nm 激光功率。

5）设置扫描速度、扫描分辨率。

6）调节好焦面及激光强度后，取消“Scan”，将分辨率调至“1 024”，点击“Capture”按钮以获取图像。

7）激活要保存的图像，从菜单栏中选择“File—Save As”以进行保存。

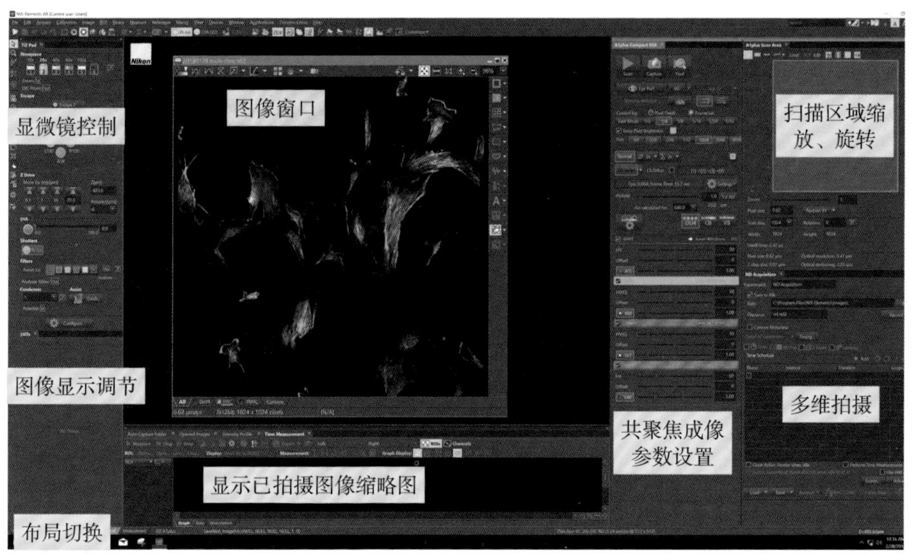

图 3-4-9 LSCM 软件拍摄界面

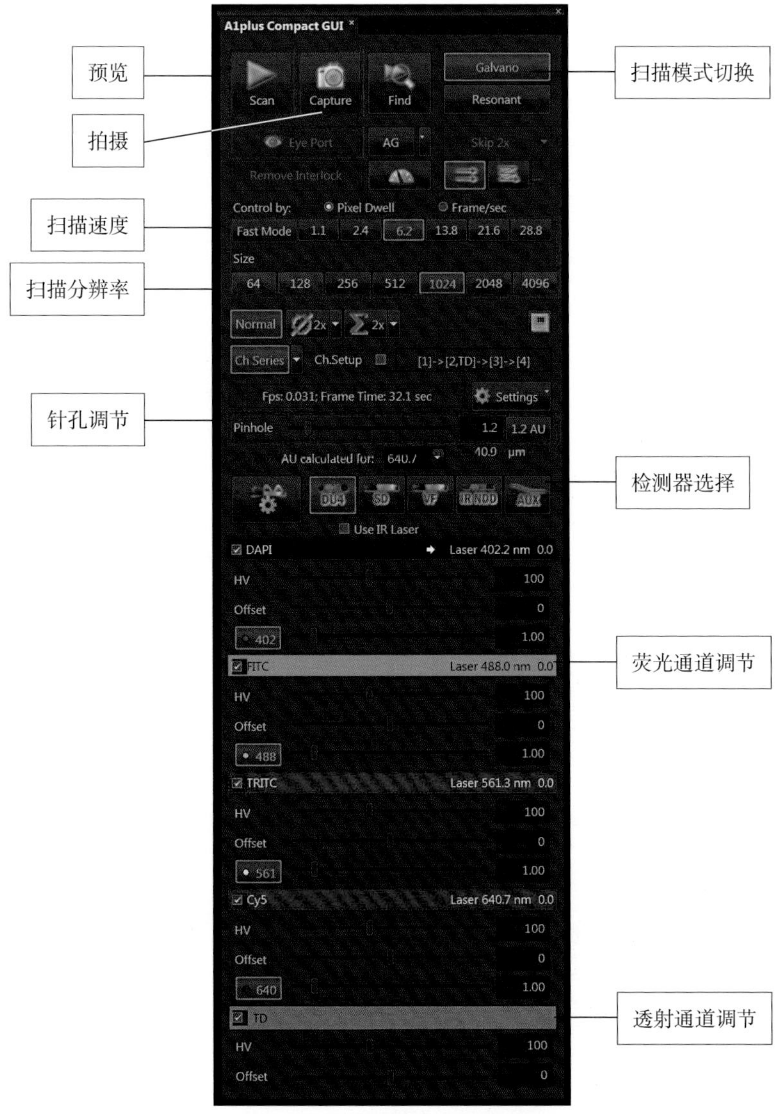

图 3-4-10 LSCM 拍摄步骤

需要注意：

1．要获取透射图像时，请关闭显微镜上方的照明。
2．透射探测器设置在透射光之前，因此在透射探测器在光路中的情况下无法目视观察透射图像（微分干涉 DIC）。需要目视观察透射图像时，请将透射探测器从光路中移出。
3．建议以原始文件格式进行保存，将同时保存参数等条件。

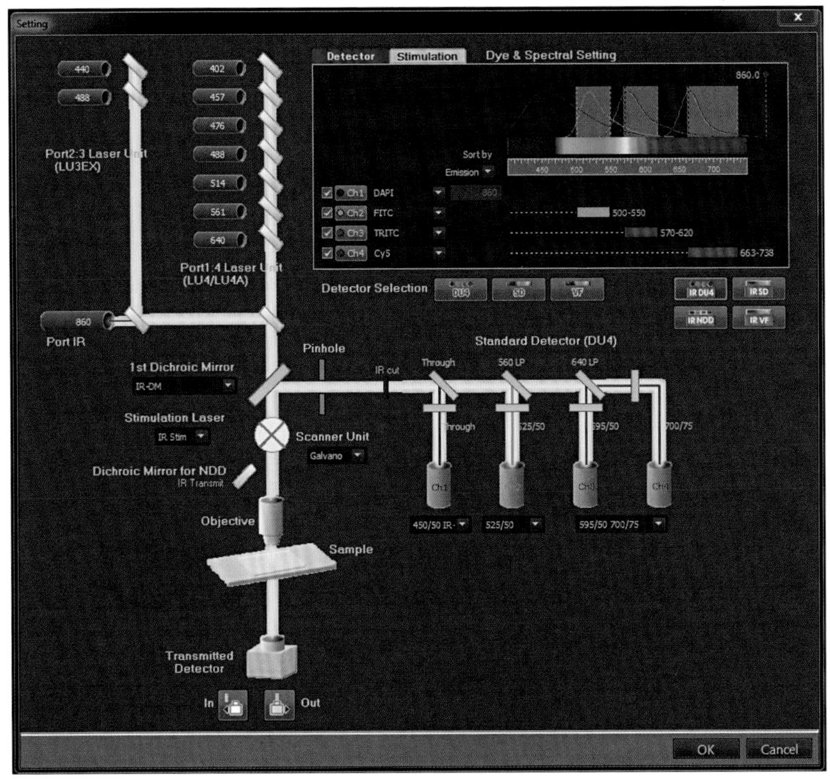

图 3-4-11　LSCM 光路设置

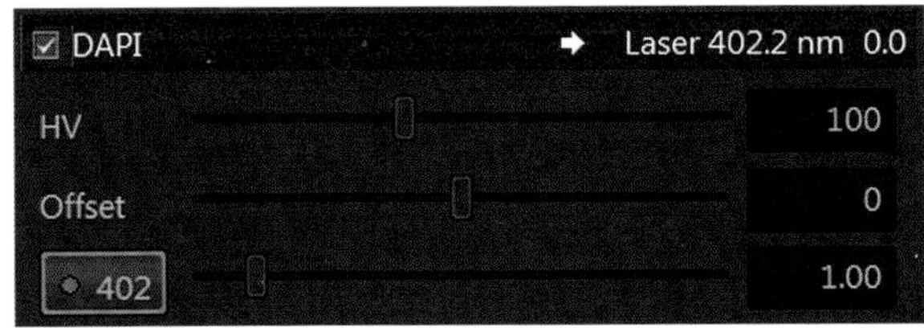

图 3-4-12　LSCM 激光设置

（4）多维拍摄：LSCM 可实现实时多维共聚焦成像——6 维成像，对样品进行精准、快速、高分辨的光学成像，完整展现真实生命过程。

1）XYZ 三维图像拍摄：LSCM 可对较厚样品进行多层扫描及三维构建（图 3-4-13）。①按照采集二维图像的方法，先调整好针孔、Laser、HV、Scan size/speed 等参数，决定图像的获取条件；②在“ND Acquisition”窗口勾选“Z”，进入三维图像采集模式；③点击“Reset”按钮，清除之前的记录；④点击“Scan”按钮预览，边观察图像边调节焦面（微调模式），点击“Top”按钮，确定三维图像的顶面；⑤继续预览，反方向调节焦面，信

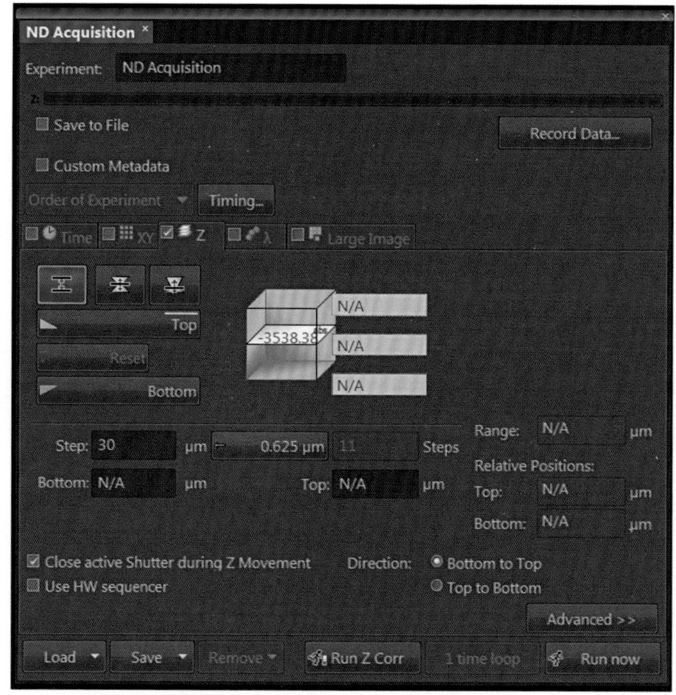

图 3-4-13　XYZ 三维图像拍摄步骤

号增强再减弱，点击“Bottom”按钮，确定三维图像的底面，停止预览；⑥输入“Step”；⑦根据需要，勾选“Save to File”，在保存的同时获取图像；⑧点击“Run now”，开始采集 Z 序列图像。⑨可对采集的三维图像进行缩放、旋转、渲染、整体切割、动画制作等操作（图 3-4-14）。

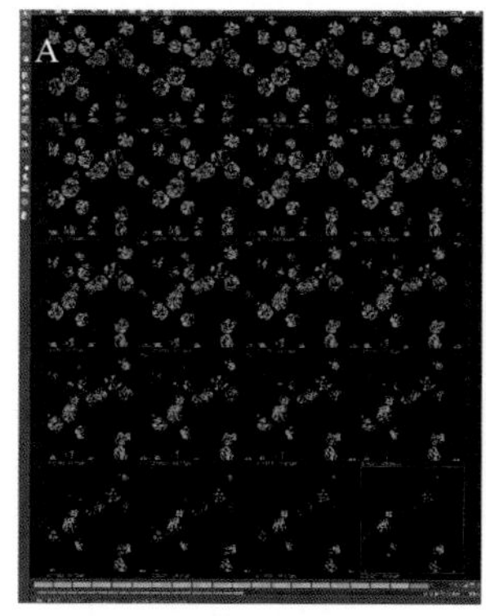

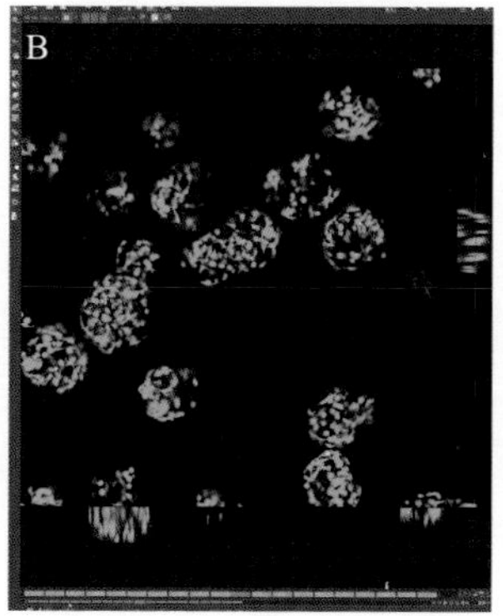

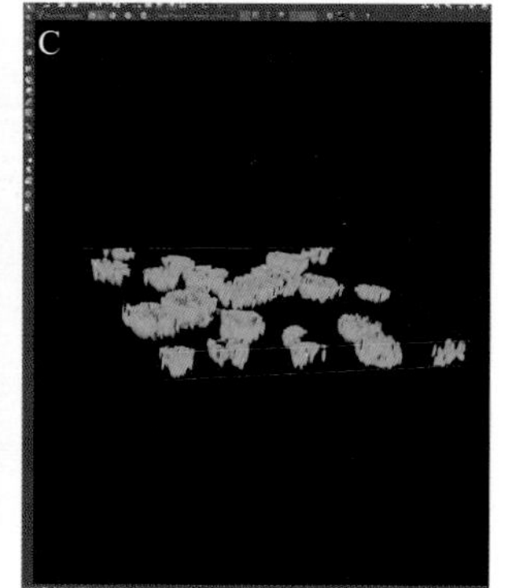

图 3-4-14　XYZ 三维视图

A. 普通视图　B. 剖面视图　C. 立体视图

需要注意：

图像获取条件（激光功率以及检测器的灵敏度）的调节建议使用要获取的样本厚度中最明亮的焦平面来进行。可以防止各焦点下的图像饱和。

2）XYT 时间序列：时间序列扫描可实现对活细胞实时动态观测，记录细胞生理变化。①按照采集二维图像的方法，先调整好针孔、Laser、HV、Scan size/speed 等参数，决定图像的获取条件；②在“ND Acquisition”窗口勾选“T”，进入时间序列采集模式；③决定时间间隔（interval）和持续时间（duration），也可以定义多个不同的时间序列，软件将依次执行；④根据需要，勾选“Save to File”，在保存的同时获取图像。图像序列可以一边拍摄一边保存，以避免断电或内存不足等意外造成前面拍摄数据的丢失。拍摄数据量很大的情况下，请选择此项并设定保存文件夹；⑤点击“Run now”，开始采集时间序列图像（图 3-4-15）；⑥可对采集的时间序列进行经时分析。

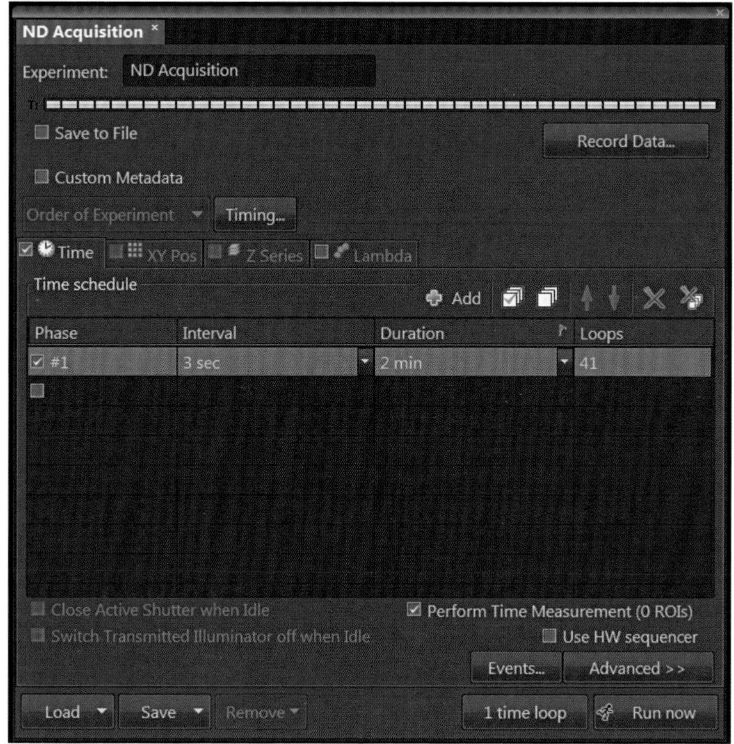

图 3-4-15　XYT 时间序列拍摄步骤

需要注意：

配置电动光闸或电动长寿命汞灯情况下，做长时间拍摄，请选择“Close active Shutter when Idle”选项，以避免荧光淬灭，长时间强光照射会导致细胞的光毒性。

（5）大图扫描：拍摄较大样品的整体结构时，可选择大图扫描功能。

1）选择“Scan Large Image”设定要扫描的范围；

2）针对 Z Series 进行设定—设定图像的重叠补偿—选择有无阴影补偿—设定多通道拍摄参数—在 Focus 中设定对焦方法；

3）选择保存路径和保存格式；

4）点击“Scan”按钮，获取 Large Image 图像（图 3-4-16，图 3-4-17）。

（6）全光谱扫描与光谱拆分：配置了光谱探测器的共聚焦显微镜不仅可以进行全光谱扫描（图 3-4-18），获得特异性的光谱特征曲线，大大减少拍摄时间，实现光谱的实时观察；还可以将不同荧光探针的信号清楚地拆分开，包括光谱接近，大范围重叠的荧光信号（比如 CFP，RFP，YFP 和 Alexa488）。在观察多重荧光染色来定位蛋白分子，进行 FRET 实验时，这个功能非常有用。通过光谱拆分，还可以清除掉自发荧光信号（图 3-4-19）。

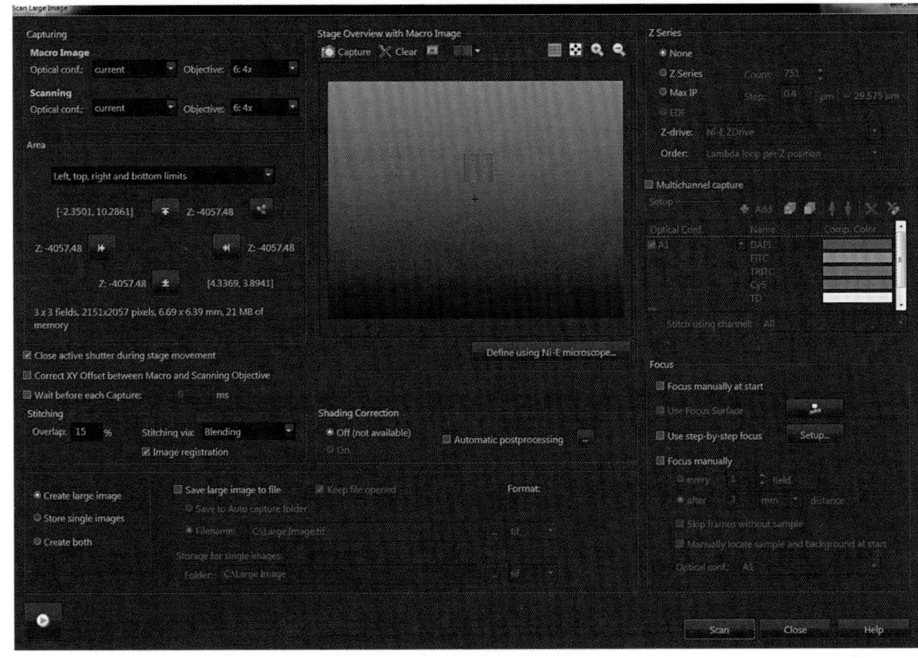

图 3-4-16　大图扫描软件界面

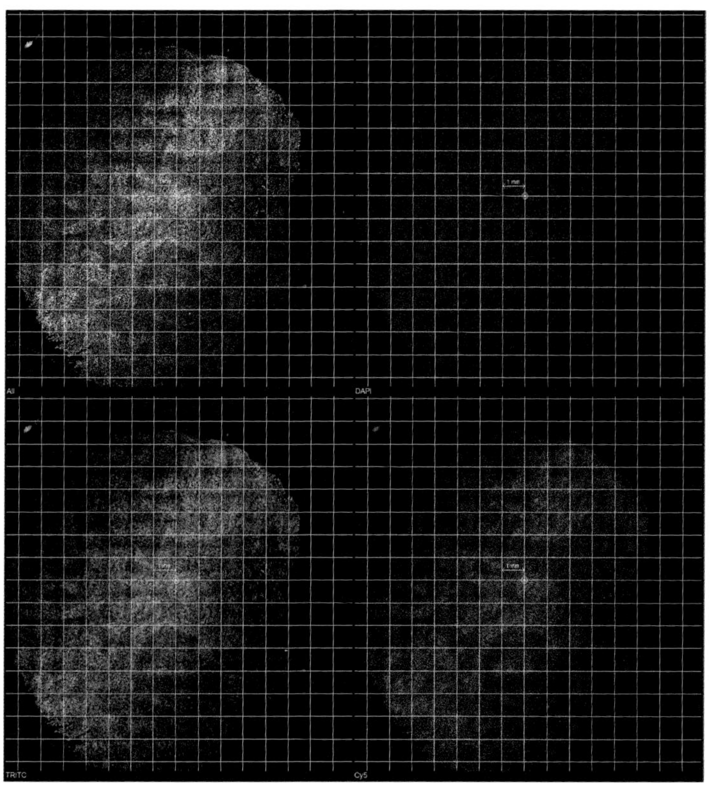

图 3-4-17　大图扫描成像

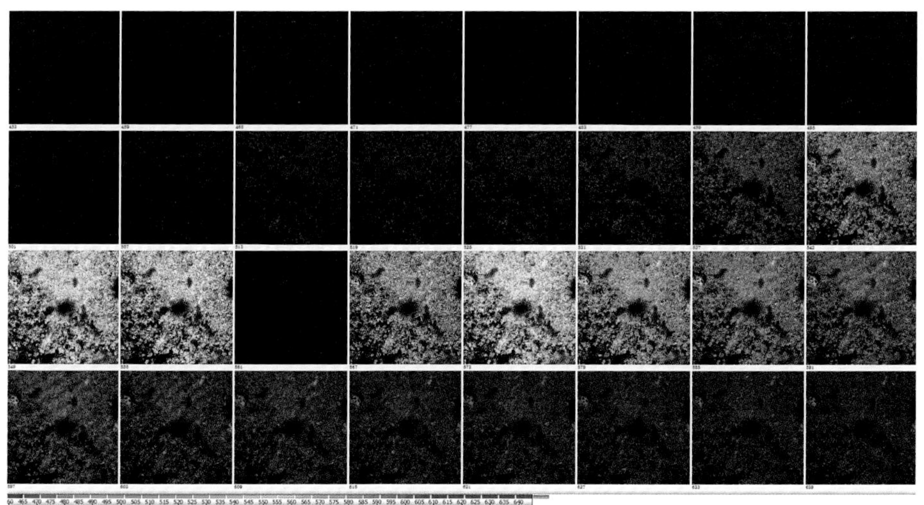

图 3-4-18　全光谱扫描成像

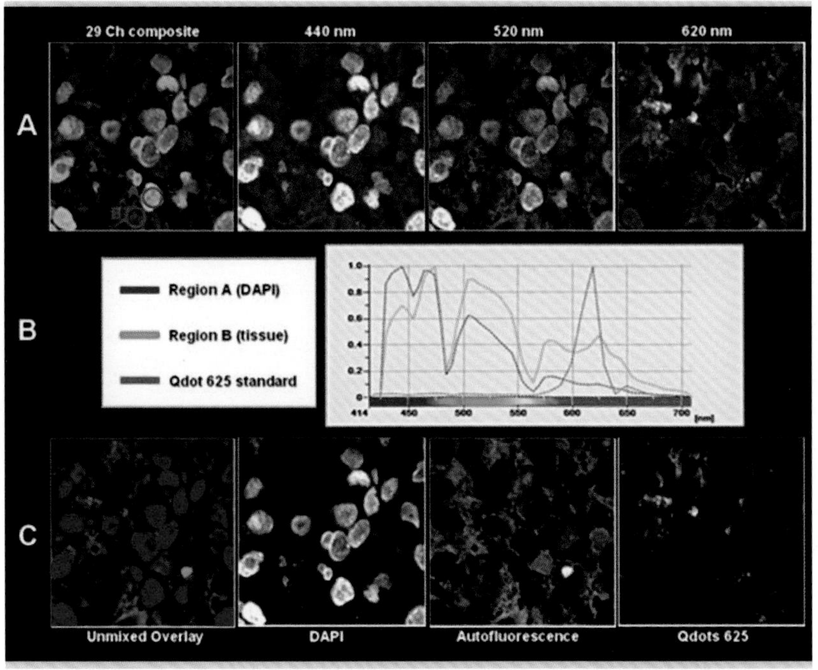

图 3-4-19　光谱拆分成像

（7）活细胞成像：LSCM 可以搭配活细胞培养装置，通过控制合适的 CO_2 浓度、湿度和温度等细胞生长条件，可以实现多维活细胞图像采集、控制、分析等强大功能（详见第九章第五节 活细胞显微成像技术）。

3．图像数据分析

图像采集完成后，可通过软件实现图像叠加、图像减影、图像放大、图像分割算法、图像滤波算法、光谱拆分、共定位分析、大图无缝拼接，面积、长度角度等自动测量，时间分段测量，报告生成器，数据库管理，多维文件格式，以及实时动态分析、FRET、FRAP 等功能，进行图像处理与数据分析。

（1）感兴趣区域统计（ROI statistics）：

1）打开需要分析的图像，选择矩形、椭圆或者自由曲线等模式，在图像上选取感兴趣的区域范围。ROI 区域还可以用 ROI 菜单下的“ROI Editor”模式来进行修改和编辑。

2）选择“Analysis”里的“ROI Statistics”项，ROI 栏即可得到感兴趣区域面积，平均光强，总光强，信噪比等信息（图 3-4-20）。

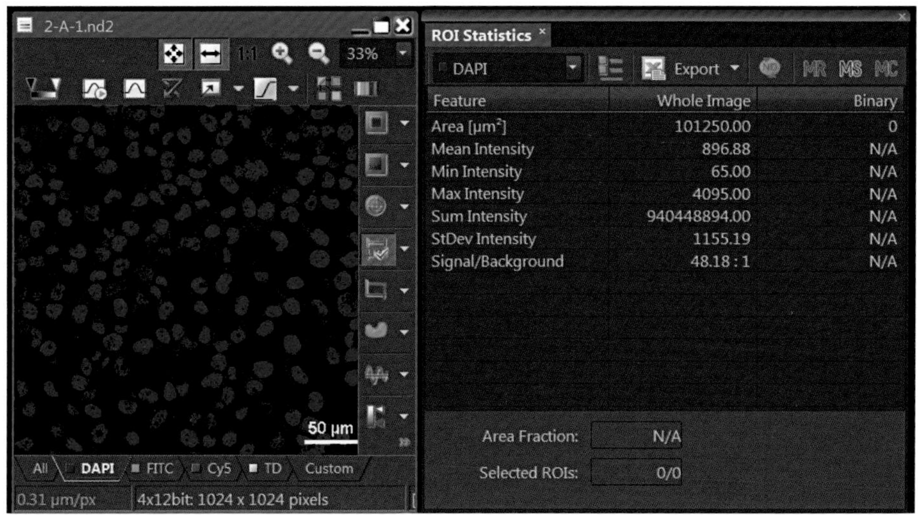

图 3-4-20　ROI Statistics 统计

（2）阈值分析（thresholding）：阈值分析是通过软件生成一个“Binary”图层，来进行图像的分析。

1）阈值分析模式选择：根据所需分析图像类型选择相应的分析模式，RGB，HSI（对比度，饱和度，亮度分析），MCH（单通道分析），Intensity（亮度分析）；

2）阈值选取：根据大小，周长，亮度等信息设定需要的“Binary”目标。选取相应大小范围阈值加入到所选范围内，点击可以对选取阈值范围更新计算“Binary”。选中可以实时更新“Binary”图层信息；

3）查看阈值分析结果：在图像显示区域空白处点击鼠标右键弹出菜单，选择“Analysis”里“ROI Statistics”项，阈值分析得到的统计结果在表格中“Binary”栏显示出来（图 3-4-21）。

（3）目标计数（object count）：依照 Thresholding 的方法选择相应的目标，按执行按钮，软件会自动计算当前条件下的目标数量，并在下面列表中显示每个目标的面积，平均光强，周长等等特征测量的信息。选择“ND”按钮可以以同样条件对整个 nd 文件的每一帧图片进行分析计数。如果要看所有目标的统计数据，请在“ROI Statistics”里的“Binary”栏查看结果（图 3-4-22）。

（4）标注和手动测量（annotations and measurements）：

1）“Annotations”栏可以选择不同的标注方式进行图像的注解和标记，

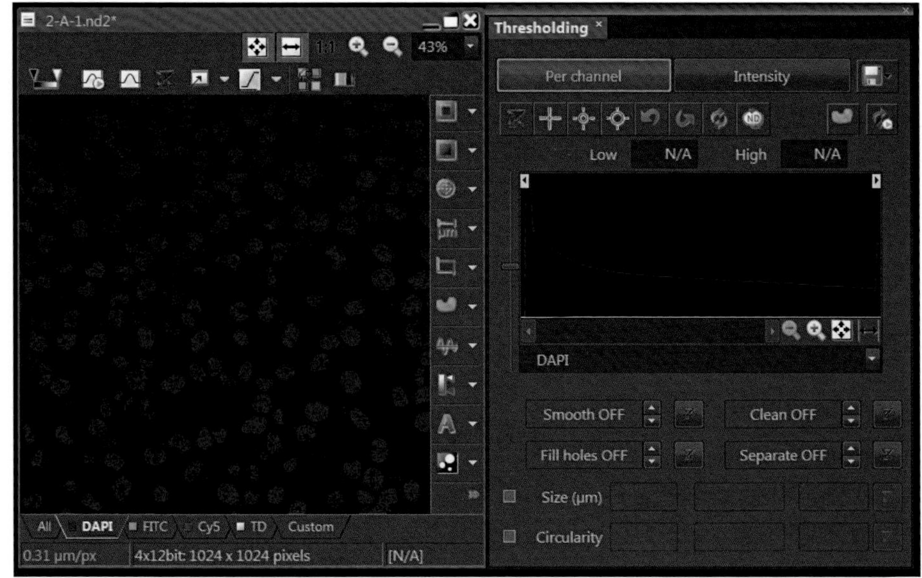

图 3-4-21　Thresholding 阈值分析

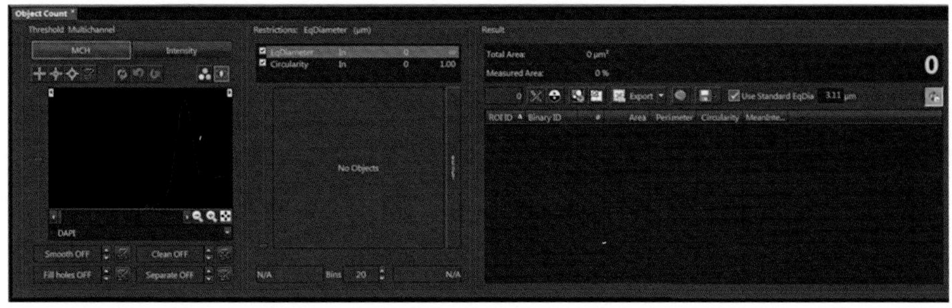

图 3-4-22　Object Count 目标计数

如：箭头，直线，矩形，椭圆，文字输入，折线，自由曲线。

2）“Measure length”栏可以用来进行长度测量，如：两点之间距离测量，平行线之间距离测量，折线路程长度测量，对角线测量，自动寻找边缘测量距离等。

3）“Area”栏进行感兴趣区域的面积测量，根据需要设定不同的曲线，矩形，椭圆等 ROI 区域。

4）同时可以对图像进行监督，半径，半轴长的测量，以及手动计数和分类等功能操作（图 3-4-23）。

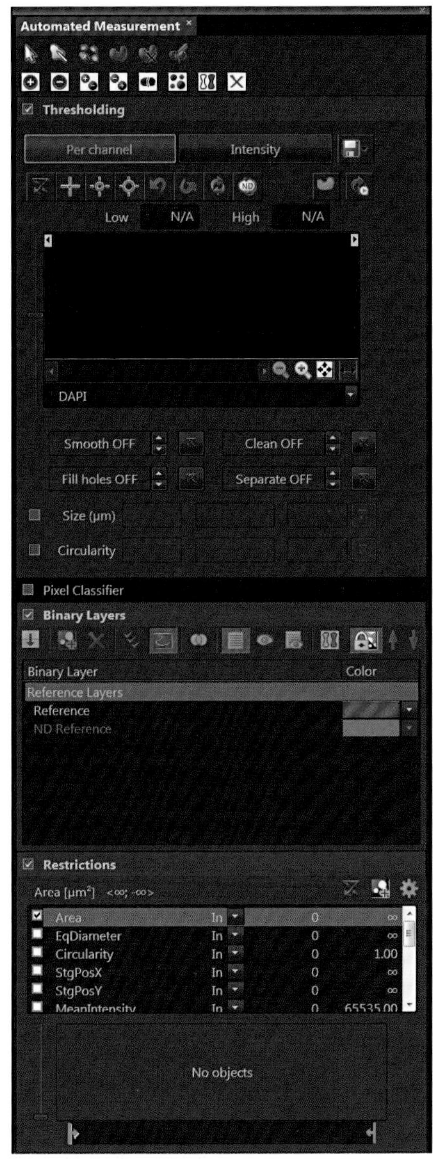

图 3-4-23　标注和手动测量

三、质量控制

在进行荧光成像时，显微镜的参数选择和设置直接影响着成像质量。因此，除了要考虑所观测的样品特征、检测目的外，还要综合考虑显微镜的各个参数。

1. 激光强度　激光强度越大，得到的荧光信号就越强，但荧光也越容易淬灭或漂白；激光功率越小；得到的荧光信号就越弱。

2. 光电倍增管的增益（HV）　HV 值越大，荧光信号越强，图像亮度越高，同时背景噪音也提高；HV 越小，荧光信号越弱。

3. 检测针孔（Pinhole）　针孔越大，采集的荧光信号越多，切片的厚度越大，同时获得的非焦平面的杂散光也越多，信噪比越低。因此，要获得高分辨的图像，针孔直径应尽可能小。

4. 物镜　根据样品及放大倍数，选择合适物镜，以使成像更清晰。有矫正环的物镜，应调节矫正环，改善图像质量。

需要注意：

1. 仪器要远离电磁辐射源。
2. 仪器安装在防震台上，且保持环境无震动，无强烈的空气扰动。
3. 工作间要安装空调及除湿机，温度控制在 5～25℃。
4. 遵守开机和关机流程。有钥匙的电源装置开机顺序是：先开电源，后开钥匙。注意严格遵守氩离子激光器关机顺序（先关闭钥匙开关，待激光器充分冷却，风扇停止转动后再关闭主电源开关）。

5. 关于镜头　如需使用水镜或油镜，水、油不要滴太多，以免从镜头边缘流入物镜内部污染镜头。更换样品时不要反复擦拭镜头，擦拭过多容易磨花镜头，降低透过率，一般两三个样本后再追加一滴水或油即可。实验结束后先用擦镜纸将油擦尽，再用无水乙醇清洁。非油镜一定不能浸油。
6. 关于汞灯　汞灯关闭后，如果需要重新开机，要等30分钟汞灯冷却后，再打开汞灯电源。
7. 保持仪器清洁　每次使用完毕后，应注意保持仪器清洁。

（李成辉）

第五节　原子力显微成像技术

原子力显微镜（图3-5-1）是一种可用来研究包括绝缘体在内的固定材料表面结构的分析仪器，在对材料没有任何破坏的情况下进行高分辨率二维和三维的微观结构分析，应用于临床医学、口腔医学、生命科学/生物学、材料学、半导体业、电化学等多个学科。

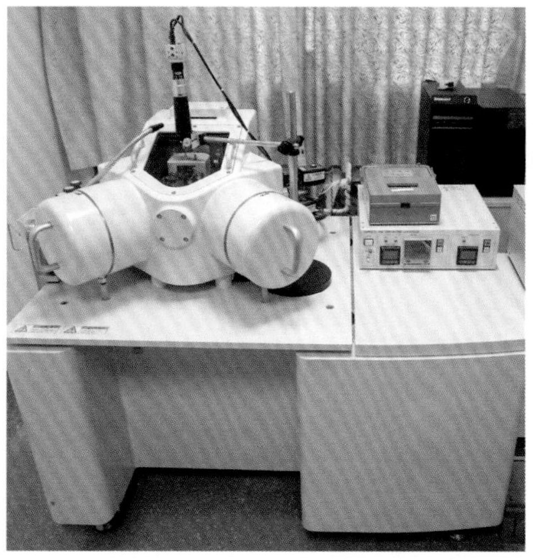

图3-5-1　原子力显微镜

一、原理与用途

1. 工作原理　将一个对极微弱力极敏感的微悬臂一端固定，另一端有一微小的针尖，针尖与样品表面轻轻接触。由于针尖尖端原子与样品表面原子间存在极微弱的排斥力，作用力使得微悬臂发生形变或运动状态变化。扫描时，传感器检测出这些变化，获得作用力分布信息，通过控制 / 反馈系统，将其转化成分辨率较高的样品表面结构信息（图 3-5-2）。

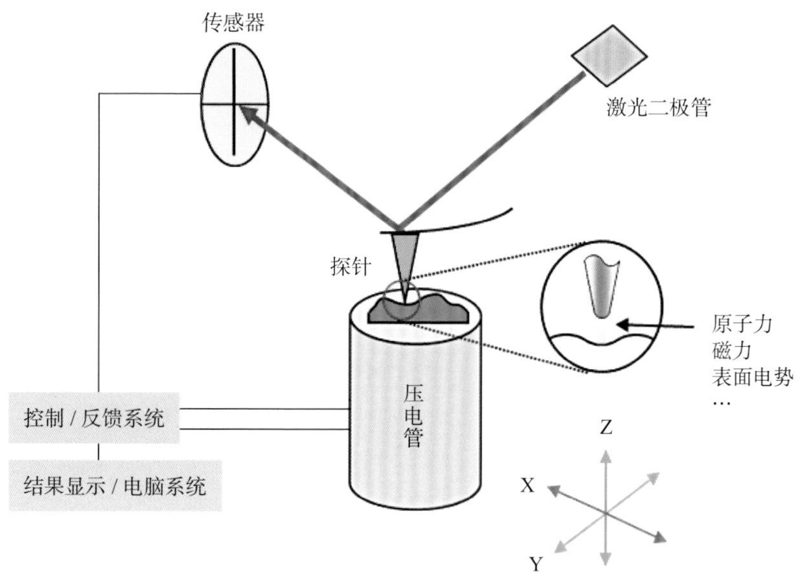

图 3-5-2　原子力显微镜工作原理示意图

2．工作模式

原子力显微镜的工作模式以针尖与样品之间作用力的形式来分类。如表 3-5-1 所示，主要有以下 3 种操作模式：接触模式（contact mode），非接触模式（non-contact mode）和敲击模式（tapping mode）。

表 3-5-1　AFM 工作模式介绍及对比

AFM 工作模式	工作方式	样品观测	模式对比	
			优点	缺点
接触模式	探针针尖始终与样品表面保持紧密的接触，扫描时力的大小范围在 10^{-10} N ~ 10^{-6} N	更适于垂直方向上有明显变化的硬质样品 不适用于研究生物大分子，低弹性模量样品及容易变形的样品	1．扫描速度快 2．能获得“原子分辨率”图像	1．横向力影响图像质量 2．针尖损伤软质样品

续表

AFM工作模式	工作方式	样品观测	模式对比	
			优点	缺点
非接触模式	非接触模式探测试样表面时悬臂在距离试样表面上5～10nm的距离处振荡，力的大小通常为10^{-12}N	适合于研究柔嫩物体的表面 不适用于在液体中成像，在生物中的应用也比较少	没有力作用于样品表面，对样品有保护作用	1. 横向分辨率低 2. 扫描速度低于其他两种模式 3. 适用范围小
敲击模式	悬臂在试样表面上方以其共振频率振荡，针尖仅仅是周期性地短暂地敲击样品表面	适于观测软、易碎、或胶黏性样品	1. 消除横向力的影响 2. 降低吸附液层黏着力，图像分辨率提高 3. 对软质、易碎和胶黏性样品表面保护作用好	扫描速度低于接触模式

3. 设备构成及规格

（1）设备构成

1）AFM单元（图3-5-3）：①AFM头部；②探针架；③样品台；④扫描器；⑤Z轴驱动机构。

2）控制单元：①扫描控制器；②反馈控制器；③数据采集控制器。

3）数据处理装置：①主机；②显示器；③通信接口。

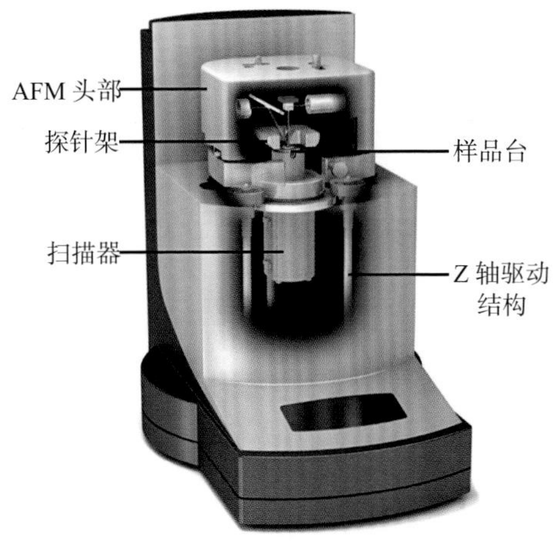

图 3-5-3　AFM 单元

（2）各部分规格

1）AFM单元：①观察模式包括接触模式、动态模式、相位模式、水平力（LFM）模式、力调制模式等（图3-5-4）；②分辨率高，XY轴方向达到0.2nm，Z轴方向达到0.01nm；③扫描器使用压电陶瓷管作为驱动元件，配有广域（125μm × 125μm × 7μm）、深域（55μm × 55μm × 13μm）、狭域（2.5μm × 2.5μm × 0.3μm）三种扫描器；④样品台上测试样品的直径不超过

20mm，厚度不超过 8mm。头部采用滑动设计结构，便于样品取放。样品台采用磁性方式固定样品。

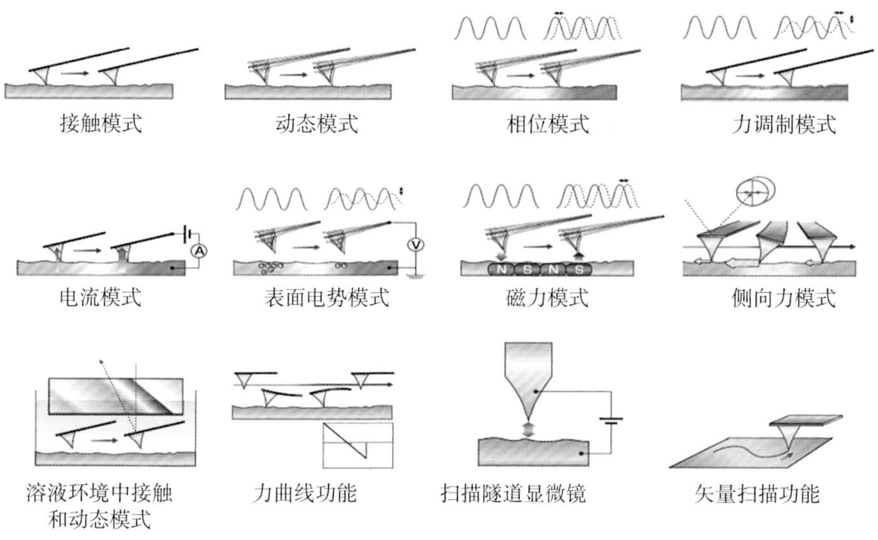

图 3-5-4　AFM 观察模式

2）控制单元：扫描控制器 XY 轴控制 ±211V，全时 16 bit 分辨率；Z 轴控制 ±211V，最大 26 bit 分辨率。

3）数据处理装置：使用外加计算机采用 SPM-9700 软件进行数据处理。

4）软件：采用 SPM-9700 软件进行在线检测，离线处理图像。可进行斜度校准、除去噪音线、局部滤波器、图像反转、图像旋转、清晰度转换等图像处理，且可以进行断面形状分析（最多 4 组断面、各 3 个区间）、线粗细度分析（Ra，Rz，Rzjis，RSm，Rmr，Rq）、表面粗糙度分析（Ra，Rz，Rzjis，Rq，Rp，Rv）。最后以 DIB 格式（位图）、TIFF 格式、ASCII 格式输出。

4．SPM-9700 的技术特点以及应用案例

（1）高分辨率：放大倍数可以高达百万倍，可以看出原子像，从而更好地观察材料表面的微观结构。

应用案例（图 3-5-5）：

使用云母样品进行水平 XY 维度表征，云母表面的原子排列成六边形结构，每个边的边长约为 0.3nm；使用层状单原子层堆积的晶体表征垂直 Z 维度的分辨率，例如人造蓝宝石玻璃（PSS），每层约 0.4nm。

（2）鼠标操作即可实现丰富的 3D 图像：SPM-9700 使用鼠标就可以自由自在地实现旋转、放大缩小、Z 轴倍率改变操作。通过不同的方式实时确

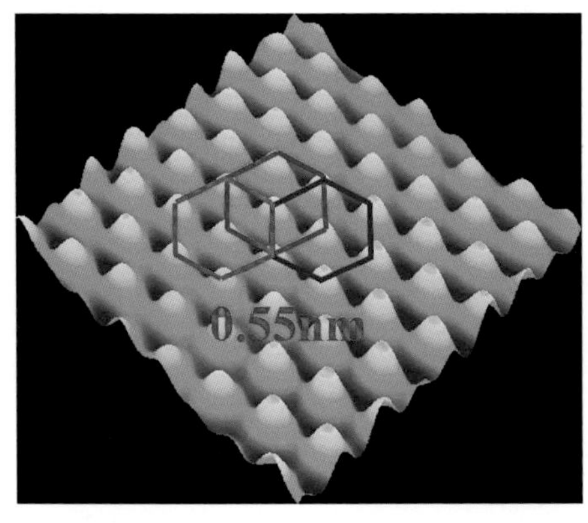

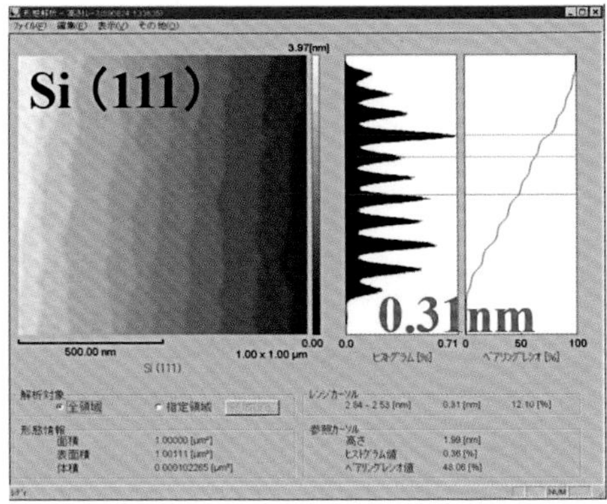

图 3-5-5　原子力显微镜水平和垂直向分辨率

认数据并展示图像。

（3）操作方便简单

1）头部滑动机构。

2）全自动趋近样品，趋近最小步长为 21.4nm，精度高。

（4）设计科学而人性化

1）Z 位移自动调节，降低机械漂移和热漂移的影响。

2）针尖自动保护功能，降低对样品的破坏，增加针尖的寿命。

3）内置凝胶体减震器，增强仪器稳定性和抗干扰能力。

（5）丰富的扫描器系列，满足各类样品的测试需求（图 3-5-6）

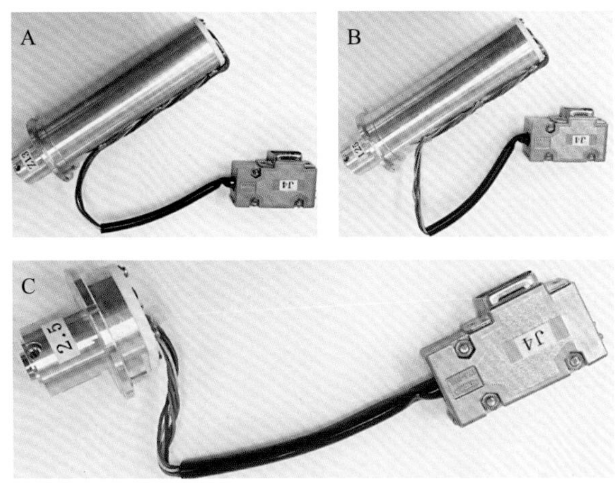

图 3-5-6　不同种类的扫描器

A. 深域扫描器　B. 广域扫描器　C. 狭域扫描器

（6）复杂环境的原位观测，真正意义上的原位（in-situ）、动态地观察微观世界

1）受控气氛下进行 AFM 观察：气氛控制腔是为 SPM-9700 系列专门设计的减震台一体型手套箱式控制腔系统。不只是样品、而且还能控制整个周边环境，因此，可以在受控气氛下（或真空）对样品进行处理，然后直接进行 AFM 观察。可通过大型观察窗和两个手套口在腔内自如地进行操作。AFM 单元可轻松从背面放入和取出，因此，既可作为大气型、又可作为气氛控制型 AFM、真空条件下使用。特别适合厌氧、厌水样品的分析。

应用案例（图 3-5-7）：

对在空气中易潮解的物质，可以选择不同的气氛或是真空条件下测试，如在氩气和真空加热条件下，可以直观地看到碘化钾样本的结构重组。

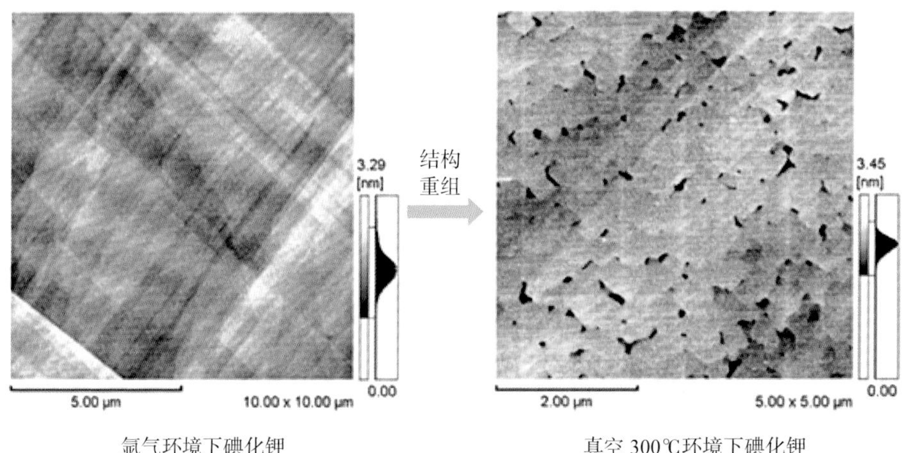

氩气环境下碘化钾　　真空 300℃环境下碘化钾

图 3-5-7　原子力显微镜气氛控制观察

2）不同温度湿度条件下进行 AFM 观察：湿度控制单元可保障在湿度范围 5% ~ 80% 下进行原位测试。温度控制单元可在室温 −300℃下进行测试，可满足对样本在不同温度、湿度下微观结构的原位观察。测试时可将样本放在带加热架的扫描器上，打开温度控制器，设置好参数即可进行观察。

此外，还可以加入冷却单元，使温度达到 −90℃，从而满足样本测试所需低温条件。

应用案例：①高分子材料的环境温度与湿度控制观察（图 3-5-8）：可以观察到温度变化会引起膜平均数纳米的细微的形状变化，温度升高出现均匀隆起，表面膨胀。

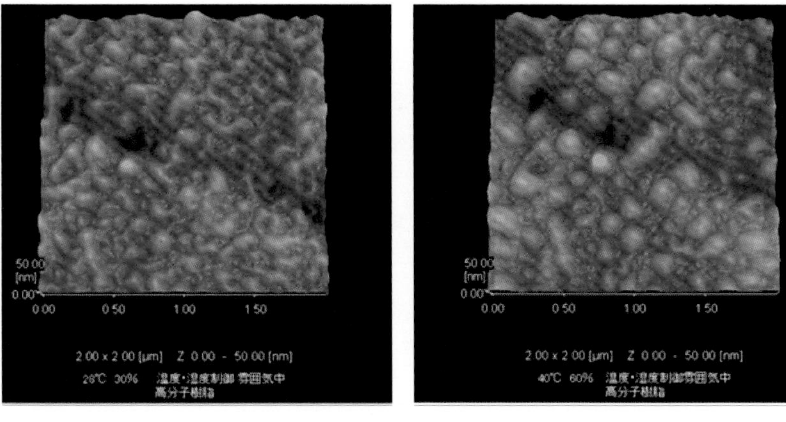

T：28℃　RH：30%　　　　T：40℃　RH：60%

图 3-5-8　在不同环境温度和湿度条件下观察高分子材料样品

②聚合物的加热观察：在相位图上可清晰观察到样品表面因加热而产生的物理特性变化（图 3-5-9）。

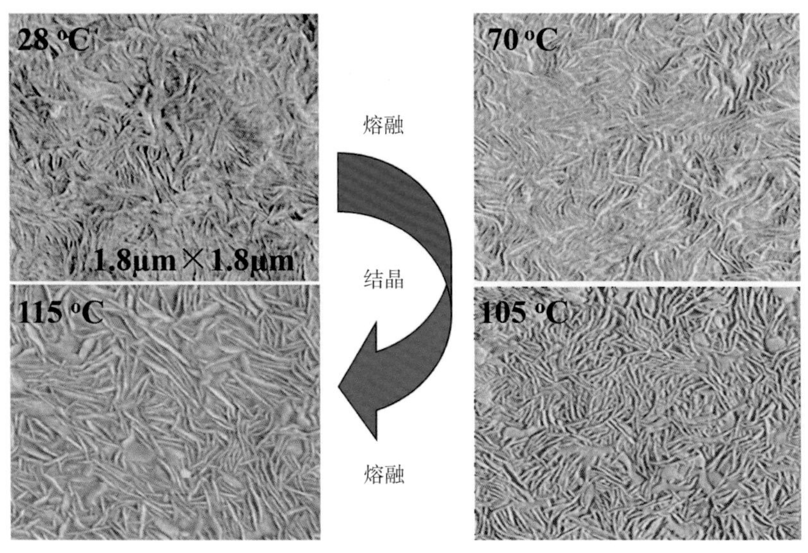

图 3-5-9　利用 AFM 观察聚合物加热后的表面变化

③树脂冷却观察（图 3-5-10）。

3）样品表面吹气条件下进行 AFM 观察：吹扫单元安装在备用口上，可对样品进行微量吹气。

应用案例：

实时观察镍表面与气体反应的情况。对还原后的表面（左）开始吹一氧化碳时，观察到由于羰基络合物的形成产生的形态变化（右）（图 3-5-11）。

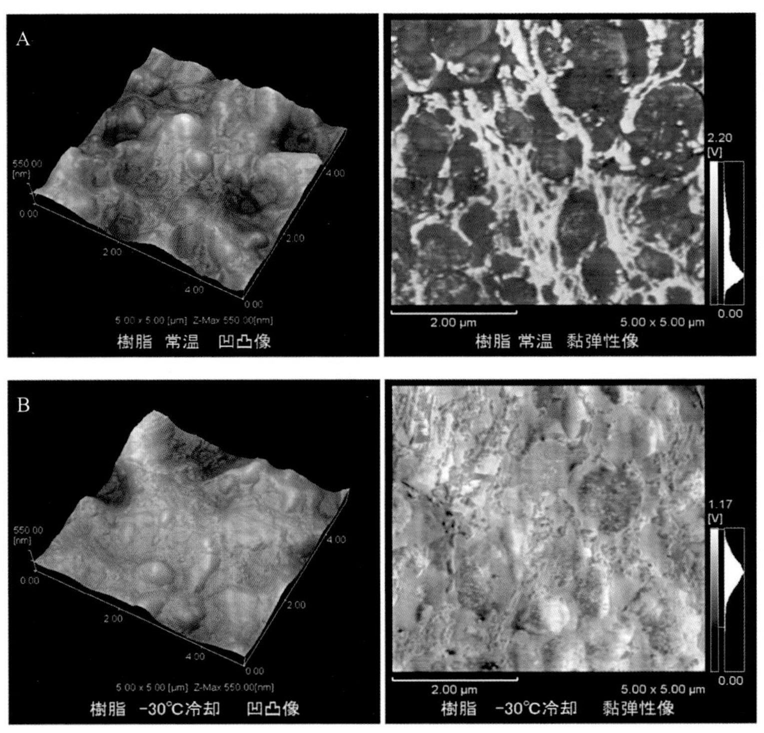

图 3-5-10　利用 AFM 观察树脂冷却前后表面变化

A. 室温，在黏弹性图像中，可以观察到两相分离

B. 冷却至 −30℃，黏弹性的差异基本消失

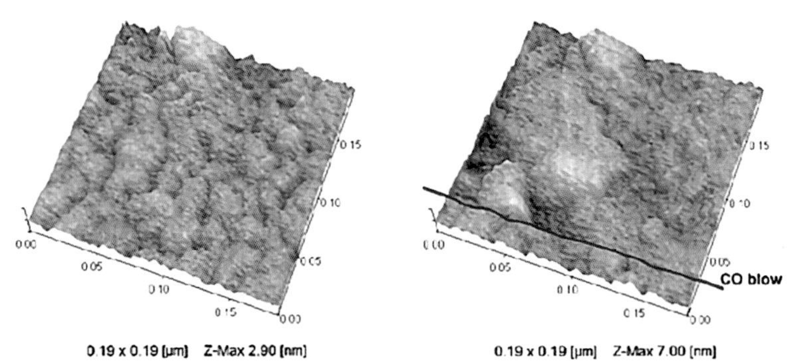

图 3-5-11　镍表面的实时变化观察

二、仪器使用

原子力显微镜系统可分成三个部分：力检测部分、位置检测部分、反馈系统。主要包括光路调整、装载样品、选择工作模式、设置参数、检测扫描、保存图像及图像分析各步骤（图 3-5-12）。

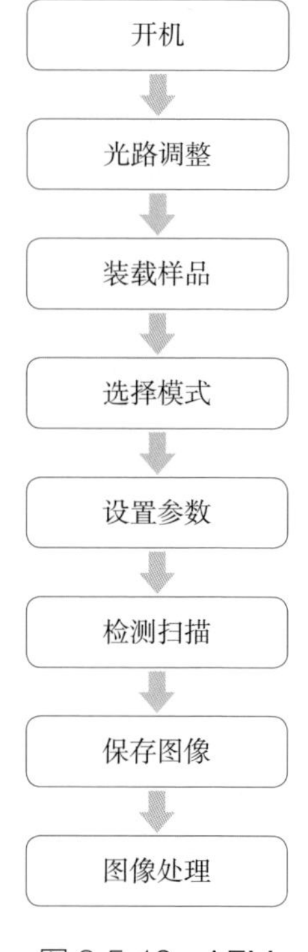

图 3-5-12　AFM 操作流程图

1．样品制备　原子力显微镜研究对象可以是有机固体、聚合物以及生物大分子等，样品的载体选择范围很大，包括云母片、玻璃片、石墨、抛光硅片、二氧化硅和某些生物膜等，其中最常用的是新剥离的云母片，主要原因是其非常平整且容易处理。而抛光硅片最好要用浓硫酸与 30% 过氧化氢的 7 ：3 混合液在 90℃下煮 1h。利用电性能测试时需要导电性能良好的载体，如石墨或镀有金属的基片。

该仪器可扫描的样品类型包括牙齿、细胞、细菌、固体材料、液体材料等。对牙齿样本要先切片保证样本厚度不超过 8mm，直径不超过 20mm，得到平整的上下表面；细胞、细菌先培养至玻片上，尽量使其爬片平整；固体材料大小要不超过 24mm × 8mm，且保证上下表面平整，测试表面不能用肉眼看出粗糙；液体材料一般准备三个浓度梯度，滴在三个云母片上，待液体干燥后进行上机测试。

2．仪器操作

（1）接触模式

1）开机顺序：打开电脑主机电源—打开“SPM control unit”电源—双击桌面“SPM-9700”快捷方式，出现“SPM manager”窗口，在确认 SPM 控制部分的“ready”灯亮后（电源指示灯下方）点击“online”开始，检查显示栏底部是否显示“Standby”（就绪）（图 3-5-13）。

2）光路调整：打开界面右上角的“OM Image”。调节 V 和 H 为 0 左右。移动激光控制旋钮（水平和前后）在 X、Y 平面移动，使激光斑打在悬臂尖端。调节反光镜旋钮，使悬臂尖反射的光斑投射到检测器的上部或者下部（光敏二极管）。仔细调节激光器控制旋钮（水平和前后）使光斑尽可能的亮和圆，形状两边对称。调节反光镜使光斑打在检测器上，至少保证信号显示在面板上，数值显示在 2 以上。然后，调节检测器控制旋钮（垂直方向）至 0 左右（图 3-5-14）。

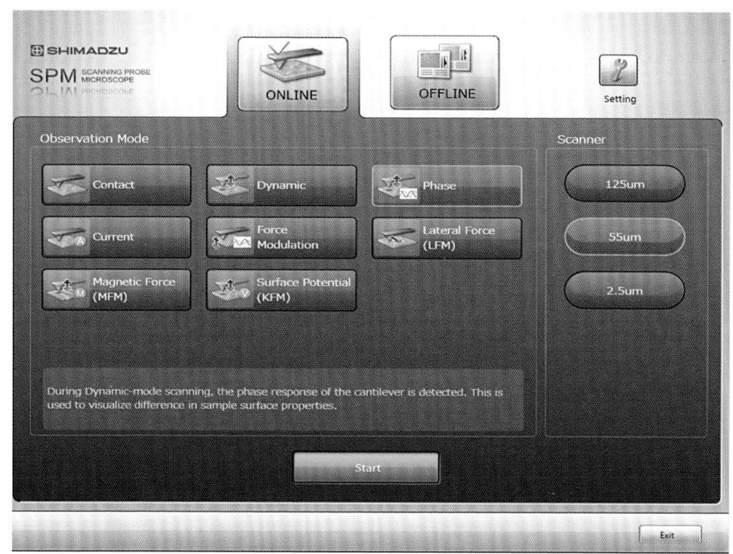

图 3-5-13 设备及软件开启

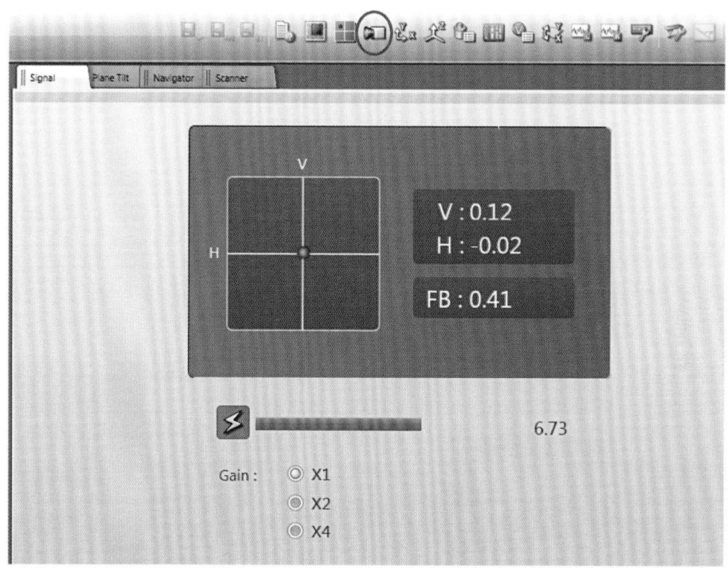

图 3-5-14 调整光路

3）固定样品并安装到检测台：对于未知样品，固定时首先确保固定在样品台中心位置，用双面胶或其他胶固定后尽量水平。样品的最大尺寸不超过 24mm（直径），8mm（高度）。

检查 AFM 头部确认悬臂针尖与样品台之间有足够的空间放样。如果距离不足，点击中下界面中的“Release”按钮使其上升。当距离足够，点击“Stop”（图 3-5-15）。松开头部两侧夹子，稍微抬起头部滑动，使样品台部分露出。把样品放在台上，滑动头部向前到原来位置，锁紧头部。

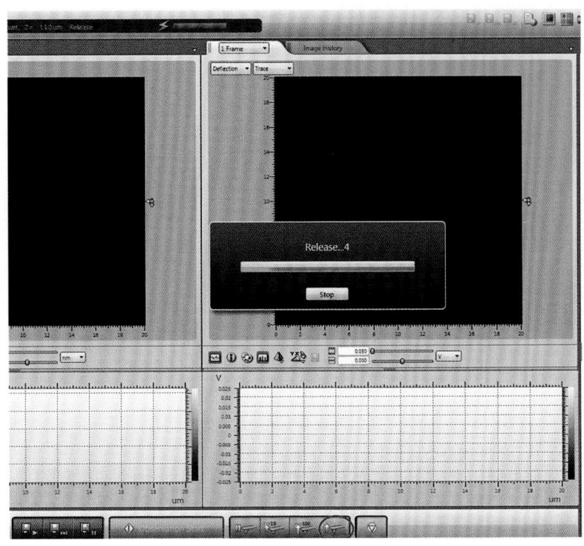

图 3-5-15　利用“Release”按钮调整探针位置，保证足够的样品空间

4）选择扫描模式在“Setting”下拉菜单中选择“Observation Mode”，选中“Contact Mode”，点击“OK”。

5）打开软件设置参数：调节“Operating Point”为 1（图 3-5-16）。

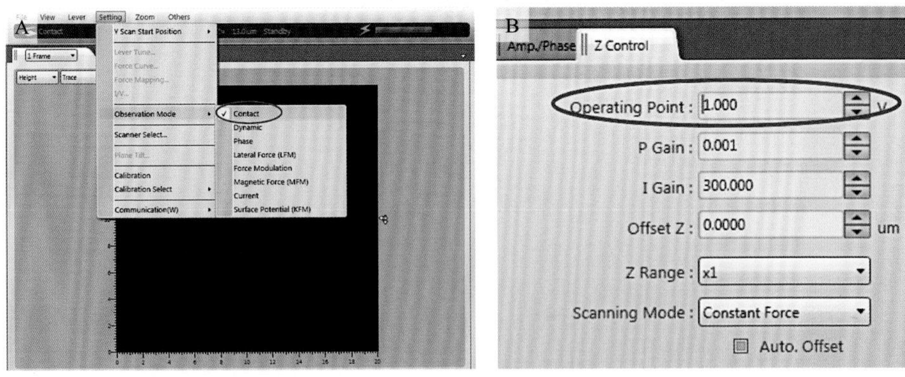

图 3-5-16　软件参数设置

A. 选择 Contact Mode　B. 并设置 Operating Point 为 1

6）检测扫描：点击界面中间的“Observation Start”按钮，探针向下趋近，界面显示“Fast Approach”，结束后，出现“Slow Approach”，通常情况下，在下降 15 步左右趋近完成，如超过 20 步以上还没有完成，则需上升悬臂“Release”，检查光路后重新趋近。

7）保存图像：点击工具栏“File—Save this/Save next”，填写样品说明信息，点击“OK”。

8）图像处理：点击“SPM—Manager”图标的“Offline”按钮，对图像进行抠背景，除噪音处理后，将图像拷贝到各自组别目录下面画图格式文件中或者 PPT 文档中。

（2）动态模式：“Dynamic Mode”（推荐使用“Phase Mode”）。

1）开机顺序：与接触模式相同。

2）光路调整：与接触模式相同。

3）固定样品并安装到检测台：与接触模式相同。

4）选择“Phase Mode”，点击“OK”。

5）调节力曲线：调节好光斑后，需要调节一下力曲线。点击界面右上角菜单中“Level Tue”，振动频率信号调节“Start”，显示出的针头蓝色振动频率信号与红色压电陶瓷率信号交点与蓝色线顶点信号距离不能太远（可调节频率数值），交点位置约占蓝色频率幅度的 90% 左右（如无法正常谐振，需要重新调节光路），点击“OK”（图 3-5-17）。

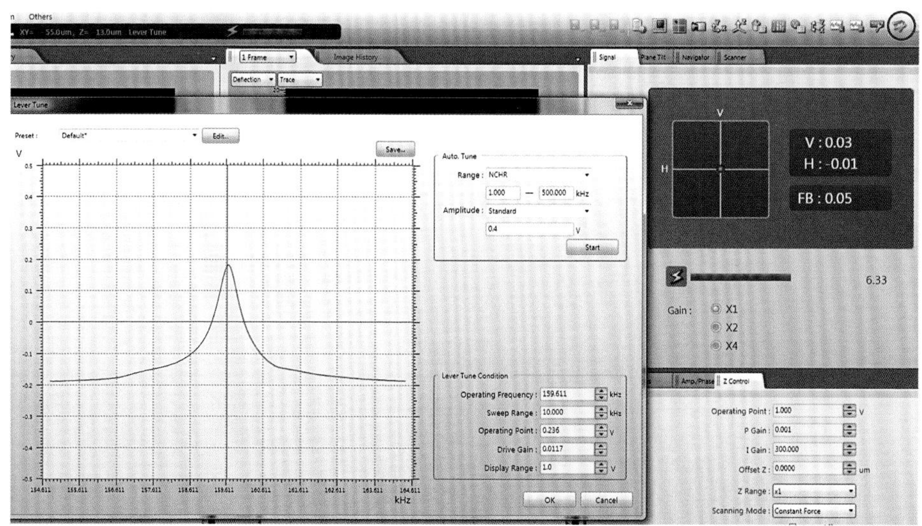

图 3-5-17　调节力曲线

6）检测扫描：同接触模式类似。如果需要检测相位信号，需要点击界面右下角“Phase Condition”进行调节，一般设置为“Asin”在上面，“Acos”在下面，应该分布在0两边。灵敏度不够时，可以调高“Sensitivity”为 ×2 或者更高（图 3-5-18）。

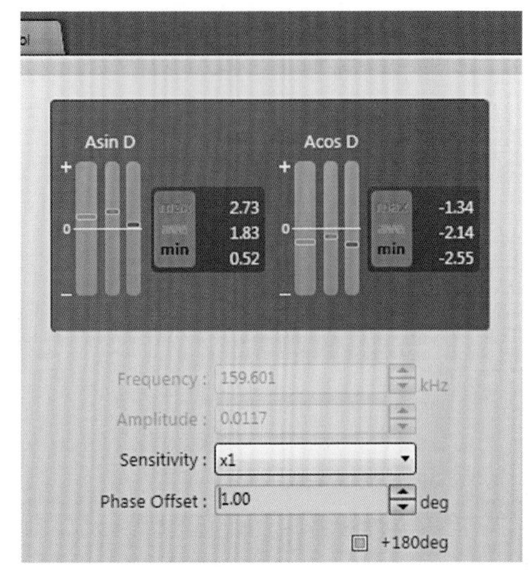

图 3-5-18 图示灵敏度为 ×1，不够时可调整为 ×2 或更高

7）保存图像：与接触模式相同。

8）图像处理：与接触模式相同。

（3）力曲线测试

1）开机顺序：与接触模式相同。

2）光路调整：与接触模式相同。

3）固定样品并安装到检测台：与接触模式相同。

4）选择扫描模式在“Setting”下拉菜单中选择“Observation Mode”，选中“Contact Mode”，点击“OK”。

5）打开软件设置参数：调节“Operating Point”为 1。

6）检测扫描：点击界面中间的“Observation Start”按钮，探针向下趋近，界面显示“Fast Approach”，结束后，出现“Slow Approach”，当仪器开始扫描的时候，点击停止扫描按钮，再点击界面右上角的“Force Mapping”按钮，出现力曲线测试界面。之后点击“Force Curve”，设置“Endpoint”数值，直到出现力曲线数据为止，然后设置“Repeat”数值（图 3-5-19）。

7）保存图像：待图像稳定后，点击“Capture”按钮进行图像采集，根据“Repeat”设置的数值，观察“Remain”，直至为 0。最后点击“File-Save as”，将图像存到指定的文件夹即可（图 3-5-20）。

8）图像处理：点击主机界面上的“Force Curve”按钮，点击“File-Open”，打开要处理的文件夹，全部选中导入图像。鼠标右击选择“Analysis”，将 A，B 箭头移至红线折线处，算出斜率；右击选择“Setting”，要更改数据时都需要在前面的方框中先打钩，根据使用的探针的性质，把“Cantilever Spring Constant”填入，再将算好的斜率输入“Cantilever Deflection”中，更改横纵坐标的表示方法为“Tip-Sample”（nN），“Apply Window”选择“All”，都设置完后，点击“OK”即可。然后再右击选择

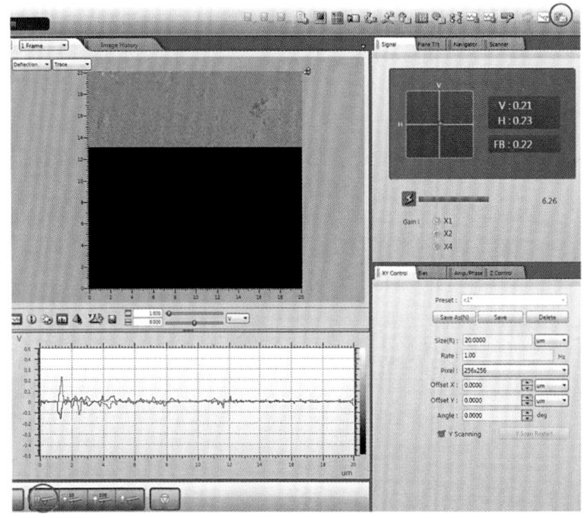

图 3-5-19　停止扫描后点击“Force Mapping”调出力曲线界面，设置“Endpoint”数值

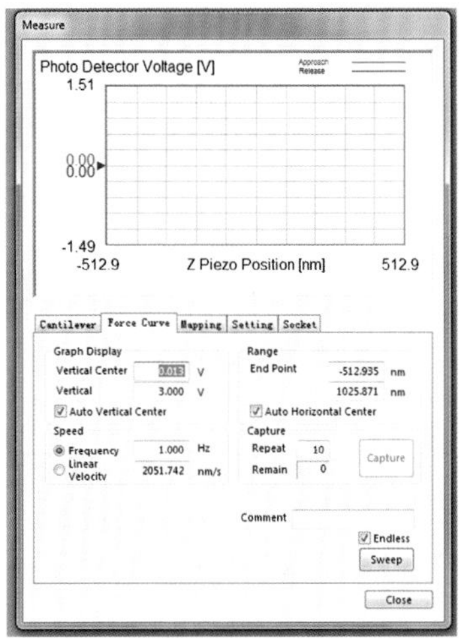

图 3-5-20　保存图像的相关设置

“Analysis”，将 C，D 箭头其中一个移至曲线出现的倒峰顶处，另一个移至水平处，右下角突出 C-D 的数据即是所要的黏附力数据，将其输入 Excel 中即可（图 3-5-21）。

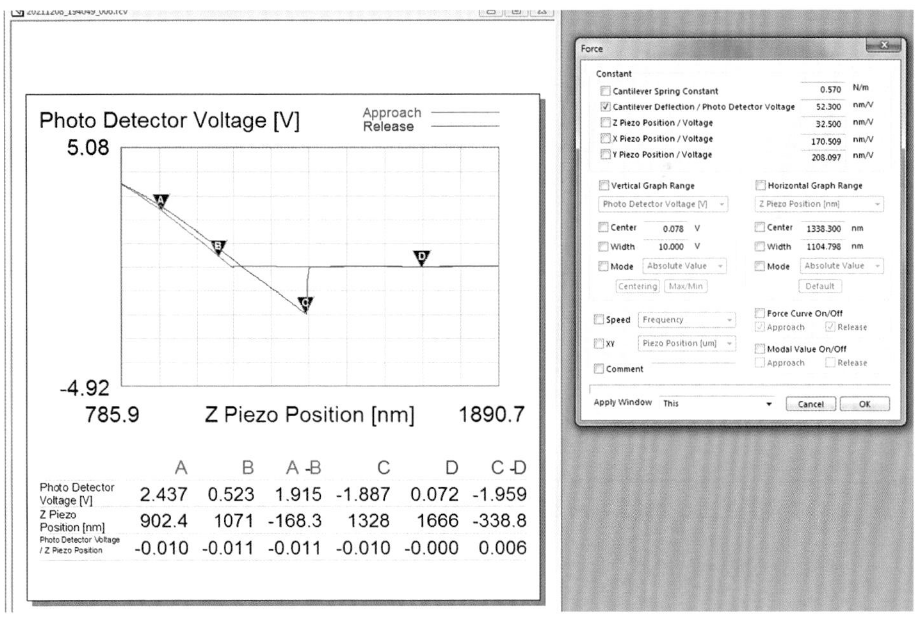

	A	B	A-B	C	D	C-D
Photo Detector Voltage [V]	2.437	0.523	1.915	-1.887	0.072	-1.959
Z Piezo Position [nm]	902.4	1071	-168.3	1328	1666	-338.8
Photo Detector Voltage / Z Piezo Position	-0.010	-0.011	-0.011	-0.010	-0.000	0.006

图 3-5-21　图像分析处理

需要注意：

1．扫描器、针尖干燥保存，避免震动较大。
2．更换针尖轻拿轻放，避免震动导致针尖掉落。
3．悬臂架更换针尖时用酒精棉擦拭沟槽，确保没有杂质嵌入，影响悬臂震动频率。
4．调节激光光路或更换样品时，不要直视激光光源，否则可能损伤眼睛。
5．减震台定期检查，及时补充打气，用水平仪校准。
6．动态模式中，一般不使用力曲线，否则可能损坏针尖。
7．检测样品前应对样品表面的物理性质有所了解，按不同实际情况选择扫描方式和工作模式。
8．不要放过重的试样，试样过重会影响扫描器的动作。固定好后再测定，否则可能产生移位。
9．控制器运行过程中，电脑主机不可关闭。
10．尽量保证仪器室干燥度小于 40%，湿度太高会影响图片质量。

（郝丽英　朱卓立　解晨阳）

第六节　单细胞拉曼光谱技术

拉曼光谱（Raman spectra）是一种散射光谱，印度科学家拉曼（Raman C.V.）首次于 1928 年发现了拉曼散射效应，同年稍后，苏联学者兰斯伯格也独立地发现了这一效应。半个多世纪以来，许多国家的科学家们在不同领域内对拉曼效应及其应用进行了广泛的研究。拉曼光谱分析法是基于拉曼散射效应，对与入射光频率不同的散射光谱进行分析以得到分子振动、转动方面信息，并应用于分子结构研究的一种分析方法。拉曼光谱技术具有操作简便、测定时间短、灵敏度高且不受水干扰的优点，应用范围广。本节以单细胞拉曼光谱（single-cell Raman spectroscopy，SCRS）技术作为代表进行介绍。

一、原理与用途

单细胞拉曼光谱技术是一种简便灵敏的光谱分析新技术，该技术不但能够提供完整活细胞的拉曼光谱，而且还能显示出该细胞的亮场显微图像。从单细胞拉曼光谱能同时获得完整活细胞内 4 种主要生物大分子的结构及其变化的直接证据，包括核酸的磷酸骨架，脱氧核糖（或核糖）和碱基；蛋白质的主、侧链；膜脂脂肪酸碳氢链的反式和扭曲构象以及各种不同构象的碳水化合物等。

单细胞拉曼光谱技术的原理是当激光打到待测样品上的时候，样品分子与光子相互作用时可发生弹性碰撞和非弹性碰撞。在非弹性碰撞过程中，光子与分子之间发生能量交换，光子不仅改变运动方向，同时光子的一部分能量会传递给分子，或者分子的振动和转动能量会传递给光子，从而改变光子的频率，这种散射过程称为拉曼散射过程。单细胞拉曼光谱技术就是基于这种拉曼散射效应获取样品信息的。其原理示意图如图 3-6-1 所示，仪器如图 3-6-2 所示。

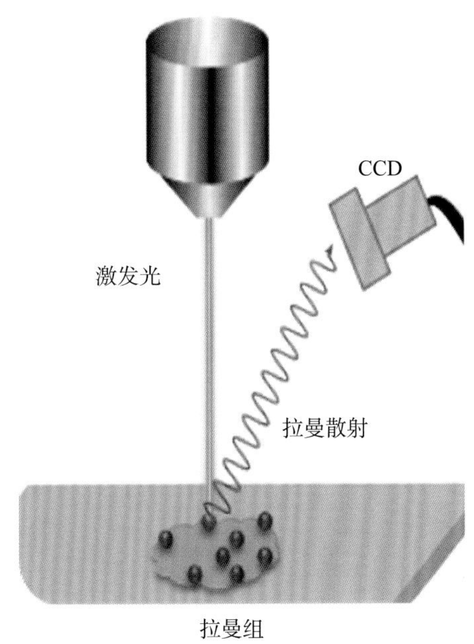

图 3-6-1　单细胞拉曼光谱仪器原理示意图

近年来，该技术在细胞的结构功能、细胞对环境刺激的响应、活体细胞代谢、成像研究以及菌种鉴定和分类等方面取得了迅速的发展。单细胞拉曼光谱技术已经广泛应用于生物学、临床医学、化学以及食品等领域，并继续发挥着越来越大的作用。

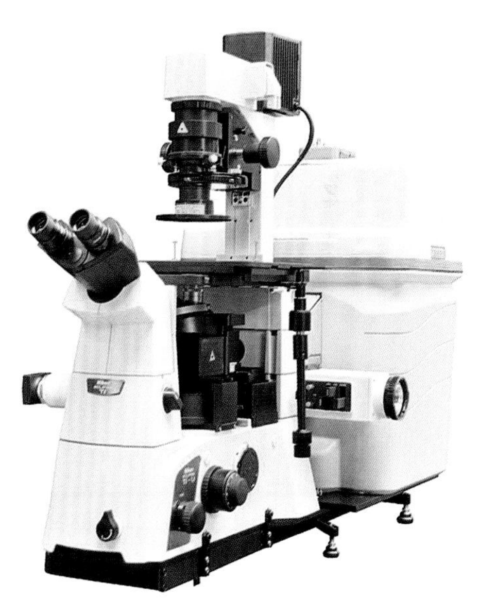

图 3-6-2　单细胞拉曼光谱仪器

单细胞拉曼技术在稳定同位素标记的配合下，对于细胞类型、细胞反应及代谢追踪方面的应用极大地拓展了人们对于细胞的认识以及拉曼光谱对于生物学的影响力。结合单细胞拉曼技术监测细胞对刺激物的反应和耐受方面的研究，为我们研究微生物的耐药性、药物的筛选等领域提供了新的思路和新的方法。其次，由于拉曼光谱技术无损、可原位、不需要标记的特点，为不可培养微生物的研究提供了新的思路，尤其是拉曼成像技术、同位素标记技术在菌群结构、功能微生物方面的研究已经非常广泛。

二、仪器使用

单细胞拉曼光谱技术测定流程（图 3-6-3）中主要涉及样品的输入（进样），由拉曼平台进行控制；然后高通量自动信息采集；最后是结果输出，获得单细胞拉曼光谱数据并分析。单细胞拉曼光谱技术是获取细胞信息的有效方法。

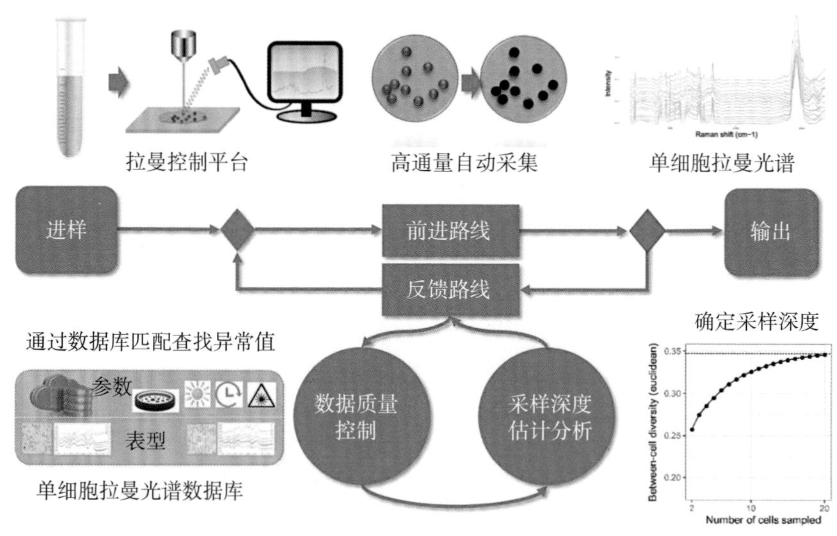

图 3-6-3　单细胞拉曼光谱技术流程图

单细胞拉曼光谱技术仪器使用过程主要包括样本制备与前处理、单细胞拉曼光谱仪设备开机预热、参数设置、光谱采集、拉曼成像、结果保存和数据分析等。

1．样品制备与前处理　单细胞拉曼光谱仪可检测的样品类型包括细菌和真菌等，其检测样品的制备与前处理方法，以大肠埃希菌（*Escherichia coli*，*E. coli*）为例进行介绍。

（1）细菌培养：将 *E. coli* 进行平板划线，于 37 ℃培养 24h，转接活化后按照 5×10^5 CFU/mL 的浓度转接至 5mL 液体培养基中，37℃培养 2 ~ 4h。

（2）样品洗涤：取待检测菌液 1.0mL，于 1.5mL 离心管中进行离心（2 500 × g，2min），去掉上清液，然后加入 500μL ddH_2O 重悬、洗涤，离心（2 500 × g，2min）去掉上清液，重复洗涤三次。

（3）点样：最后再向离心管中加入适量 ddH_2O 重悬做相应的稀释，使细胞终浓度达到约 10^6 CFU/mL。取 1.5μL 稀释液点在 CaF_2 玻片上，于生物安全柜中风干，每个样品做三个平行样。

2. 单细胞拉曼光谱仪操作流程

（1）设备开机预热：为保证仪器检测过程中运行稳定性，测定前需要对仪器进行开机预热 0.5h。具体预热操作步骤如下：

1）开启总电源开关及稳压器开关。

2）依次开启自动平台控制器、电脑等电源。

3）开启激光器开关。

4）打开 LabSpec 6.0 软件。

（2）参数设置：仪器开机预热后，首先进行峰位校准，以单晶硅的一阶峰（520.7cm^{-1}）作为参考峰位来进行校准，然后进行测试参数的设置。参数设置包括：

1）“Acquisition—Acquisition parameters”选项（图 3-6-4）：① Spectro（cm^{-1}）：RTD（实时显示采集）和单窗口采集模式下时使用，输入光栅中心位置后回车，光谱将以设置的值为中心采集一段图谱（取谱范围与激发波长及光栅有关）；② Range：若“Range”右边的方框没有激活，则是单窗口采集模式；激活“Range”右边方框使其呈绿色，然后输入采谱范围，如 100 ~ 4 000；③ Acq.time（s）：单次采谱曝光时间，曝光时间越长，信号越强，但注意避免信号饱和（信号强度需 < 60 000）；④ Accumulation：循环次数，次数越多，测得的光谱越平滑；⑤ RTD time（s）：实时采集曝光时间。

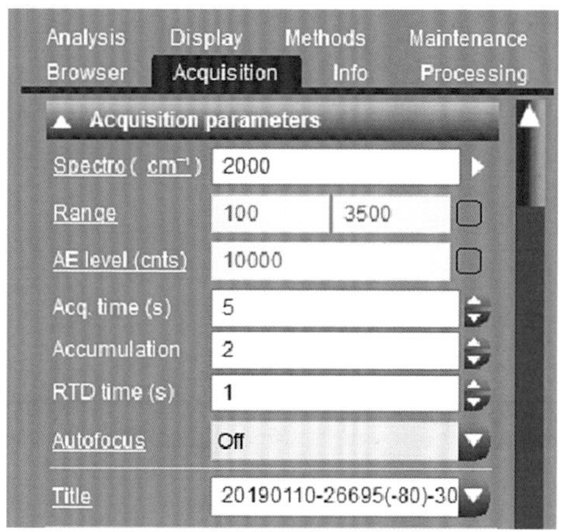

图 3-6-4　“Acquisition—Acquisition parameters”选项参数设置

2）“Acquisition—Acquisition options”选项（图 3-6-5）：① Delay

time：光漂白时间，对具有荧光淬灭的样品，可先用激光照射样品一段时间，以消除荧光对拉曼信号的干扰；② Spike Filter：选择“Multiple accumulations”，并将循环次数设置为2，可以实现自动扣除宇宙射线（注：Mapping时为节省时间，可取消这个功能，通过后续数据处理扣除宇宙射线）；③ ICS correction：强度校准，可见激光器建议将ICS设为“On”，以校准仪器在不同光谱范围的灵敏度。

Analysis
Display
Methods
Maintenance
Browser
Acquisition
Info
Processing
Acquisition parameters
Instant processing
Acquisition options
Delay time (s)
0
Binning
1
Readout mode
Signal
Shutter mode
Auto
Spike filter
Multiple accum.
Denoiser
Off
ICS correction
On
Dark correction
Off

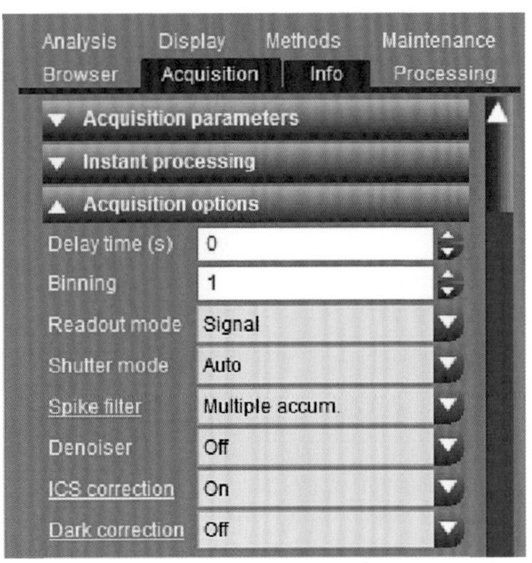

图 3-6-5 “Acquisition—Acquisition options”选项参数设置

3）“Acquisition—Instrument setup”选项（图3-6-6）：① Objective：通常表面光滑的固体样品选用100× 物镜，液体样品选择低倍物镜，如果样品表面粗糙则选择长焦物镜；② Grating：选择合适的光栅，数值越大光谱分辨率越高，可区分更多的细节峰，但信号强度会有所降低，可根据样品信号特征选择合适的刻线数光栅；③ ND Filter：通常可以选择“——”即不衰减到达样品的激光功率，但如果样品对激光敏感或易被灼伤时，可以根据信号的强弱及样品选择适当级别的衰减片（有多档可选，如10%代表激光功率衰减至全功率的10%）；④ Laser：根据样品选择合适的激发波长。如样品有荧光，可选择不同激发波长避开荧光干扰；如需测表面几纳米到几百纳米的膜，可选择紫外激光器；⑤ Slit：一般设为100；如仪器是紫外或近红外系统，则没有Slit选项；⑥ Hole：跟空间分辨率有关，设置为共焦状态时（可见HR系统：200μm；紫外/近红

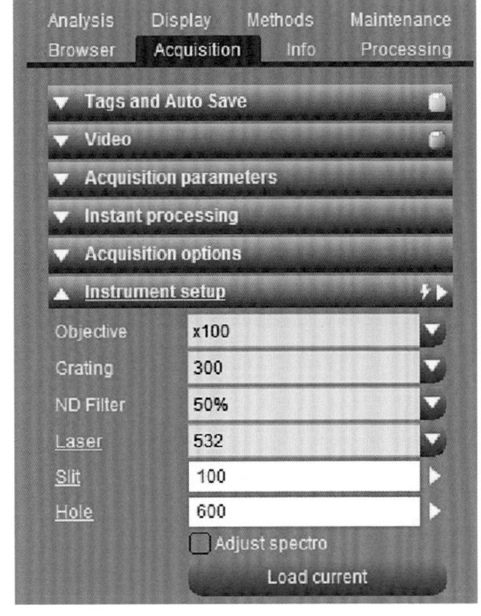

图 3-6-6 “Acquisition—Instrument setup”选项参数设置

外 HR 系统：50μm；XploRA 系统：100μm），空间分辨率越高。若样品比较均匀，不追求空间分辨率，则可以把孔开大（可见 HR 系统：400μm；紫外 / 近红外 HR 系统：200μm；XploRA 系统：300μm）。

（3）光谱采集：参数设置完毕后，将样品 CaF_2 玻片置于显微工作台上，在拉曼显微镜下观察样品，将激光点定位聚焦到待测细菌细胞，然后进行拉曼图谱采集。激光波长为 532nm，样品上激光强度约为 10mW，拉曼图谱采集时间为 10s。每个样品设有 3 个生物学平行，每个平行在每个时间点采集约 50 个细胞的图谱。具体操作步骤如下：

1）先采用低倍物寻找菌斑视野，如 10× 物镜，使用粗准焦螺旋调至样品聚焦视野清楚（低倍物镜视野范围广，便于寻找样品）。

2）根据需要切换到高倍物镜，如 50× 物镜或 100× 物镜，使用细准焦螺旋微调至视野清晰即可。

3）点击“实时显示采集”图标进行光谱采集，聚焦直至强度到达最大值，即可获得拉曼图谱。单细胞拉曼图谱指纹区如图 3-6-7 所示。

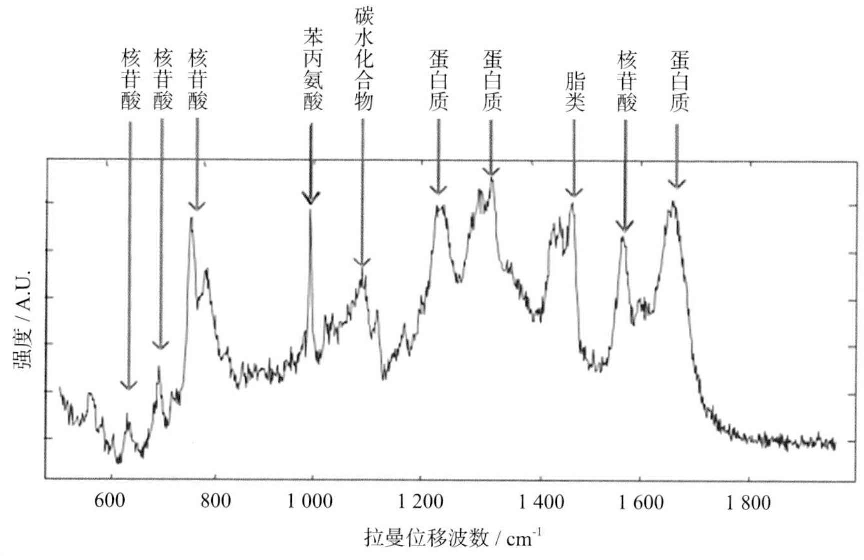

图 3-6-7　单细胞拉曼图谱指纹区

（4）拉曼成像：拉曼成像包括 XY 面成像、XZ 和 YZ 切面成像、XYZ 三维体成像、Z 轴（深度）成像、温度成像、时间成像等。除温度成像和时间成像不需要自动平台之外，其他几个均需要自动平台或 DuoScan 功能。以 XY 面成像为例进行简单介绍。具体操作如下：

1）点击“Video”按钮，选择合适的物镜，聚焦样品。

2）在“Acquisition—Map”下面，勾选X、Y行的选框，在“From”和“To”方框里输入待分析的位置。

3）在“Acquisition—Map”的“Step”里设置步长，在“Acquisition”里设置采集参数。

4）点击“Start Map Acquisition”按钮开始快速拉曼成像，成像结果如图3-6-8所示。

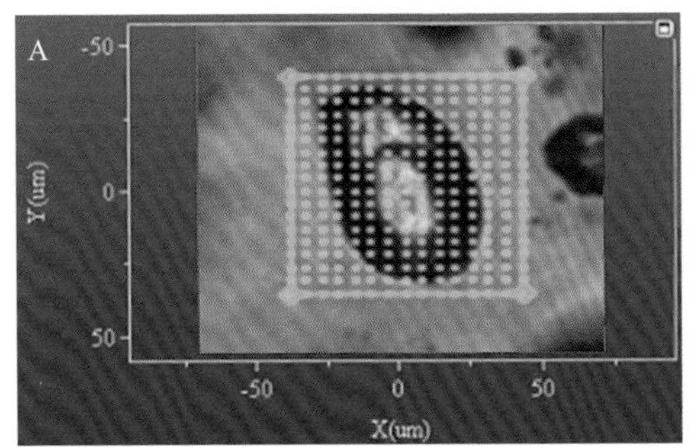

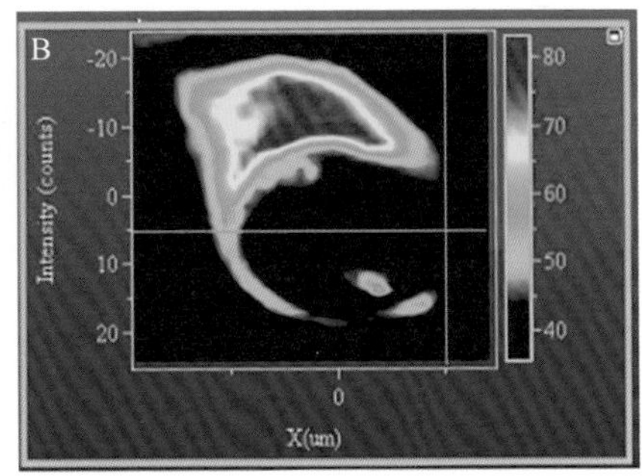

图3-6-8 单细胞拉曼成像

A. 显微图像 B. 成像图像

（5）结果保存：拉曼数据结果的保存有如下三种方式：

1）保存原始数据：光谱采集完成后，激活“Spectra”窗口保存光谱：点击“Save”图标，光谱最好保存为“.l6s”的格式，方便以后在“Info”里查看谱图采集信息。图谱批量保存方法：鼠标右击“Save”图标，选择“Batch export”，选择“Ls5 format”，即可批量保存。另外，如需到其他软件中打开光谱数据，可将光谱数据结果保存为“.ngs”或“.txt”的格式。如果有必要，激活“Video”窗口保存显微图像：点击“Save”保存图标，显微图像可保存为“.l6v”的格式。

2）将数据处理结果拷贝至Word或PPT：激活需要保存的窗口（可以是光谱窗口、显微图像窗口，也可以是Mapping图像结果），右键点击“Copy”，选中“Picture”，点击拷贝图标，将结果粘贴到Word或PPT文档即可，如图3-6-9所示。

3）将数据保存为图片格式：激活需要保存的窗口，右键点击“Copy”，选中“Picture”，在“Picture”下拉菜单中修改“Size”和“Text”调整图片的像素和坐标字体大小，然后点击“Copy to File”，在弹出的窗口中选择图片格式（如wmf、jpg或bmp）。

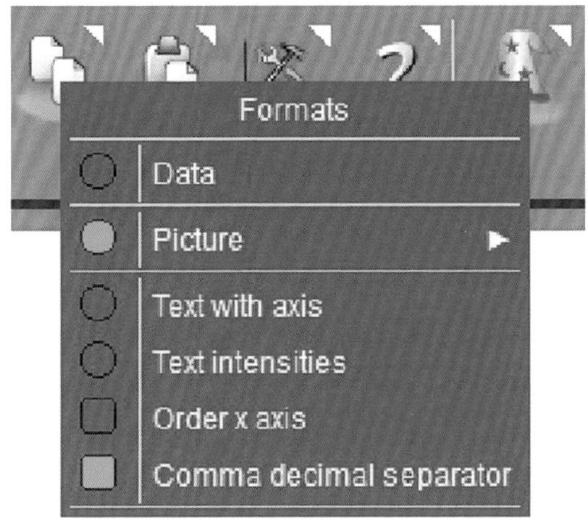

图 3-6-9 结果保存

三、数据分析

1. 数据预处理 采集到的细胞拉曼图谱采用 LabSpec 5.0 软件进行拉曼图谱预处理，例如背景去除、基准线归一化和最大值 Max 标准化处理等，并通过归一化图谱评估，完成拉曼图谱的预处理。

2. 数据分析

（1）生物问题导向的数据分析：

1）单细胞拉曼图谱与生物性状间的关联分析：针对单细胞拉曼图谱的聚类分析，主要包括有监督和非监督聚类方法。非监督方法包括 PCA、PCoA 等，可以直观地展示数据中的生物学（或技术）来源的变异，初步考察研究结果的可靠性。有监督的聚类方法包括 PLS-DA、OPLS-DA 等，目前应用广泛的一系列机器学习算法也属于这一类，如 KNN、随机森林、支持向量机等。

2）拉曼图谱特征峰的提取：当检测到数据中的生物学差异时，下一步应该是找到可靠的拉曼特征峰作为该生物学性状的拉曼标记物。这一过程主要通过基于不同类型单细胞拉曼图谱进行有监督聚类或者回归分析，提取在分析中贡献最大的拉曼峰。同时，利用拉曼光谱分析的先验经验，检验出来的单细胞拉曼特征峰的合理性，从而优化特征峰选取的完整性和准确性。

（2）大数据导向的数据分析：根据目前已经建立的单细胞表现型数据库系统 QSpec-DB（包括单细胞表现型数据库系统和搜索引擎），可以实现从单一研究到公开数据中多个研究数据的关联分析和大数据搜索。QSpec 将获取到的细胞信息自动存入数据库中，包括光谱数据、图像、细胞位置、采集时间、细胞种类、温湿度情况、细胞培养条件等，目前数据库系统已存储了十多种不同来源的二十多万条单细胞的图像和拉曼图谱，为实现拉曼图谱分析共享平台奠定了坚实的基础。数据分析流程如图 3-6-10 所示。

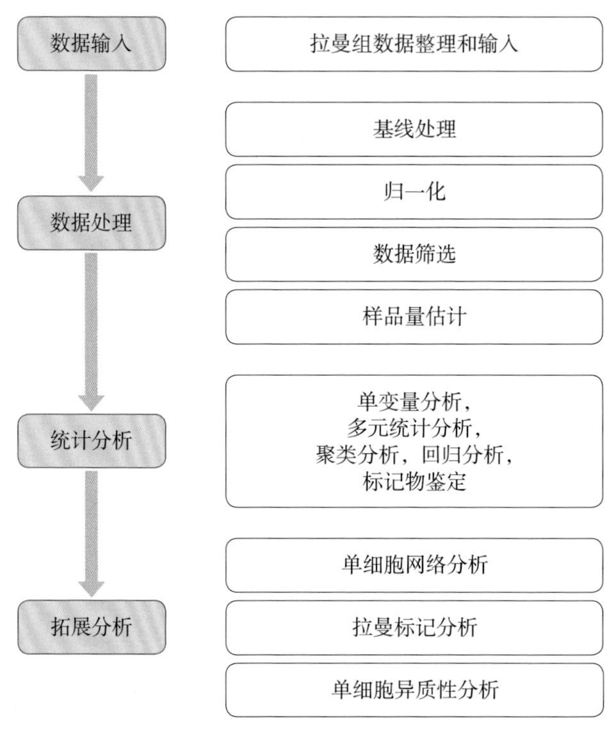

图 3-6-10　数据分析流程图

四、质量控制

为保证单细胞拉曼检测过程中图谱的准确性和稳定性，务必确保在每次测定之前对峰位进行校准。峰位校准以单晶硅的一阶峰（520.7cm^{-1}）作为参考峰位来进行。该校准过程是针对单个衍射光栅进行的，因此必须对需要使用的每块光栅分别进行该校准过程（如果当天只需用到一块光栅，则只校准待使用的光栅即可）。软件能够记住每一个衍射光栅的校准参数。在进行校准之前，确保用于校正的激光器已打开，并且最少预热 0.5h，使激光器达到稳定状态。

需要注意：

1．防尘　装修材料中不能含有挥发性物质，以免影响光谱仪的光学系统。要求防尘效果好（空调房间，最好有换气）。
2．温度、湿度　由于拉曼光谱仪的稳定性对于温度和湿度较为敏感，实验室应维持在 24 ~ 26℃（需要每天 24h 且常年维持）；相对湿度最好维持在 40% 以下，最大不得超过 75%（需要配备除湿机，每天 24h 且常年维持）。
3．暗室　为方便做弱信号样品，房间应具备一般水平暗室功能（如遮光窗帘），仪器工作时，需关闭日光灯，可以用白炽灯（如台灯）照明。
4．震动　如果所在建筑受外界震动源的影响，则必须考虑减震措施。
5．其他　当天不再使用仪器时，请关闭激光器和日光灯，无须关闭 CCD 等其他电源。请不要倚靠仪器，以免影响仪器的稳定性。

（黄适　朱鹏飞　代娅婕）

第四章

电子显微镜成像技术

电子显微镜是使用加速电子束作为照明源的显微镜。由于电子的波长可以是可见光波长的 1/100 000，电子显微镜比光学显微镜具有更高的分辨率，并且可以揭示较小物体的结构。电子显微镜具有类似于光学显微镜的玻璃透镜的电子光学透镜系统，用于研究各种生物和无机样本的超微结构，包括微生物，细胞，大分子，活检样本，金属和晶体。在工业上，电子显微镜通常用于质量控制和故障分析。现代电子显微镜使用专门的数码相机和图像采集器生成电子显微照片以捕获图像。

第一节　扫描电子显微镜成像技术

扫描电子显微镜（scanning electron microscopy，SEM）是 1965 年发明的较现代的细胞生物学研究工具，本节将详细介绍其工作原理、技术特点及具体操作。

一、原理与用途

扫描电子显微镜主要是利用二次电子信号成像来观察样品的表面形态，即用极狭窄的电子束去扫描样品，通过电子束与样品的相互作用产生各种效应，其中主要是样品的二次电子发射。二次电子能够产生样品表面放大的形貌像，这个像是在样品被扫描时按时序建立起来的，即使用逐点成像的方法获得放大像（图 4-1-1）。

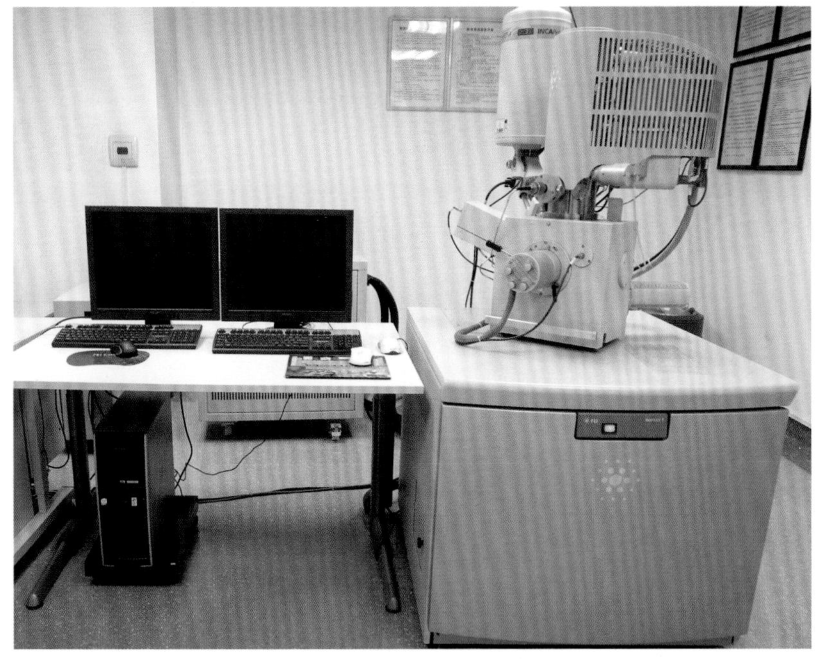

图 4-1-1　扫描电子显微镜

扫描电镜从原理上讲就是利用聚焦得非常细的高能电子束在试样上扫描，激发出各种物理信息（图4-1-2）。通过对这些信息的接收、放大和显示成像，获得测试试样表面形貌的观察。当一束极细的高能入射电子轰击扫描样品表面时，被激发的区域将产生二次电子，俄歇电子，特征X线和连续谱X线，背散射电子，透射电子，以及在可见光、紫外光、红外光区域产生的电磁辐射。同时可产生电子-空穴对、晶格振动（声子）、电子振荡（等离子体）。

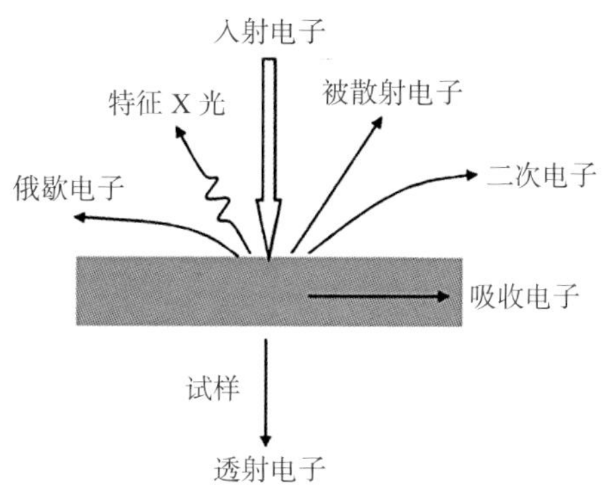

图 4-1-2　扫描电镜基本原理

其中，二次电子成像在扫描电镜中应用最广泛，分辨本领最高。由电子枪发射的电子束最高可达 30keV，经会聚透镜、物镜缩小和聚焦，在样品表面形成一个具有一定能量、强度、斑点直径的电子束。在扫描线圈的磁场作用下，入射电子束在样品表面上按照一定的空间和时间顺序做光栅式逐点扫描。由于入射电子与样品之间的相互作用，将从样品中激发出二次电子。由于二次电子收集极的作用，可将各个方向发射的二级电子汇集起来，再将加速极加速射到闪烁体上，转变成光信号，经过光导管到达光电倍增管，使光信号再转变成电信号。这个电信号经视频放大器放大并输送至显像管的栅极，调节显像管的亮度。从而在荧光屏上呈现一幅亮暗程度不同的、反映样品表面形貌的二次电子像。

扫描电子显微镜应用广泛，如临床医学、口腔医学、生命科学/生物学、材料学、半导体物理学、电化学等多个学科，尤其对于新型陶瓷材料的显微分析有重大意义。

二、仪器技术参数

1. 设备主要构成　扫描电子显微镜的主要构成如图 4-1-3 所示，主要分为以下几个系统：

（1）电子光学系统：电子枪，电磁透镜，扫描线圈，样品室。

（2）扫描系统：扫描信号发生器，扫描放大控制器，扫描偏转线圈。

（3）信号收集系统：扫描控制器，反馈控制器，数据采集控制器。

（4）图像显示和记录系统：常用数字化计算机系统。

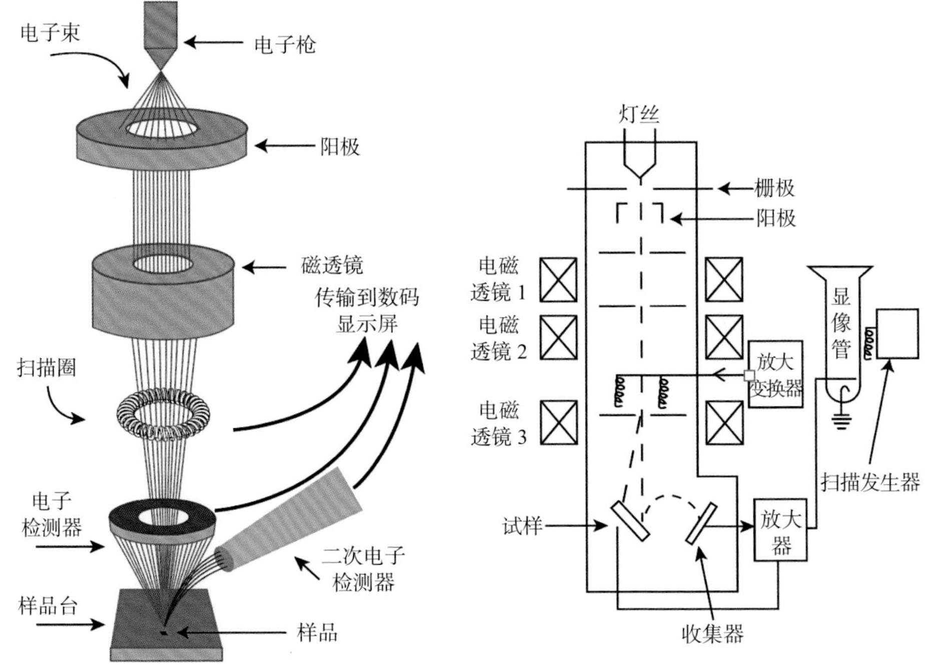

图 4-1-3　扫描电镜仪器构成

（5）真空系统：常用机械真空泵，扩散泵，涡轮分子泵。

（6）信号收集系统：高压发生装置，高压油箱。

2．各部分规格

（1）电子光学系统：这部分主要由电子枪、电磁透镜、扫描线圈、样品室组成。电子枪提供一个稳定的电子源，形成电子束，一般使用钨丝阴极电子枪，用直径约为 0.1mm 的钨丝，弯成发夹形，形成半径约为 100μm 的 V 形尖端。当灯丝电流通过时，灯丝被加热，达到工作温度后便发射电子，在阴极和阳极间加有高压，这些电子则向阳极加速运动，形成电子束。电子束在高压电场作用下，被加速通过阳极轴心孔进入电磁透镜系统。该系统由聚光镜和物镜组成，其作用是依靠透镜的电磁场与运动电子相互作用使电子束聚焦，将电子枪发射的电子束由 10 ~ 50μm 压缩成 5 ~ 20nm，缩小到约 1/10 000。聚光镜可以改变入射到样品上电子束流的大小，物镜决定电子束束斑的直径。

扫描线圈的作用是使电子束偏转，并在样品表面作有规则的扫动，电子束在样品上的扫描动作和显像管上的扫描动作保持严格同步，因为它们是由同一扫描发生器控制的。

电子束在样品上扫描的面积，由扫描线圈产生的激励磁场控制，可以连续调节，所以扫描电镜的放大倍率是可以连续调节的。

（2）扫描系统：扫描系统主要包括扫描发生器、扫描线圈和放大倍率变换器，扫描发生器由 X 扫描发生器和 Y 扫描发生器组成，产生的不同频率的锯齿波信号被同步送入镜筒中的扫描线圈和显示系统 CRT 中的扫描线圈上。镜筒的扫描线圈分上、下双偏转扫描装置，其作用是使电子束正好落在物镜光阑孔中心，并在样品上进行光栅扫描。

（3）图像显示和记录系统：把信号检测系统输出的调制信号，转化为在阴极射线管荧光屏上显示的扫描图像，观察和照相记录。随着数字化技术的引入，扫描电子显微镜也使用数字化计算机、使用特定软件进行图像显示及记录。图像信号处理技术对于某些样品，如平滑样品表面的较微弱的信息或低质量的信息予以强调，可改变图像的可见度，明显提高电镜的分辨率。

（4）真空系统：真空系统主要包括真空泵和真空柱两部分。真空柱是一个密封的柱形容器。真空泵用来在真空柱内产生真空，可分为机械泵、油扩散泵以及涡轮分子泵三大类，机械泵加油扩散泵的组合可以满足配置钨灯丝枪的扫描电镜的真空要求，但对于装置了场致发射枪或六硼化镧及六硼化铈枪的扫描电镜，则需要机械泵加涡轮分子泵的组合。成像系统和电子束系统均内置在真空柱中。真空柱底端为样品室，用来放置样品。

（5）信号收集系统：为保证扫描电子显微镜电子光学系统的正常工作，扫描电镜采用一个机械泵和一个油扩散泵。电子经过一系列电磁透镜成束后，打到样品上与样品相互作用，会产生二次电子、背散射电子、俄歇电子以及 X 线等一系列信号，因此需要不同的探测器譬如二次电子探测器、X 线能谱分析仪等来区分这些信号以获得所需要的信息。

三、技术特点

1. 便捷的可用性　人体与其进行交互式工作流程控制。简单易学，大大减少了培训成本，即便是新手在几分钟内也能够捕捉令人惊叹的图像。用户界面还支持需要自动化工作流程以执行可重复检查任务的工业操作员使用。

2. 优异的图像质量　扫描电子显微镜对未经处理和没有导电涂层的样品获取高质量的数据。不断发展的扫描电子显微镜还允许样品保留其原始状态，维持含水和重污染样品的数据质量。此外当成像和微量分析面临挑战时，选用 LaB6 灯丝则能够给予更好的分辨率、对比度和信噪比。

3. 能够与其他设备相关联　数字化技术的发展允许扫描电子显微镜完

成与其他设备的关联，使其作为半自动、多模式工作流程的一部分，通过重新定位感兴趣区域，并以多种方式收集数据，形成信息的完整性。将光学和电子显微镜图像合并起来进行材料表征或零件检验，或进行关联颗粒度分析。

4．高分辨率立体图像　仪器分辨率较高，通过二次电子像能够观察试样表面 6nm 左右的细节，采用 LaB6 电子枪，可以进一步提高到 3nm。仪器放大倍数变化范围大，且能连续可调。观察样品的景深大，视场大，图像富有立体感，可直接观察起伏较大的粗糙表面和试样凹凸不平的金属断口像等，使人具有亲临微观世界现场之感。

5．样品制作简单　将块状或粉末状的样品稍加处理或不处理，就可直接放到扫描电镜中进行观察，因而更接近于物质的自然状态。

6．图像参数可调　可以通过电子学方法有效地控制和改善图像质量，如亮度及反差自动保持，试样倾斜角度校正，图像旋转，或通过 Y 调制改善图像反差的宽容度，以及图像各部分亮暗。采用双放大倍数装置或图像选择器，可在荧光屏上同时观察放大倍数不同的图像。

7．可进行综合分析　装上波长色散 X 线谱仪（WDX）或能量色散 X 线谱仪（EDX），使其具有电子探针的功能，也能检测样品发出的反射电子、X 线、阴极荧光、透射电子、俄歇电子等。把扫描电镜扩大应用到各种显微的和微区的分析方式，显示出了扫描电镜的多功能。另外，还可以在观察形貌图像的同时，对样品任选微区进行分析；装上半导体试样座附件，通过电动势象放大器可以直接观察晶体管或集成电路中的 PN 结和微观缺陷。由于不少扫描电镜电子探针实现了电子计算机自动和半自动控制，因而大大提高了定量分析的速度。

四、仪器使用

1．样品制备　该仪器可扫描的样品类型为导电固体，样品可以是块状或粉末状。不导电的样品，要先进行镀膜处理，在材料表面镀一层导电膜。样品大小要适合仪器专用样品座的尺寸，小的一般为 0 ~ 35mm，大的一般为 30 ~ 50mm，高度要求小于 10mm 左右。样品应具有良好的导电性能，不导电样品的表面一般需要蒸涂一层金属导电膜。观察方式不同，制样方法有明显区别。制样方法根据样品的大小及状态可分为以下几种：

（1）块状试样制备：块状试样又分为导电性材料和非导电性材料。

1）导电性材料：导电性材料主要是指金属，一些矿物和半导体材料也具有一定的导电性。这类材料的试样制备最为简单。只要保证试样大小不超过仪器规定，然后用双面胶带粘在载物盘，再用导电银浆连通试样与载物盘，等银浆干后（一般用台灯近距离照射 10min，如果银浆没干透的话，在蒸金抽真空时会不断挥发出气体，使得抽真空过程变慢）放到扫描电镜中直接进行观察。

2）非导电性材料：非导电性的块状材料试样的制备基本同导电性样品，但是要注意的是在涂导电银浆的时候一定要从载物盘一直连到块状材料试样的上表面，因为观察时电子束是直接照射在试样的上表面的。

（2）粉末状试样的制备：首先在载物盘上粘上双面胶带，然后取少量粉末试样在胶带上靠近载物盘的圆心部位，然后用洗耳球朝载物盘径向向外轻吹，以使粉末可以均匀分布在胶带上，也可以把粘接不牢的粉末吹走，以免污染镜体。然后在胶带边缘涂上导电银浆以连接样品与载物盘，等银浆干后进行最后的蒸金处理。（注意：无论是导电还是不导电的粉末试样都必须进行蒸金处理，因为试样即使导电，但是在粉末状态下颗粒间紧密接触的概率是很小的，除非采用价格较昂贵的碳导电双面胶带）。

（3）溶液试样的制备：对于溶液试样我们一般采用薄铜片作为载体。首先，在载物盘上粘上双面胶带，然后粘上干净的薄铜片，然后把溶液小心滴在铜片上，待干后观察析出来的样品量是否足够，如果不够再滴一次，等再次干后涂导电银浆和蒸金。

2. 仪器操作

（1）开机顺序：接通电源——按红色按钮——按黄色按钮——1min 后按绿色按钮——双击“SmartSEM”并登录（图 4-1-4）。

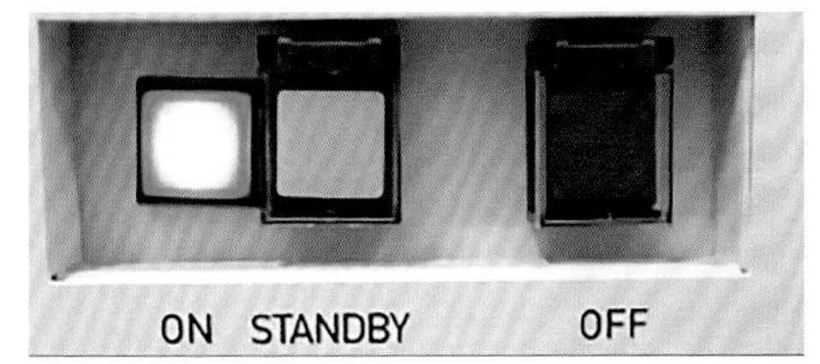

图 4-1-4　仪器开关

（2）放置样品

1）从样品仓放入样品：①键盘点击“Ctrl+G”，打开扫描电镜控制窗口（SEM Control）。该窗口包括六个控制版面电子枪（Gun）、探测器（Detector）、光阑（Aperture）、真空（Vacuum）、样品台（Stage）。②选中“Vacuum”版面，点击“Vent”对样品室通入氮气（点击“Vent”前确保 EHT 已经关掉）（图 4-1-5）。③等待几分钟后，打开样品仓，放入样品，样品台卡在燕尾槽中，确认样品台卡紧即可（图 4-1-6）。

2）用“Airlock”放置样品：①确认“Stage”已经处于“Exchange”位置：在“Smart SEM”的菜单栏依次选择“Stage——Store/Recal——Sexchange”。②点击“Airlock”面板上的“Vent”按钮，卸掉交换室中的真空，将样品台

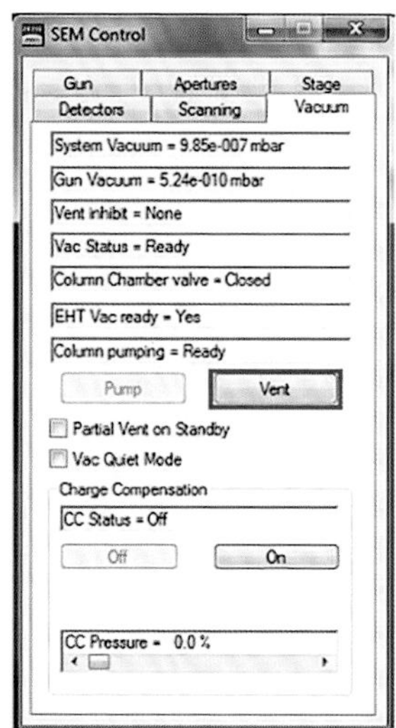

图 4-1-5　Vacuum 版面

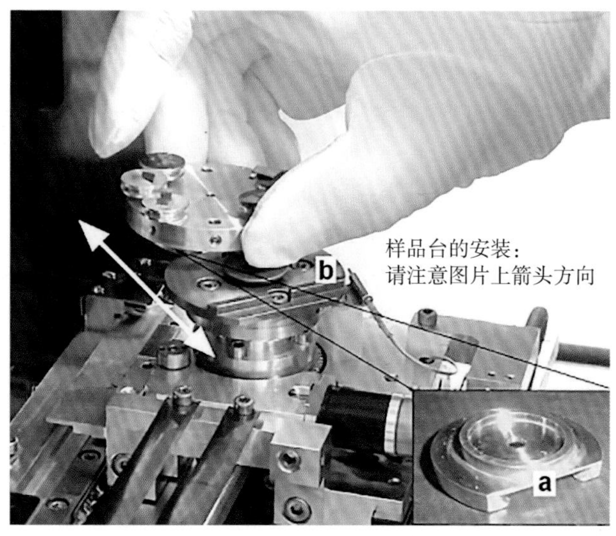

图 4-1-6　放置样品

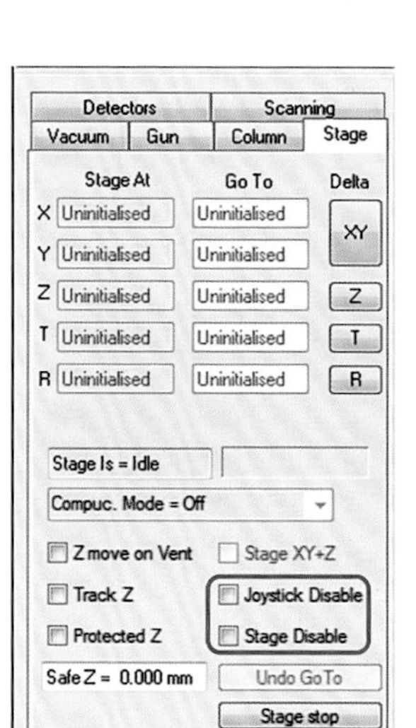

图 4-1-7　样品-物镜工作距离控制版面

卡在交换室的燕尾槽中，用样品传输杆拧紧样品台。③点击“Transfer”按钮（抽真空时手推紧一下舱门），抽真空后隔离舱门打开，样品传输杆伸入样品仓内，将样品台卡在样品基座上的燕尾槽中，旋松螺丝后将样品传输杆拉出来。④点击“Airlock”面板上的“Store”按钮，关闭舱门。

（3）观察样品

1）移动样品台，调节样品和物镜之间的工作距离：如果已经勾选了“Joystick Disable”，在“Stage”中取消“Joystick Disable”选项（图 4-1-7）。

2）切换到 CCD 观察模式。

3）通过样品台控制器将样品移到合适的位置：2 号操纵杆上下移动，控制样品台的上下移动；2 号操纵杆左右移动，控制样品台的左右倾斜；1 号操纵杆上下左右移动，控制样品台前后左右（X & Y axis）移动；旋拧 1 号操纵杆，控制样品台顺时针或逆时针旋转；按 3 号按钮，样品台紧急停止。

（4）选择合适的 ETH、光阑和探头：①选择加速电压（EHT），设置“SEM Control”：“Gun”面板，在“EHT Target”中输入设定的加速电压数值，在“Beam State”的下拉菜单中选择“EHT on”（图 4-1-8）。②选择合适的光阑，设置“SEM Control”:“Aperture”面板，在“Aperture Size”的下拉菜单中选择合适的光阑（一般 30μm 光阑即可，采集能谱信号需要 60μm 或 120μm 的大光阑）。光阑选择后勾上“Focus Wobble”，“Wobble Amplitude”调整为 50% 左右，选择“Aperture Align”中调节光阑，调至图像不再移动或原地闪动即可，再勾掉“Focus Wobbe”（在放大倍数不是很大的情况下，Wobble 可以不用调节，如果放大倍数一万倍以上，Wobble 必须需要调节）。③选择合适的探头，二次电子探头包括 SE2 探头和 Inlens 探头，SE2 探头的最高加速电压为 30kV，偏压为 300V 左右，拍出的图像更具有立体感；Inlens 探头最高的加速电压为 20kV，其拍出的图像分辨率更高一些；背散射探头包括 EsB（或 Inlens Duo）探头和 AsB 探头，EsB（或 Inlens Duo）探头前加有能量过滤器（0 ~ 1 500V），可以将一部分二次电子排除，拍出的图像主要反映样品的元素衬度。AsB 探头是极靴整合的角度选择性背散射探头，在大 WD 下采集的高角度被散射电子，提供元素衬度信息（BSD 探头效应），在小 WD（2 ~ 5mm）下选择性地采集低角度的背散射电子，并提供晶体取向信息（图 4-1-9）。

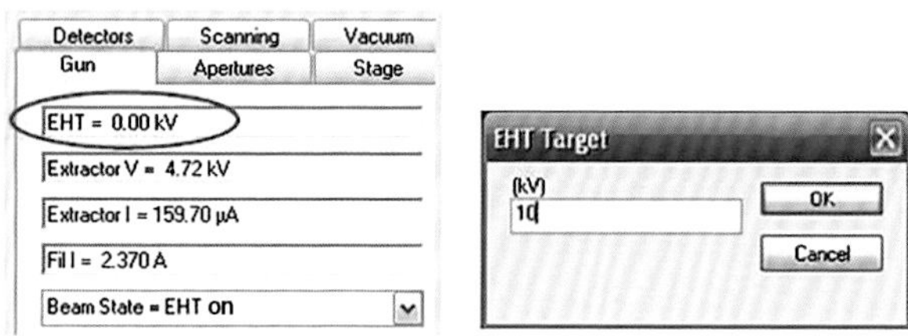

图 4-1-8　选择合适的 ETH、光阑和探头

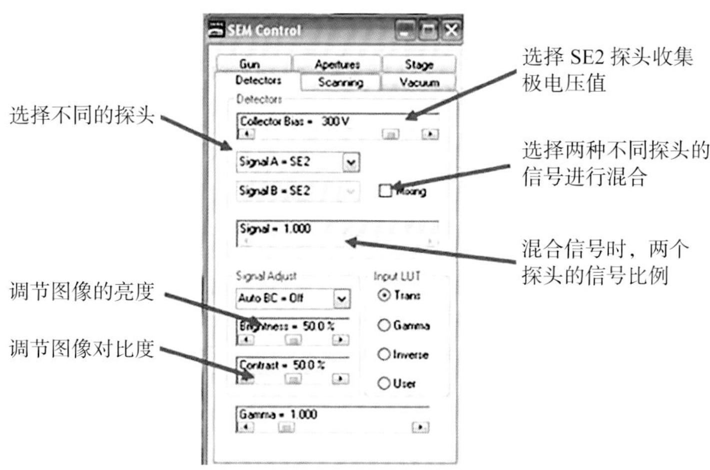

图 4-1-9　选择合适的探头

④两种探头信号混合，在“Signal A=”和“Signal B=”分别选择不同的探头，在“Mixing”上打勾（需要“License”），“Signal=”中填入两种探头的信号比例，就可以得到两种信号混合的图片。

3．选择目标区域，获取高质量的图片。

（1）找到目标区域后，低倍下聚焦，消像散，调节光阑对中；提高放大倍数，再聚焦，消像散。如此类推，直至需要的放大倍数。点击下拉菜单的消像散图标，拖动鼠标左键分别上下或左右移动，使模糊边尽量减小，再调焦，清晰度有所改善，该过程反复进行，直到图像清晰。在光阑版面点击消像散（stigmation），分别拖动 XY 坐标线的两个方向滑尺，减小模糊量。利用手动操作板上的两个消像散旋钮，分别缓慢转动，消除模糊边（图 4-1-10）。

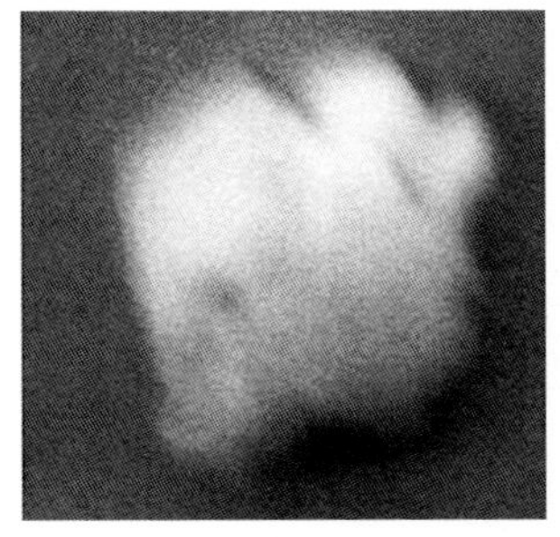
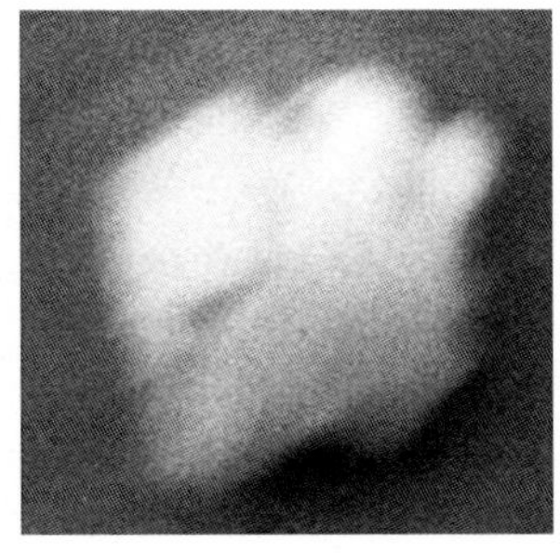
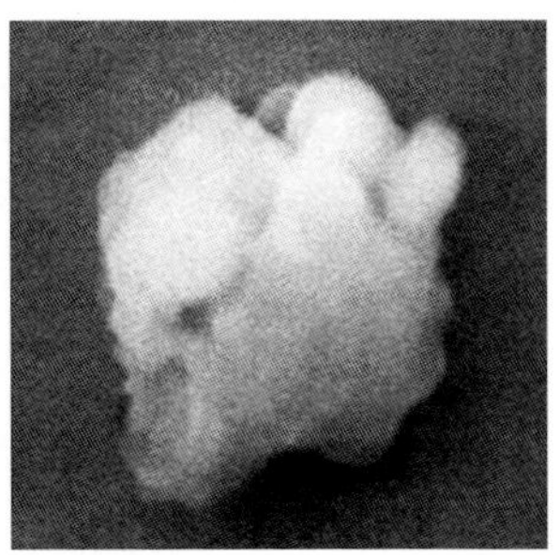

图 4-1-10　消除图片模糊边

（2）选择合适的“Scan Speed”、“Store Resolution”和“Noise Reduction”，使去除噪声的效果最好，得到高质量的图片。一般选择扫描速度为“6”。噪声去除方式选择线平均（line avg），积分次数选“N=30”左右即可。然后点击“Freeze”键。

（3）在“Freeze”的照片上单击鼠标右键，选择“Send To”，选择图片储存格式保存图片。

4．关闭高压，卸真空，取出样品。

需要注意：

开机前必须先开启循环冷却水，否则会造成油扩散泵因过热而损坏。关机后必须等待 20min 以上才能关闭循环冷却水，否则会损坏油扩散泵。缓慢调节光阑，防止调节过快看不到。取、放前一定要卸真空，再抽真空。关机的时候，要在真空状态下关机。

（朱卓立　卢嘉仪　李承浩）

第二节　透射电子显微镜成像技术

透射电子显微镜（transmission electron microscope，TEM），简称透射电镜（图 4-2-1），是把经加速和聚集的电子束投射到非常薄的样品上，电子与样品中的原子碰撞而改变方向，从而产生立体角散射。散射角的大小与样品的密度、厚度相关，因此可以形成明暗不同的影像，影像将在放大、聚焦后通过成像器件（如荧光屏、胶片、感光耦合组件）显示出来。透射电子显微镜可以看到在光学显微镜下无法看清的小于 0.2μm 的亚显微或超微结构。

一、工作原理

1．结构原理　透射电镜的总体工作原理是：由电子枪发射出来的电子束，在真空通道中沿着镜体光轴穿越聚光镜，通过聚光镜将之会聚成一束尖细、明亮而又均匀的光斑，照射在样品仓内的样品上；透过样品后的电子束携带有样品内部的结构信息，样品内致密处透过的电子量少，稀疏处透过的电子量多；经过物镜的会聚调焦和初级放大后，电子束进入下级的中间透

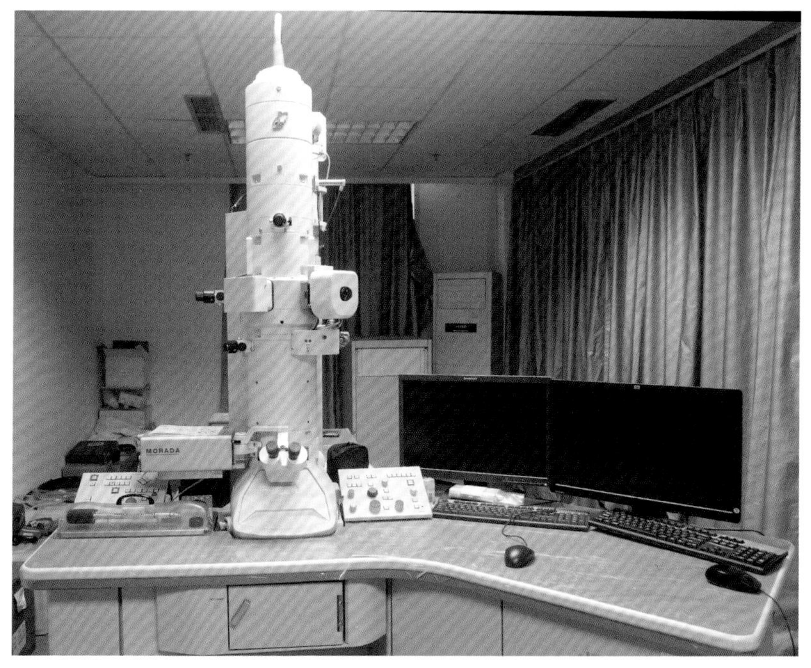

图 4-2-1　透射电子显微镜

镜和第1、第2投影镜进行综合放大成像，最终被放大了的电子影像投射在观察室内的荧光屏板上；荧光屏将电子影像转化为可见光影像以供使用者观察。

2．成像原理　透射电子显微镜的成像原理分为三种情况：

（1）吸收像：当电子射到质量、密度大的样品时，主要的成像作用是散射作用。样品上质量厚度大的地方对电子的散射角大，通过的电子较少，像的亮度较暗。早期的透射电子显微镜都是基于此种原理。

（2）衍射像：电子束被样品衍射后，样品不同位置的衍射波振幅分别对应于样品中晶体各部分不同的衍射能力，当出现晶体缺陷时，缺陷部分的衍射能力与完整区域不同，从而使衍射波的振幅分布不均匀，反映出晶体缺陷的分布。

（3）相位像：当样品薄至100Å以下时，电子可以穿过样品，波的振幅变化可以忽略，成像来自于相位的变化。

二、分类应用

1．大型透射电镜　大型透射电镜（conventional TEM）一般采用80kV ~ 300kV电子束加速电压，不同型号对应不同的电子束加速电压，其分辨率与电子束加速电压相关，可达0.1 ~ 0.2nm，高端机型可实现原子级分辨率。

2．低压小型透射电镜　低压小型透射电镜（low-voltage electron microscope，LVEM）采用的电子束加速电压（5kV）远低于大型透射电镜。较低的加速电压会增强电子束与样品的作用强度，从而使图像衬度、对比度提升，尤其适合高分子、生物样品；同时，低压透射电镜对样品的损坏较小。但分辨率为1 ~ 2nm，较大型电镜低。由于采用的是低电压，可以在一台设备上整合透射电镜、扫描电镜与扫描透射电镜。

3．冷冻电镜　冷冻电镜（transmission electron cryomicroscopy，CryoTEM）通常是在普通透射电镜上加装样品冷冻设备，将样品冷却到液氮温度（77K），用于观测蛋白、生物切片等对温度敏感的样品。通过对样品的冷冻，可以降低电子束对样品的损伤，减小样品的形变，从而得到更加真实的样品形貌。

三、TEM与SEM对比

TEM与SEM的对比如表4-2-1。

表 4-2-1　TEM 与 SEM 对比

	扫描电镜	透射电镜
不同点	主要收集样品表面激发的二次电子 用于观察样品表面形貌，不能显示内部结构 分辨率由样品表面电子束直径决定，可达 10nm 无需超薄切片，固定干燥喷金即可 样品辐射损伤及污染程度小	收集穿透样品的电子 用于观察超薄切片样品内部结构 分辨率由电子束波长决定，可达 0.1 ~ 0.2nm 样品厚度要求高，通常为超薄切片 样品破坏程度大
相同点	扫描电镜与透射电镜都是通过电子束与样品的作用研究样品结构 都包含电子枪、真空系统、电磁透镜等部件 电子的信号都可以采用闪烁计数器来进行检测 都是用荧光屏来将电子信号转换为肉眼可见的光信号	

四、仪器使用

TEM 系统主要由照明系统、成像系统、真空供电系统及观察记录系统组成，操作流程如图 4-2-2 所示。常用于观察超薄切片样品内部结构。

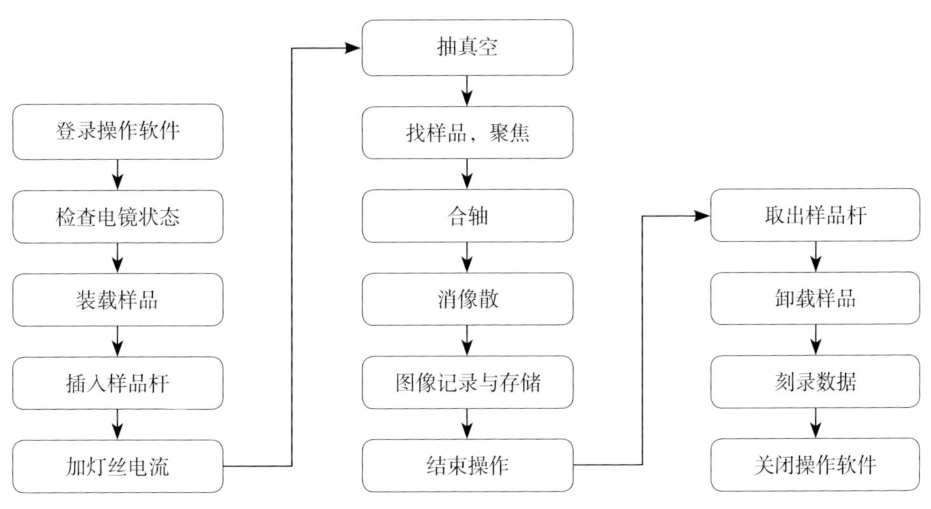

图 4-2-2　TEM 使用流程图

1. 样品制备　由于电子易散射或被物体吸收，故穿透力低，样品的密度、厚度等都会影响到最后的成像质量，必须制备更薄的超薄切片，通常为 50 ~ 100nm。所以用透射电子显微镜观察时的样品需要处理得很薄。常用的方法有：超薄切片法、冷冻超薄切片法、冷冻蚀刻法、冷冻断裂法等。对于粉末样品，通常是挂在预处理过的铜网上进行观察。

（1）样品要求：

1）一般要求：①样品必须很薄，使电子能够穿透，一般厚度为 100nm 以下；②样品需要置于直径为 2 ~ 3nm 的铜制载网上，网上覆盖有支持膜；③样品应是固体，不能含有水分及挥发物；④样品应有足够的强度和稳定性，在电子束照射下不至于损伤或发生变化；⑤样品及周围应非常清洁，以免污染对像质产生影响。

2）粉末样品基本要求：①单颗粉末尺寸最好小于 1μm；②无磁性；③以无机成分为主，否则会造成电镜严重的污染，甚至击坏高压枪。

3）块状样品基本要求：①需要电解减薄或离子减薄，获得几十纳米的薄区才能观察；②如晶粒尺寸小于 1μm，也可用破碎等机械方法制成粉末来观察；③无磁性；④块状样品制备复杂、耗时长、工序多，样品的制备好坏直接影响到后面电镜的观察和分析。

（2）样品制备：

1）粉末样品的制备：①选择高质量的微栅网（直径 3mm），这关系到能否拍摄出高质量高分辨率电镜照片；②用镊子小心取出微栅网，将膜面朝上（在灯光下观察显示有光泽的面，即膜面），轻轻平放在白色滤纸上；③取适量需要观察的粉末加入分散介质（不与粉末发生反应）中，利用超声波分散器制备成悬浮液，用滴管滴 2 ~ 3 滴液体到微栅网上（如粉末是黑色，则当微栅网周围的白色滤纸表面变得微黑，此时便适中。滴得太多，则粉末分散不开，不利于观察，同时粉末掉入电镜的概率大增，严重影响电镜的使用寿命；滴得太少，难以找到实验所要求的粉末颗粒，同样不利于电镜观察）；④干燥后观察样品即制备完成。

2）块状样品制备：①电解减薄方法：用于金属和合金试样的制备。步骤如下：块状样切成约 0.3mm 厚的均匀薄片→用金刚砂纸机械研磨到约 120 ~ 150μm 厚→抛光研磨到约 100μm 厚→冲成直径 3mm 的圆片→选择合适的电解液和双喷电解仪的工作条件，将直径 3mm 的圆片中心减薄出小孔，电解减薄所用的电解液有很强的腐蚀性，需要及时对设备进行清洗，并保证操作人员安全→迅速取出减薄试样放入无水乙醇中漂洗干净，电解减薄完的试样易碎，要做到轻取、轻拿、轻放和轻装。②离子减薄方法：用于陶瓷、半导体以及多层膜截面等材料试样的制备。步骤如下：块状样切成约 0.3mm 厚的均匀薄片→均匀薄片用石蜡粘贴于超声波切割机样品座上的载玻片上→用超声波切割机冲成直径 3mm 的圆片→用金刚砂纸机械研磨到约 100μm 厚→用磨坑仪在圆片中央部位磨成一个凹坑，凹坑深度约

50μm ~ 70μm，凹坑主要是为了减少后序离子减薄过程的时间，以提高最终减薄效率→凹坑处理过程试样需要精确的对准，先粗磨后细磨抛光，磨轮负载要适中，否则试样易破碎→凹坑处理完毕后，对凹坑仪的磨轮和转轴要清洗干净→并将试样放在丙酮中浸泡、清洗和晾干→将洁净的、已做凹坑处理的直径 3mm 圆片小心放入离子减薄仪中，根据试样材料的特性，选择合适的离子减薄参数进行减薄→进行离子减薄的试样在装取的过程中，动作要小心细致，否则易使试样破碎。

2．操作流程（以 Tecnai G^2 20ST 透射电镜为例）

（1）登录计算机

（2）打开操作软件：依次打开以下操作软件：Tecnai User Interface 和 Gatan Digital Micrograph。

（3）检查电镜状态

1）真空：在 Tecnai User Interface 软件中，在“Setup”下的“Vacuum”控制面板中，“Gun”“Column”“Canera”的压力指示条都应该是绿色的才正常。

2）高压：在 Tecnai User Interface 软件中，在“Setup”下的“High Tension”控制面板中，正常情况下，“High Tension”指示条为黄色，高压指示值为 200kV，且平时一直加到 200kV。

需要注意：

发现真空或高压等状态异常时，应立即停止使用仪器。

（4）装载样品：将待测样品装入样品杆，样品需要正面朝下。样品杆有两种类型：

1）单倾：只能在 A 方向旋转。

2）双倾：在 A、B 两个方向都能旋转；如不需倾转样品，选择单倾样品杆。

（5）插入样品杆

1）水平拿持样品杆末端，使样品杆上的定位销对准样品台上的狭缝（大约 5 点钟位置），慢慢插入样品杆直到不能继续插入为止，此过程中注意保持样品杆与样品台尽量同轴，且不能用手触摸样品杆 O 圈至样品杆顶端的任何部位。

2）此时样品台上的红灯亮，机械泵开始预抽样品仓气锁处的真空。若是双倾杆，则在 Tecnai User Interface 软件中选择合适的样品杆类型并确认，然后连接 B 方向倾转控制电缆并确认。

3）大约 3min 后，样品台上的红灯熄灭，逆时针旋转样品杆直到不能继续旋转为止，然后必须握紧样品杆末端（此时真空对样品杆有较强的吸力作用），使样品杆在真空吸力作用下慢慢进入电镜；插入样品杆后，要等到镜筒部分的真空值降到 20 以下才能开始操作。

（6）加灯丝电流

1）开始操作前，在 Tecnai User Interface 软件“Setup”中，“Filament”指示条应该为灰色，表示灯丝没有加，不操作时灯丝需退掉。

2）待镜筒部分真空值降到 20 以下，点击“Filament”指示条，此时灯丝会自动加到预设状态，“Filament”指示条变为黄色，注意记录加灯丝前后“Emission”等数值。

（7）开始操作

1）打开“Col.Valves”：确认镜筒部分真空值降到 20 以下，点击“Col. Valves”指示条，由黄色变为灰色，即由关闭变为打开状态。当真空数值没有降到 20 以下时，打开“Col.Valves”将使电子枪的真空状态急剧恶化，从而损坏灯丝寿命。

2）找样品，聚焦：打开“Col.Valves”后即可看到电子束与样品图像，通常先在较低倍数下找到观察区域，然后转到较高倍数下使图像聚焦清楚。

调整样品最佳高度的方法：首先按桌面右操作面板上的“Eucentric Focus”钮，然后尽量通过调节高度 Z 来聚焦，微调焦时可以使用“Focus”钮，拍照前要把图像调到欠焦状态（图像边缘是亮的）。

3）合轴：通常在拍照前，需要对电子光路系统进行调整，称为合轴。在“Tecnai User Interface Tune Direct Alignments”中可做如下合轴操作（在 SA 放大倍数下合轴）：①“Gun Tilt”：找到一个没有样品的位置，分别调“Mul.X”和“Mul.Y”（多功能钮），使“Exposure Time”最小，此时电子束最亮。②“Gun Shift”：在没有样品的位置，先点“Beam Shift”，“Spot Size”调到 9，调“Mul.X”和“Mul.Y”（多功能钮），把电子束调到荧光屏中心；然后点“Gun Shift”，“Spot Size”调到 3，“Mul.X”和“Mul.Y”（多功能钮），把电子束调到荧光屏中心。反复几次，最终把“Spot Size”调到 1。③“Beam Tilt PPX”和“Beam Tilt PPY”：在没有样品的位置，调“Mul.X”和“Mul.Y”（多功能钮），使晃动的两个电子束斑重合在一起，PPX 和 PPY 两个方向分别调。④“Rotation Center”：将放大倍数升高到几十万倍，找到样品上的一个特征位置，将其放在荧光屏中心，抬起小屏幕，借助于目镜，观察选定的特征图像，通过调“Mul.X”和“Mul.Y”（多功能钮），使特征图像的晃动达到最小。

4）消像散：可以消除三种透镜像散，分别为：① Objective：物镜像散（最重要）。找到样品上的一个非晶区，将放大倍数升高到几十万倍，借助于 CCD 相机，收集动态图像（Search 模式），调“Focus”钮使图像聚焦清楚（欠焦），然后做动态 FFT。调“Mul.X”和“Mul.Y”（多功能钮），使 FFT 中的非晶环尽量变成圆形，这是消除物镜像散的一种快捷方式，但精度不高。比较传统的方式是通过荧光屏小屏幕或 CCD 相机直接观察非晶图像，把欠焦或过焦时非晶图像中的方向性调没，变成各向同性，同时正焦时图像衬度最小。这种方法精度较高。② Condenser：聚光镜像散。在像散模式下，调“Mul.X”和“Mul.Y”（多功能钮），使电子斑呈圆形。③ Diffraction：衍射像散。在衍射模式下，调“Mul.X”和“Mul.Y”（多功能钮），将透射斑调圆。

5）图像记录与存储：①使用 CCD 相机拍照：首先将电子束散开到至少与荧光屏一样大，然后将屏幕抬起（右操作板上的 RI 按钮），点击“Digital Micrograph”软件左下角的“Search”按钮，即可获得动态图像，不能使用 CCD 相机采集衍射图谱。CCD 有三种成像方式，用途不同：“Search”为动态图像，用于找样品，调整聚焦和像散等；“Focus”为动态图像，用于拍照前细调聚焦和像散等；“Record”用于拍摄图像。CCD 图像可以存储为 *.dm3 的原始格式（只有“Digital Micrograph”软件才能打开和处理）和 *.tif 等格式（适用于普通图像处理软件）。②使用底片拍照：设定好曝光条件后，按左操作板上的“Exposure”钮，荧光屏自动抬起，底片自动由送片盒导入光路，开始曝光。曝光结束后，底片将自动传回收片盒，荧光屏放下。

（8）结束操作：结束操作时，首先关闭“Col.Valves”，然后退掉灯丝“Filament”，高压时不要退。

（9）取出样品杆

1）将样品台回零，等样品台上的红灯熄灭。

2）手握样品杆的末端，把样品杆尽可能地拔出。

3）顺时针旋转样品杆直到不能继续旋转为止。

4）保持水平地把样品杆拔出，如果是双倾杆，则需要先拔掉电缆插头。

（10）卸载样品：将样品从样品杆上取下，并将没有装载样品的样品杆重新装入电镜。

（11）刻录数据：使用刻录光盘获取 CCD 图像，数据拷贝方式是刻录光盘，不能使用 U 盘。

（12）关闭操作软件：依次关闭下列软件：Gatan DigitalMicrograph 和 Tecnai User Interface。

（13）退出用户。

需要注意：

1．仪器工作条件 工作温度：15～25℃；工作湿度：＜80%；电力供应：220V（±10%），50Hz。
2．在下列情况下必须首先关闭“Col.Valves”：插入或拔出样品时；结束操作时；操作者离开实验室时（无论时间长短）；有任何意外情况发生时。
3．不能使用透射电镜观察磁性样品，以免损害仪器。
4．能谱计算机指示灯为红色时禁止使用能谱仪。
5．电镜样品台红灯亮时不要插入或拔出样品杆，插入或拔出样品杆之前必须确认样品台已回零。
6．任何机械操作都不要太用力，包括装卸样品，插拔样品杆，操作旋钮、按钮等。
7．透射电镜及附属设备中有高压电、低温、高压气流、电离辐射等危险因素，不正确使用有可能造成仪器损坏，甚至人员伤亡。
8．仪器使用结束退出操作系统后不要关闭计算机。

（朱卓立　解晨阳）

第五章

X 线成像技术

X 线是德国科学家伦琴于 1895 年发现的具有高能量，能穿透不同物质，能使荧光体发光的射线，随即作为一种医学实验的影像依据及医学检查技术沿用至今。X 线是在真空管内高速行进的电子流撞击钨靶时产生的，医学用途的 X 线发生装置主要包括 X 线管、变压器和操作台。

第一节　X 线摄影成像技术

X 线成像的目的是使人体内不同的结构组织以不同的灰阶在显示屏或胶片上呈现成像介质。在人们认识到正常组织结构的影像后，从区别于正常组织结构的异常影像改变中分析出不同性质及程度的病变。具有穿透力的 X 线穿过不同厚度、不同密度的人体组织，会有不同程度的衰减，被吸收的程度也不同，所以在显示屏或胶片上产生的 X 线量存在厚度和密度的差异。由于剩余 X 线导致不同强度的荧光效应或胶片上不同程度感光效应，经过显像过程，获得具有黑白对比、层次差异的 X 线影像。

一、X 线成像原理与特点

正常人体组织结构在影像上密度可分为三类：高密度的有骨组织和钙化灶等；中等密度的有软骨、肌肉、神经、实质内脏器官（如肝、肾）等；低密度的有脂肪组织以及存在于呼吸道、胃肠道、鼻窦等空腔的气体。成像介质上的对比程度取决于不同组织的厚度、密度所带来的 X 线衰减系数。如骨皮质的密度大于骨松质的密度，在 X 线胶片上感光程度就有感光差，亮度会有明显区别，由此就能显示出骨骼结构的轮廓。人体组织的结构和器官形态不同，其厚度也不同。在相同射线剂量条件下，同样密度，组织越薄越少的累计吸收 X 线剂量越少，即衰减系数越少。所以组织结构和器官在摄影上显示的亮度与厚度也是有关系的。即使低密度的组织结构，在厚度增大时，也能显示为中等亮度。这就是在观察和诊断时不容忽视的重要因素。

二、仪器使用

X 线成像技术根据不同的检查需求选择不同的扫描部位和模式。受检者完成准备工作后进行仪器扫描参数设置，最后通过图像拍摄、图像观察与编辑得到需要的不同模式下的直观图像结果（图 5-1-1）。

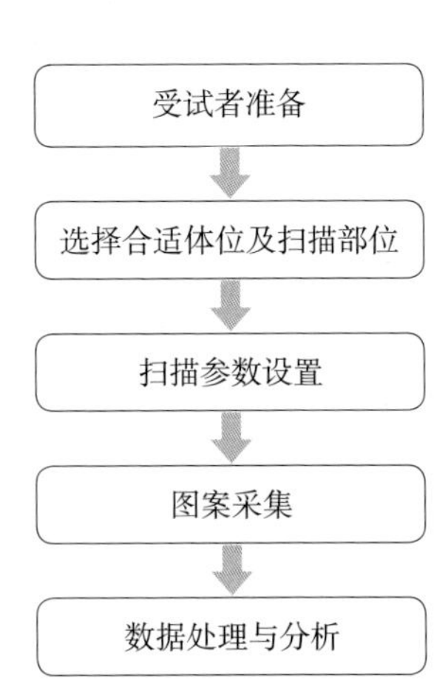

图 5-1-1　X 线成像技术流程图

（一）准备工作

1. 认真核对受检者信息，确定拍片部位。

2. 除去衣物或身体上影响 X 线穿透力的物件，如发卡、金属饰物、膏药和敷料等。

3. 摆好体位、对准中心线，依据检查部位的实际大小选择适当的尺寸及曝光条件，如焦点、电压、电流、时间、焦-片距。

4. 头颅、脊柱、腹部和骨盆等较厚的部位，需使用滤线栅。

需要注意：

1. 青少年拍 X 线片可能影响生长发育，如果直接照射下腹部和性腺容易造成成年后不孕不育，小儿骨髓受照射后患白血病的风险大于成人。
2. 女性孕期拍 X 线片可能引起胎儿畸形、新生儿智力低下、造血系统和神经系统缺陷。
3. X 线有一定辐射，对非受照部位和 X 线反应敏感部位应进行防护，如性腺、甲状腺和晶状体等。

（二）常见颌面部疾病 X 线表现

1. 上颌窦肿瘤　窦腔内不规则的软组织肿块，窦壁骨质的侵蚀性破坏是诊断的主要依据。

2. 颞下颌关节紊乱病　可观察关节间隙改变和骨质改变，如硬化、骨破坏和增生、囊样变等。X 线片显示髁突位置不正常及运动受限，晚期可有关节和关节窝骨破坏及形态改变。必要时可通过关节镜、CT、MRI 等相关检查，排除其他一些关节疾病。

关节造影和关节镜可发现关节盘移位、穿孔、关节盘附着的改变以及软骨面的变化。并且通过应用关节内镜检查，可发现本病的早期改变，如关节盘和滑膜充血、渗血、粘连以及未分化成熟的软骨样组织形成的“关节鼠”等。

三、质量控制

1. X 线的组成　X 线影像是由许多不同的灰度影像所组成，增加电流可使单位体积内的光子量增加，提高密度分辨率，增加对密度差较小的组织结构的显示。增加电压可使 X 线的穿透力增加，增加识别被高密度遮挡的组织结构的层次感。通常密度的高与低表示影像的灰度。用高密度表达高亮度、中等密度表达中等亮度、低密度表达低亮度。当 X 线束穿透某一部位的不同厚度和密度组织结构后，投影总和，重叠成像与遮盖 X 线图像上的对比度和密度都发生改变。由于影像相互叠加在一起，高密度的结构会遮盖相对低密度的组织，低密度组织就无法显示。

2．X 线的伴影　人体与探测器之间距离增大后，X 线成像会有一定程度的形态放大失真，并产生伴影。伴影可使 X 线图像边缘模糊，清晰度降低。

四、放射防护的方法和措施

X 线穿透人体将产生一定的生物学效应。若接触的 X 线照射量过多，超过允许的照射量，就可能产生放射反应，甚至产生一定程度的放射损害。但是，如果 X 线照射量在容许范围内，一般少有影响。因此，对 X 线检查应强调和重视防护，如控制 X 线检查中的照射量并采取有效的防护措施，安全合理地使用 X 线检查，尽可能避免不必要的 X 线照射，以保护患者和工作人员的安全。技术方面，可以采取屏蔽防护和距离防护原则。前者使用原子序数较高的物质，常用铅或含铅的物质，作为屏障以吸收不必要的 X 线。后者利用 X 线照射量与距离平方成反比这一原理，通过增加 X 线源与人体间距离以减少照射量。

从 X 线管到达人体的 X 线，有原发射线和继发射线两类，后者是前者照射穿透其他物质过程中发生的，其能量较前者小，但影响较大。通常采用 X 线管壳，遮光筒和光圈，滤过板，荧屏后铅玻璃，铅屏，铅橡皮围裙，铅手套以及墙壁等，进行屏蔽防护。增加人体与 X 线源的距离进行距离防护，是简易的防护措施。

（一）受检者方面

为了避免不必要的 X 线照射和超过容许量的照射，应选择恰当的 X 线检查方法，设计正确的检查程序。每次 X 线检查的照射次数不宜过多，也不宜在短期内多次重复检查（这对体层摄影和造影检查尤为重要）。在投照时，应当注意投照位置、范围及照射条件的准确性。对照射野相邻的性腺，应用铅橡皮围裙加以遮盖。

（二）放射工作人员方面

应遵照国家有关放射防护卫生标准的规定制订必要的防护措施，正确进行 X 线检查的操作，认真执行保健条例，定期监测放射工作人员所接受的剂量。透视时要穿戴铅橡皮围裙和铅手套，并利用距离防护原则，加强自我防护。

（鲁曦）

第二节　横断面显微放射照相技术

1905 年，Thewlis 首次用显微光密度计计算矿物质的容量百分比，开始了显微放射照相技术在定量研究中的应用。显微放射照相技术能在不依赖于矿物盐的物理状态和羟基磷灰石的晶体排列方向的情况下准确地定量测量矿物质的得失，并能客观了解矿物质的分布情况，而且一般不受水、空气和其他质量较轻成分对定量测量的影响。显微放射照相有多种，其中横断面显微放射照相技术（transverse microradiography，TMR）、纵向显微放射照相技术（longitudinal microradiography，LMR）和不依赖波长的显微放射照相技术（wave length independent microradiography，WIM）是常用的定量显微放射照相技术。本节以常用的横断面显微放射照相技术作为代表进行介绍。

一、原理与用途

横断面显微放射照相技术又称接触型显微放射照相技术（contact microradiography），是应用最为广泛的显微照相技术，可以对硬组织，如牙、骨骼等进行高精度成像，在直接、定量检测矿物质含量、变化和分布等方面是最具实践性的技术。自 1965 年 Augmar 首次将 TMR 应用于人牙釉质研究，该技术经过不断的改进，尤其是计算机辅助视频图像在显微放射应用中的发展使 TMR 成为定量牙硬组织矿物质密度微小变化的适用工具。目前该系统被认为是体外评价牙釉质或牙本质脱矿、再矿化以及早期龋损等研究的常用方法和金标准。

TMR 的原理是将牙标本制备成厚度为 100μm 左右的平整薄片，测量牙切片对单色 X 线吸收量并与同时暴露于 X 线的标准参照物比较，显微放射照片在高分辨率显微镜下，由摄像机或光电倍增数字化，再经过专用软件根据切片和标准的铝阶楔块影像的灰度级进行对比分析，利用 Augmar 的公式可计算出目标样本的矿物质含量信息（图 5-2-1）。此外，通过 TMR 可以得到病灶深度（Ld，单位 μm）和矿物损失量（ΔZ，单位 vol%·μm 或 kg/m^2）两个重要的参数，其中病灶深度是指从标本病变部位的外表面到矿物质含量为健康牙体组织 95% 处之间的距离，而矿物损失量是指正常标本光密度痕迹与脱矿标本光密度痕迹整合的表面积。如果病变部位脱矿，则 Ld 与 ΔZ 都显著增加，反之，再矿化处 Ld 与 ΔZ 均减少。Ld 是计算 ΔZ 的参数之一，通过 Ld 可用于评估矿物质增减。

近几十年来，研究结果一致表明 TMR 能够准确地观察矿物质的分布，并定量测量矿物质损失量与获得量及病灶深度。但是 TMR 的样品切割过程是破坏性的，并且需要制备 100μm 的平滑标本以确保测量的准确性，耗时耗力；对于距样品表面 10μm 以内的范围不能测定；样品中存在对 X 线具有很高吸收系数的离子可导致 TMR 数据的误差。总之，横断面显微放射照相技术是目前实用性最强、被广泛接受的评估牙硬组织脱矿与再矿化的方法，是定量研究早期龋损的金标准，对于检测脱矿牙釉质或牙本质全层的变化较其他方法更具有直观、定量、准确的优势。

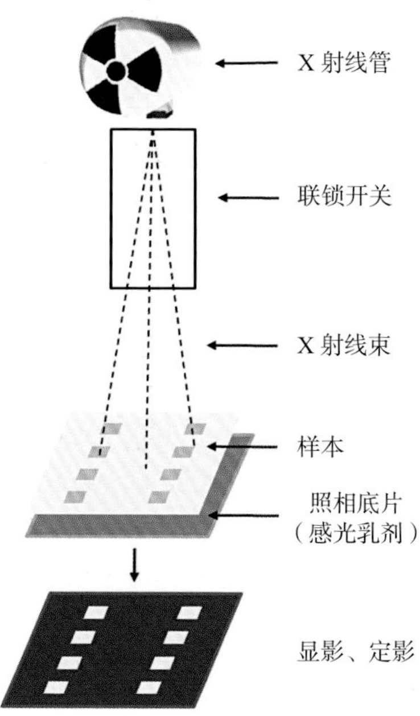

图 5-2-1　TMR 成像原理

二、仪器使用

横断面显微放射照相系统（图 5-2-2）主要分为样本制备系统、X 线照

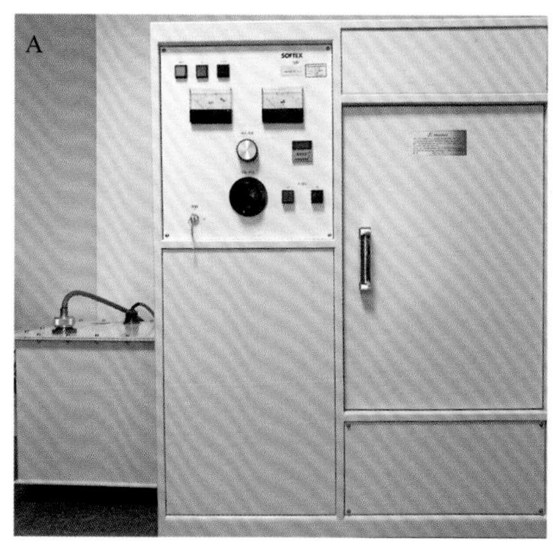

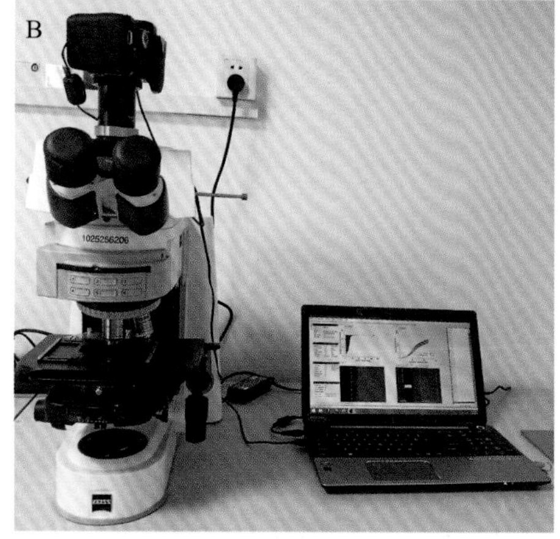

图 5-2-2　TMR 系统

A. X 线照相装置　B. 显微成像及分析系统

相系统、数字成像及分析系统，主要包括样本切割，样本磨抛，X 线照射，X 线底片的显影与定影，标准铝阶楔块和样本制片的图像采集，以及数据分析等多个步骤（图 5-2-3）。通过横断面显微放射照相系统不仅可得到制样的高精度成像，还可以进一步获得牙本质或牙釉质的矿物质丢失量、病灶深度、矿物质获得量等多种参数。因此，TMR 是牙脱矿与再矿化的定量测量和早期龋病研究的金标准。

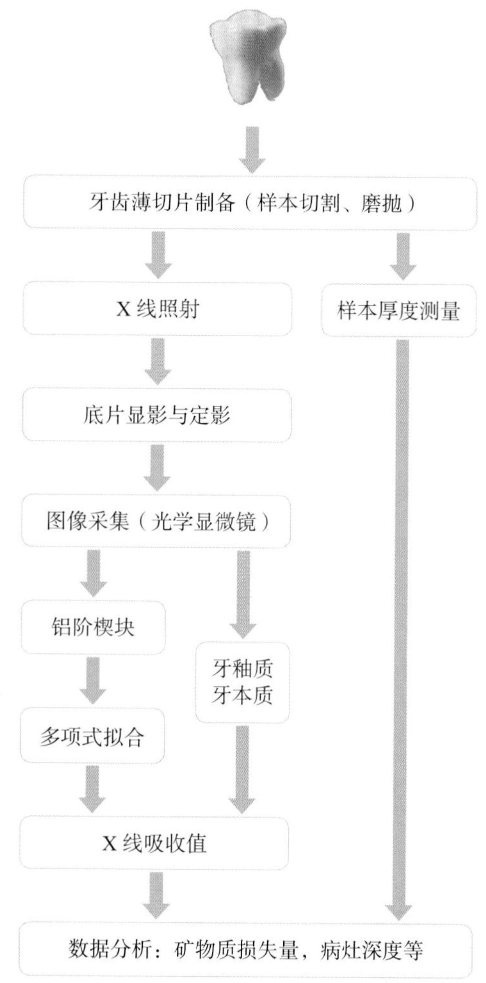

图 5-2-3　TMR 成像技术流程图

1．样品制备　横断面显微放射照相系统可以对牙釉质、牙本质、根管、骨及材料等进行高精度成像，因此样本的具体制备方法随样本的类型及研究目的的不同而有所区别。在口腔领域中，TMR 主要应用于牙脱矿与再矿化的定量检测，其样本制备方法主要包括样本切割和样本磨抛两个方面。

（1）样本切割：TMR 对样本制备要求较高，一般常用的牙样本有人牙和牛牙，以人牙为例，其样本切割方法如下。

1）样本收集：选取健康、完整、无隐裂、无牙釉质发育不全、无白斑的离体牙（图 5-2-4），清洗消毒后去除牙周软组织、牙槽骨和牙面残余牙石。

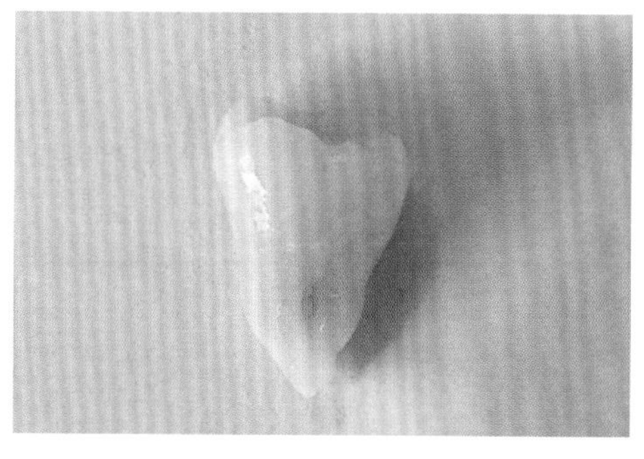

图 5-2-4　人的离体第三磨牙

2）牙切割：用水冷却金刚石锯从釉牙骨质界处低速切除牙根，从牙根断面拔出牙髓，切取大小合适的牙釉质块，用砂纸将唇侧或颊侧牙釉质面抛光，超声清洗后 PBS

冷藏（4℃）保存备用。若研究对象为牙本质，则需使用金刚砂车针沿牙颈缘磨除表层牙釉质，暴露牙本质，并进行表面抛光。

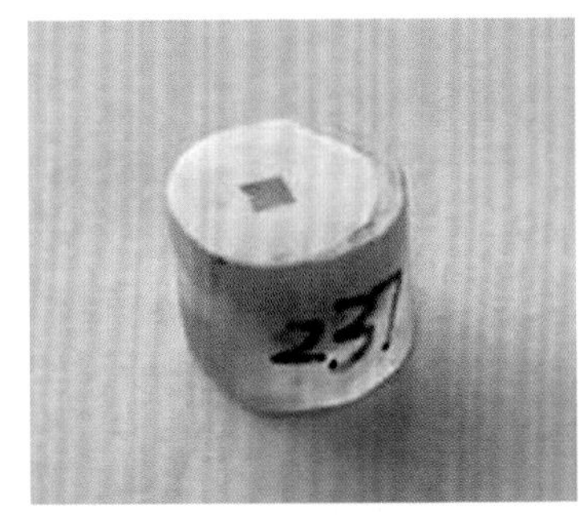

图 5-2-5 牙块的包埋及开窗

3）牙块包埋：有些标本块由于体积较小或形状不规则，在切割时不易被切割机夹具固定，而且直接切割可能会造成样本损伤，因此可以在样本处理前用甲基丙烯酸甲酯、环氧树脂和牙科蜡等材料包埋固定（图 5-2-5）。

4）牙脱矿与再矿化：离体牙釉质或牙本质块取出后吹干，在抛光面留出约 4mm × 4mm 开窗区，其余部分用抗酸性指甲油封闭。标本块分组进行脱矿与再矿化实验后，丙酮洗去指甲油，清洗吹干。

5）切取牙切片：用低速精密硬组织切割机垂直于开窗区将牙釉质或牙本质块切成厚度约为 200μm 的牙薄切片。由于牙釉质在切割过程中易碎裂，操作时应仔细小心。

（2）样本磨抛：在获得牙切片后应使用水冷却磨抛机对其进行磨片和抛光，以获得平行光滑的超薄切片，其中牙釉质厚度为 70 ~ 80μm，牙本质厚度为 100 ~ 120μm。

1）磨片时应低速间断磨片，间断过程中用高精度数字显示游标卡尺或厚度测量仪测量样本厚度，测量厚度时每张切片任意取至少 3 个点测量，以确定样本的平整性，此外，同一批样本的厚度应尽量保持一致。

2）所有样品抛光后在蒸馏水中用超声清除残留的磨料，获得平行光滑的牙超薄切磨片。

3）利用专用 3M 胶带将其有序固定于根据 TMR 专用的样本盒（附铝阶）大小裁剪的透明塑料上（图 5-2-6）。粘贴完成的样本不易长时间保存，应尽快照相并采集图像。

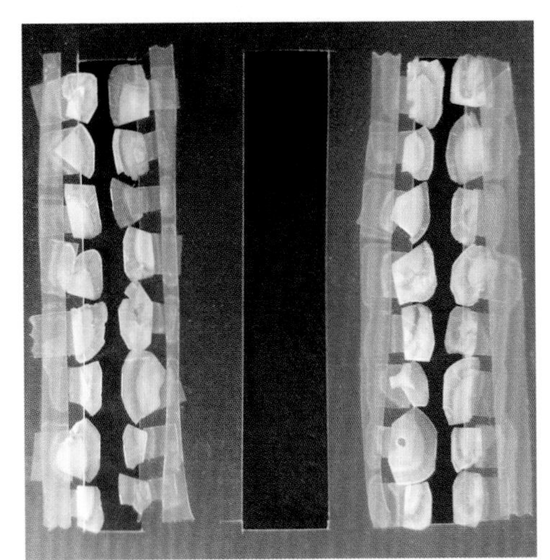
图 5-2-6 超薄牙切片的固定

2. 操作流程

（1）设备预热：横断面显微放射照相系统的 X 线照相装置主要

包括 TMR 主体、高压变压器和冷却装置，其中 TMR 主体主要包括控制单元（图 5-2-7）、X 线发生器、连锁开关、变压器（200V → 100V）。当 X 线照相装置第一次使用或长时间未使用时，应用高压可能会损坏 X 线管。因此，应根据 X 线照相装置活动期的长短，进行时效预热。预热操作步骤如下：

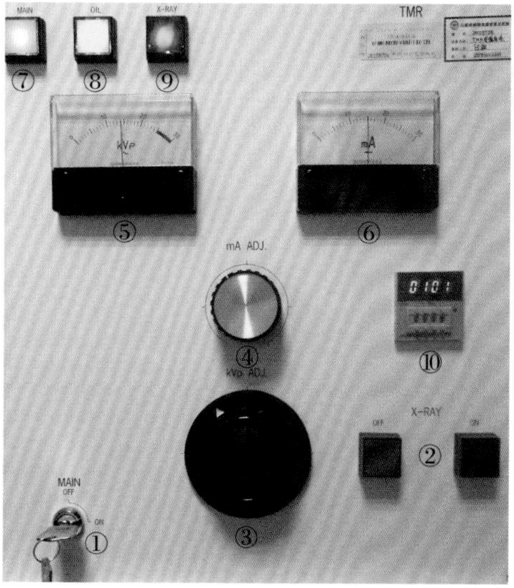

图 5-2-7　X 线照相装置控制单元
① TMR 电源开关　② X 线开关　③电压调节旋钮
④电流调节旋钮　⑤电压显示盘　⑥电流显示盘
⑦ TMR 电源指示灯　⑧油温指示灯
⑨ X 线开关指示灯　⑩计时器

1）在 X 线照相装置控制单元面板上设置照射时间，最长可设置 100min。

2）打开电源主开关，绿色指示灯亮后调节电压至目标值（15kVp 左右），待油温稳定时黄色指示灯亮。

3）按 X 线开启按钮，此时红色指示灯亮，计时器开始计时，应迅速旋转电流控制旋钮将电流调到目标值（15mA 左右）。

4）每隔 5kVp 施加一次电压，直至电压从 15kVp 增加至 30kVp。其中每 5kVp 的照射时间取决于 X 线管活动期的长短，一般情况下未使用时间为 20 ~ 48h，则每隔 1min 调增电压 5kVp；2 ~ 20 天未使用该装置，则每隔 3min 调增电压 5kVp；超过 20 天未使用，则每隔至少 5min 调增电压 5kVp。

5）照射结束时，X 线电源开关自动关闭，此时应将电压和电流调至零，并关闭 X 线装置电源开关。

（2）照相：X 线射入样本后，光量子将与样本发生复杂的相互作用，射线被散射和吸收，透过样本的 X 线照射到感光乳剂中的溴化银晶体，致使溴化银晶体点阵中释放电子。这些电子可以在乳剂中移动，在感光中心处被俘获后带负电荷，对溴化银点阵格间的银离子具有吸引作用，使银离子向感光中心移动，与电子中和形成银原子。在感光过程中上述过程不断重复，直至曝光结束，最后产生的银原子团称为显影中心（潜影中心）。因此，在 TMR 照相一定要在暗室中进行，其步骤如下：

1）在暗室中的红光下将高分辨率乳剂玻璃干板放入样本盒带标准铝阶（25μm × 10 阶）中，乳化剂面向上。

2）将制备好的样本轻柔地放在玻璃干板上，小心调整样本位置，确保在关上样品盒后所有样本都能暴露在视野下。

3）打开软X线装置柜门，将装有样本和底片的样品盒置于X线照射的中心区（图5-2-8），关上柜门。

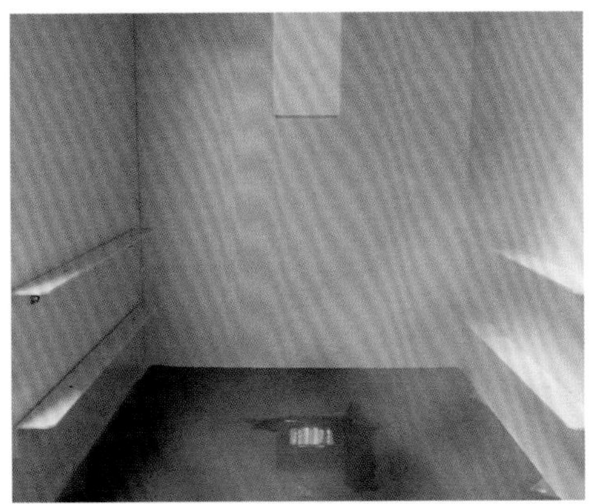

图5-2-8　样本盒的放置

4）检查确定无误后打开仪器电源，调节电压为20kVp，接着打开X线开关，调节电流为20mA，照射30min后关闭电源，取出样本盒。

（3）显影与定影：上述X线放射照相过程得到的影像，需要进行显影和定影才能得到固定的影像（图5-2-9）。操作步骤如下：

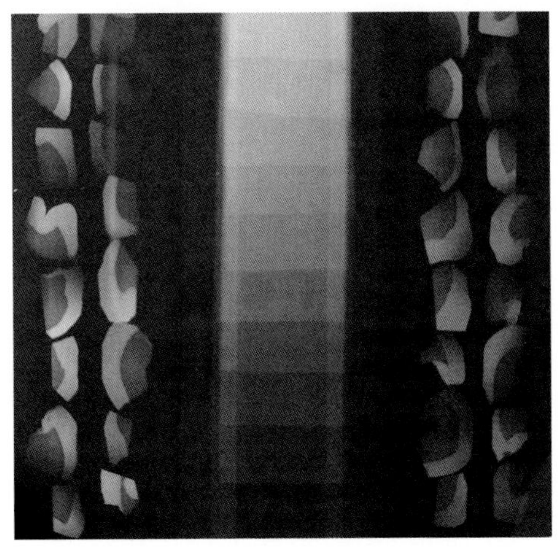

图5-2-9　牙切片的X线片

1）将配制的显影液调至20℃，在暗室中取出感光底片，并完全浸没在显影液中，显影5～10min。具体显影时间要根据显影情况而定，可以在红灯下观察，当发现显影的程度已达到预定目标，即可停止显影。

需要注意：

X线底片显影时，避免显影时间过长，以致底片过黑而无法进行图像采集和分析。

2）取出底片并用自来水冲洗2～3min，以完全冲洗掉残余的显影液。

3）将冲洗后的底片浸没在20℃的定影液中，定影10min左右，定影时间适当延长通常对洗片的效果没有明显的影响。

4）用镊子取出底片放在自来水中冲洗5～10min，以充分洗去各种残留溶液和试剂。底片自然晾干保存，以备下一步使用。

显影本质上是一个氧化还原过程。显影从显影中心开始，首先显影剂

（还原剂）放出电子，自身氧化。然后，溴化银晶体中的银离子（氧化剂）接受电子，还原为银原子并沉积在显影中心。显影之后在乳剂层还有相当数量的卤化银未被还原为原子银，定影过程的基本作用是将保留在乳剂层中未感光的卤化银从乳剂层中溶解掉，并使显影形成的影像固定下来。在定影过程中，定影剂硫代硫酸钠与卤化银发生化学反应，生成溶于水的银的络合物，但对已还原的金属银不发生溶解作用。

3. 图像采集及数据分析　横断面显微放射照相的计算机图像采集及分析系统主要包括双目光学显微镜、数码摄像机、软件 TMR2012 和 TMR2006。通过 TMR2012 可获得经过校准的牙薄片的数字显微放射图像，以便后续对其矿物剖面进行解释。而通过 TMR2006 程序可以确定牙釉质或牙本质的矿物损失量和病灶深度。

（1）图像采集：显微光密度计的光电倍增管可通过测量 X 线底片在矩形狭缝范围内的平均光透过率，光电倍增管的输出电压与底片透射率成正比，而输出电压数据可通过 8 位的 AD 转换器记录于计算机中。后来有学者应用摄像机代替光密度计记录影像的光密度值，其优点是可以准确定位病灶部位和重复测量。

1）图像采集前准备：TMR 图像捕获前先启动专用计算机图像采集系统 TMR2012（图 5-2-10），然后打开显微镜光源电源，将灯光设置为“TL”模

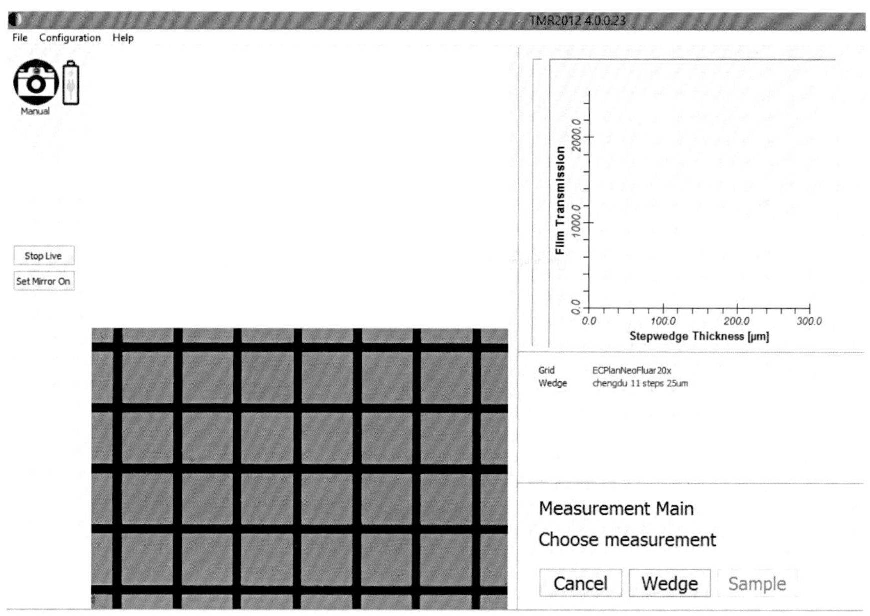

图 5-2-10　TMR2012 软件界面

式，并通过转动显微镜右侧旋钮来调节光源强度。最后打开数码摄像机，并将相机调到“M”模式，准备进行图像采集。

2）铝阶楔块图像采集：标本的矿物质含量信息是通过专用软件将其与标准的铝阶楔块影像的灰度级比较分析计获得的，因此制作标准精确的数字化阶梯楔块影像对标本矿物质含量的分析尤为重要。具体步骤如下：

①在 TMR2012 程序操作界面，首先新建一个 TMR 图像文件夹，然后点击“Wedge”，若网格及阶梯楔块数都符合要求，点击确定接受。

②将视野聚焦在阶梯楔块影像最亮的条带，确保视野中干净均匀，没有碎片及灰尘颗粒。利用显微镜上的调控光源强度的旋钮，调节亮度，使图像右侧的垂直控制条显示为绿色（图 5-2-11）。

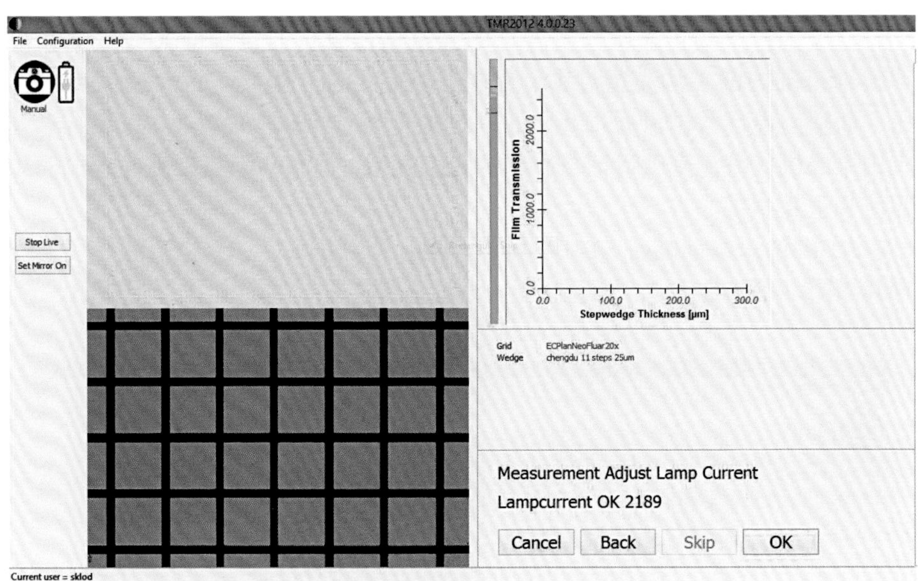

图 5-2-11　调节控制条显示为绿色

③开始采集楔块图像，一般未放样本或铝阶楔块的地方，即 X 线影像底片中最黑的地方记 Step0，点击确定。

④依次从黑到浅采集楔块的 10 阶灰度，在完成最后一阶灰度采集的时候，界面会出现铝阶楔块的厚度与其 X 线透过率的多项式拟合数据，两者的相关关系会出现轻微的 S 形曲线，但连接这些点的最佳多项式拟合关系应该接近直线（图 5-2-12）。

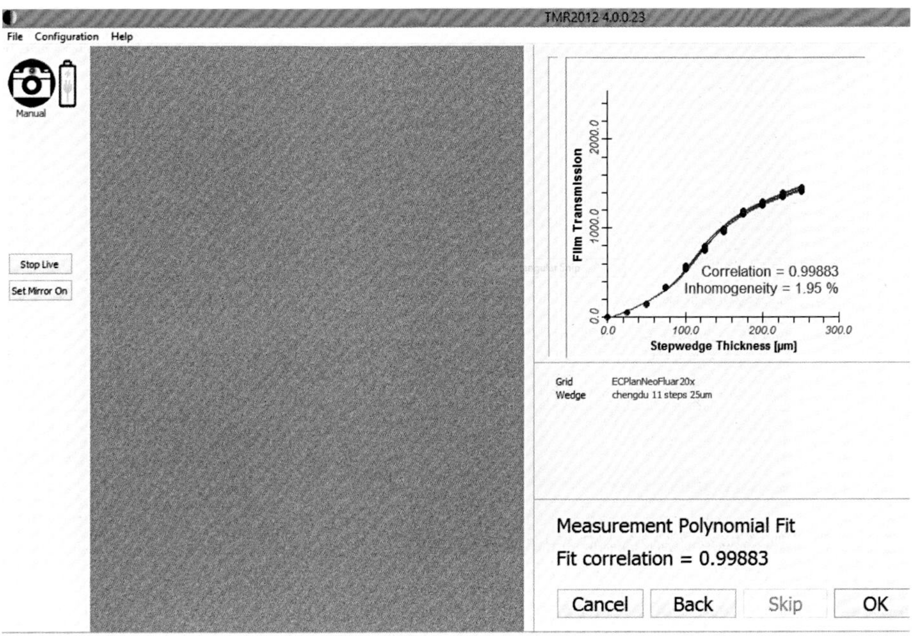

图 5-2-12　多项式拟合曲线

需要注意：

一般可接受的拟合系数不低于 99.9%，若拟合相关系数符合要求，点击确定；反之，选择取消并重做。

3）样本图像采集：获得铝阶楔块图像的标准多项式拟合曲线后，方可进行样本图像采集，并且采集样本图像的条件应与楔块图像采集一致，比如物镜倍数和光源强度。其采集过程如下：

①移动载物台，找到待采集样本，然后移出样本，使图像聚焦于病灶附近的黑色背景区域，选择确定或按回车接受背景图像。光线在视场的扩散会干扰背景图像，因此在拍摄背景时，要确保没有标本的图像显示在视场中。

②将样本图像定位于标本开窗区 1/3 段的待检查病灶区，使用微调旋钮调整病灶边缘使之对齐至 25% 垂直帮助线（图 5-2-13）。

③病灶区域调整合适后确认接受图像，点击“Sample”寻找下一个样本，重复步骤，直到所有样本采集完成。

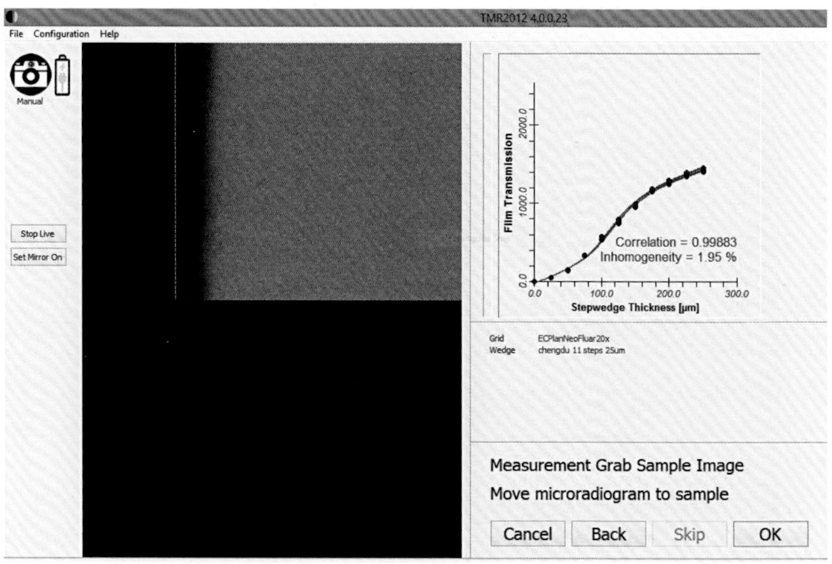

图 5-2-13　样本图像采集

（2）数据分析

1）启动 TMR2006 数据分析软件，打开需要分析的文件夹，选择分析样本，电脑出现分析界面（图 5-2-14A）。

2）根据样本类型选择牙釉质或牙本质，根据标准铝阶楔块的多项式拟合关系选择合适的边缘拟合，若为线性关系，则选择“Straight”；若成轻微的 S 形曲线，则选择“Curved”。

3）点击分析后界面右下方出现样本分析区域的调节框，可选择合适的病灶区域进行分析（图 5-2-14B）。“Zero Patch”区是指未放置样本的矿物质含量为零的区域，而“Sound Patch”指健康的组织区域。健康牙本质的矿物质含量为 48vol%，健康牙釉质的矿物质含量为 89vol%。

（3）结果解读：病灶深度（lesion depth）指从标本病变部位的外表面到矿物质含量为健康牙体组织 95% 处之间的距离，图中（图 5-2-15）牙釉质病灶深度为 97.6μm。矿物损失量（mineral loss）是指正常标本光密度痕迹与脱矿标本光密度痕迹整合的表面积，即图中的阴影区域，其矿物质损失量为 3 950vol%・μm。病灶区域的平均矿物质含量（ratio）为 40.5vol%。样本厚度（thickness）是根据标本的光密度值与标准铝阶楔块的多项式拟合关系计算而来，该釉质标本厚度为 91.7μm。病灶宽度（lesion width）为 94.7μm，一般指样本表层下矿物质含量开始减少的位置（图中红色圆点）到矿物质含量为健康牙体组织 95% 处之间的距离。釉质表层的厚度为 3μm，矿物质含量是 34vol%。

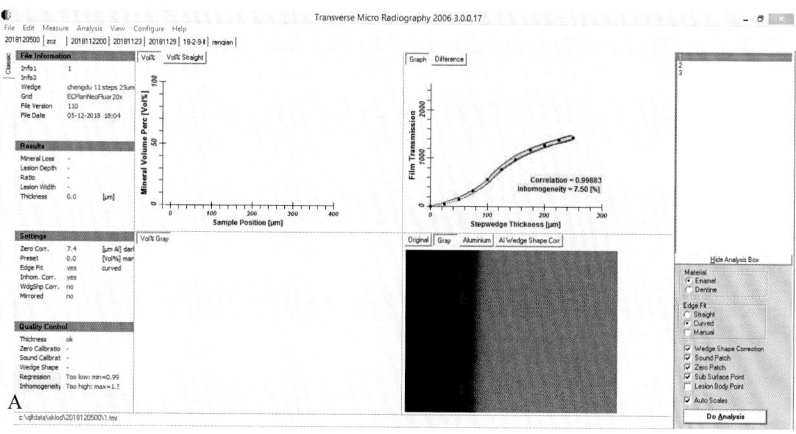

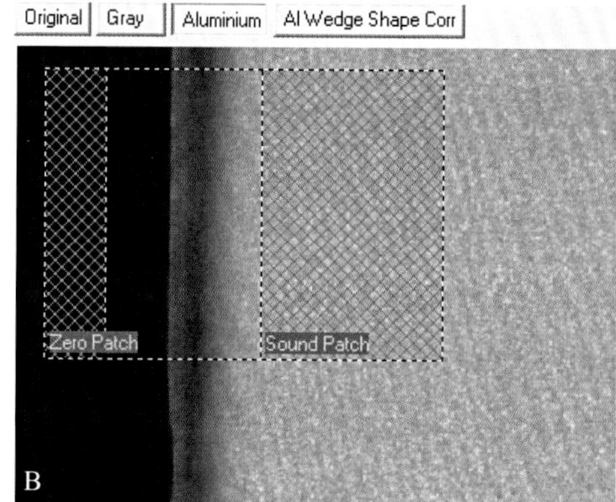

图 5-2-14　TMR 2006 数据分析

A. 启动 TMR 2006 软件，设置参数（红框内）　B. 选择需分析的病灶区域

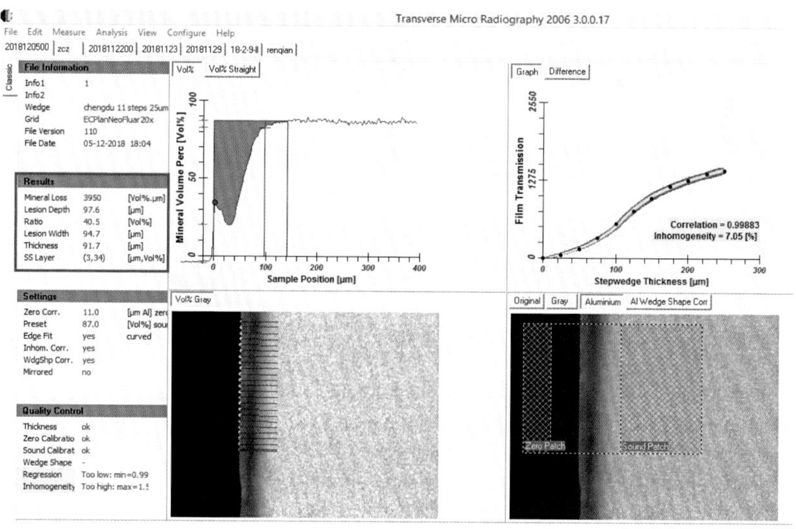

图 5-2-15　牙釉质矿物质含量分析

图中表层牙釉质相对脱矿较少，透射程度较低，与天然牙釉质龋损病变相似。牙釉质表层中矿化程度高，晶体排列致密，溶解性小，对酸的破坏具有一定抵抗力，而且在早期龋形成时，牙釉质表层成为钙和磷酸盐进出牙釉质的通道，会沉积一定的矿物质。因此，虽然牙釉质表层是与菌斑或脱矿液直接接触的界面，但其结构和矿物质含量相对损失较少，而表层下却发生较为严重的脱矿。

三、质量控制

1. 仪器使用　TMR 的照相系统和成像系统安装时已调试正确，在使用期间勿私自移动、拆机等，并定期联系工程师对 X 线装置进行维护保养，测试系统功能与稳定性。

2. 样本制备　制备标准的铝阶楔块和符合要求的牙样本。

3. 成像条件

（1）确保感光乳剂底片、显影剂和定影剂质量，严格控制显影时间，获得标准的 X 线底片。

（2）根据标准的铝阶楔块影像的灰度级，获得的多项式拟合系数必须大于 99.9%，非均匀性应小于 1.5%。

需要注意：

1. 仪器使用 X线照射过程中注意自我防护，切勿在照射过程中打开X线装置的柜门。

2. 样本制备 制备样本时，两切割点必须与样本唇侧或颊侧平面垂直，牙薄切片上下两端保持平行光滑，而且薄切片厚度不大于 120μm，以尽量避免人为操作引起的误差。

3. 成像条件

（1）整个显微放射成像过程务必保证在暗室中进行，一旦乳化剂底片与X线以外的其他光量子接触，将会发生同样的氧化还原反应，从而影响实验结果。

（2）TMR 成像及数据分析对 X 线底片质量要求非常高，因此照射前在乳化剂上方放置样本时应轻柔；显影及定影取底片时应夹底片边缘，避免将铝阶楔块和样本的影像刮花；而且在图像采集时，视野内应干净均匀，避免出现碎片和灰尘等，否则均会造成实验的人为误差。

（皮彩霞）

第三节　X 线单晶衍射技术

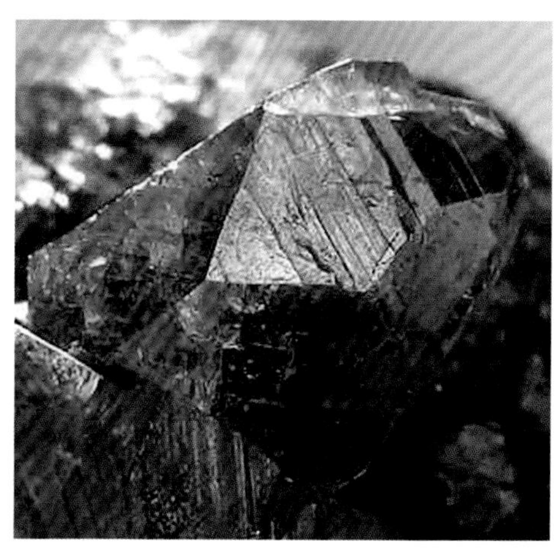
图 5-3-1　典型晶体样品照片

物质和材料的性能与其晶体结构密切相关，包括盐类、金属、矿物质、半导体在内的许多物质都可以形成晶体（图 5-3-1），因此 X 线晶体学是许多学科研究的基础。1923 年，科学家测定了第一个有机物——六甲基四胺的晶体结构，随后，对有机物、配位化合物、金属有机化合物等的晶体结构研究取得了迅速发展。在过去的二十年中，X 线晶体学技术的应用对小分子的结构和内容测定起到了决定性的作用，此外，也帮助揭示了很多生物大分子（如维生素、蛋白质及核酸）的结构和功能。时至今日，X 线晶体学仍然是从原子尺度研究物质结构的重要方法。

20 世纪 80 年代，由于计算机的广泛应用，实现了单晶结构分析的自动化，用于分析蛋白质的晶体结构。在此基础上发展出 X 线单晶衍射（X ray single crystal diffraction）技术用于测定物质的晶体结构，利用该技术可以获得样品的晶胞参数、键长、键角、构象、氢键、分子间堆积作用的重要信息。

一、原理与用途

1. 原理　晶体是一种分子（或原子）有规律重复排列的固体物质。当把分子（或原子）抽象为一个点，晶体可以视为空间点阵处理。因此，晶体结构就可建立在结构基元加点阵的图像上。X 线在高真空下，由高电压下的加速电子流冲击金属（如 Cu 或 Mo）靶面产生。每种金属产生的射线对应一个特定的波长。衍射方向和强度，即衍射花样取决于晶体的内部结构及其周期性，描述衍射方向可用劳埃（Laue）方程和布拉格（Bragg）方程。晶体的点阵结构类同于光栅，X 线照射时就会产生衍射效应。衍射点是分立的、不连续的，只会在某些方向出现。根据衍射原理可推导出适用于真实晶体的三维劳埃方程：

$$a\cos\boldsymbol{\theta}_{a0} + a\cos\boldsymbol{\theta}_{a} = h\lambda$$
$$b\cos\boldsymbol{\theta}_{b0} + b\cos\boldsymbol{\theta}_{b} = k\lambda$$
$$c\cos\boldsymbol{\theta}_{c0} + c\cos\boldsymbol{\theta}_{c} = l\lambda$$

公式中，θ 为衍射角，λ 为波长，a、b、c 为三个方向的坐标。劳埃方程是产生衍射的严格条件，满足就会产生衍射，形成衍射点（reflection）（图 5-3-2A）。在 Laue 方程中，λ 的系数 h、k、l 被称为衍射指标，它们必须为整数，与晶面指标（h、k、l）的区别是，可以不互质。X-射线散射是由核外电子引起的，故原子散射强度约正比于原子序数，并与电子分布和衍射角 θ 和波长 λ 有关。在考虑到每一个原子对应的相角差不一样的情况下，晶胞中所有原子的贡献加和起来，就得到结构因子。实际上，衍射实验无法记录相角 α 值，而只能得到结构因子的振幅值。因此，求出相角就成了单晶结构分析中的中心问题，称为相角问题。

晶体测试获取晶体数据的原理如图 5-3-2B 所示。

典型的四圆单晶衍射仪（four-circle single crystal diffractometer）的组成（图 5-3-3）包括：增强型 Mo 光源（适合于小分子晶体分析）、高灵敏度 CCD 探测器、水冷装置、四圆 Kappa 测角仪、晶体样品放大和录像装置、计算机控制系统。如图 5-3-4 所示，X 线发生器产生 X 线，投射到一粒晶体样品上会发生衍射，单晶衍射仪采用高灵敏度 CCD 作为探测器（衍射线接收测量系统），通过配备的电子计算机进行自动控制并依次自动收集衍射点的强度数据，图像分析处理系统对衍射线的分析可以解析出原子在晶体中的排列规律，即晶体结构与晶格参数，从而简化了测试过程，极大地提高了数据的精确度。

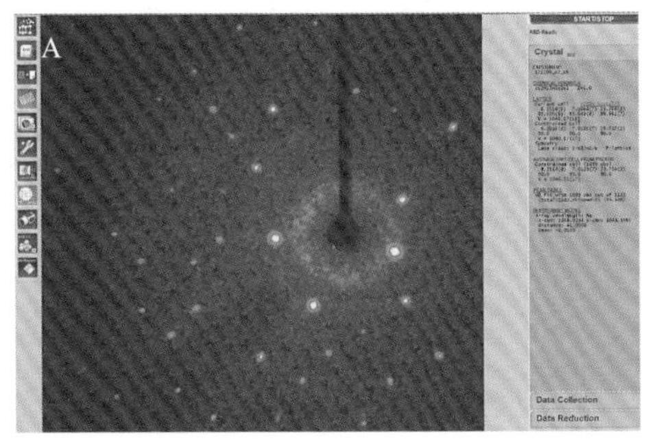

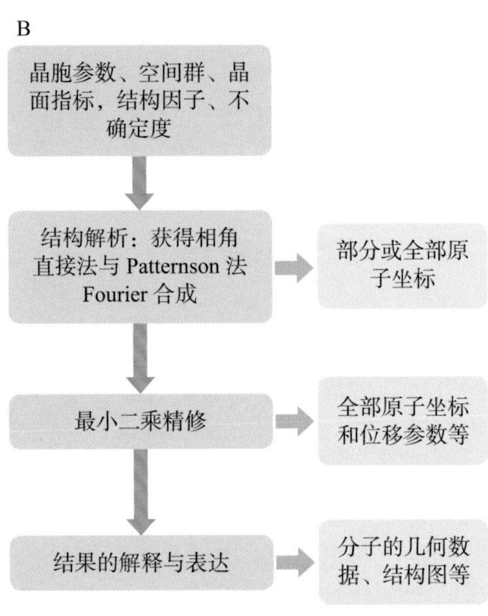

图 5-3-2　获取晶体数据的晶体测试

A. 晶体衍射点　B. 晶体测试原理

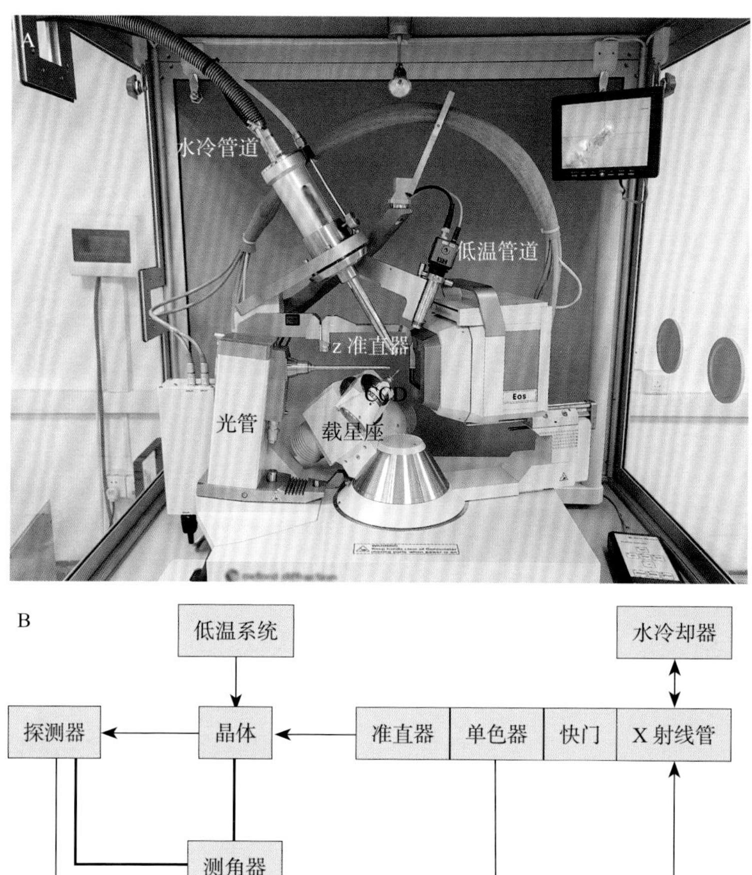

图 5-3-3　四圆单晶衍射仪的组成

A. X 线单晶衍射仪　B. X 线单晶衍射仪组成

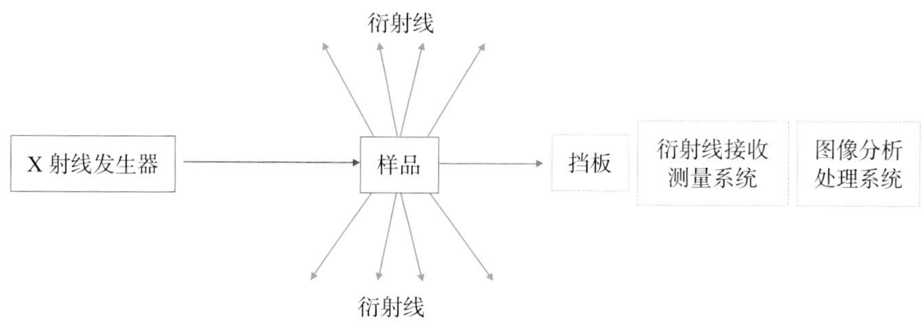

图 5-3-4　X 线单晶衍射仪测试系统

2. 用途　X线单晶衍射技术可确定晶体结构在三维空间中的重复周期（即晶胞参数）和晶胞中每个原子的三维坐标，可准确地测定样品的分子和晶体结构。X线单晶衍射技术在化学、物理学、生物学、材料科学以及矿物学等领域中都有广泛而重要的应用，是认识物质微观结构的重要工具。

二、仪器使用

晶体样品从测试到解析的完整流程如图5-3-5所示，整个结构分析过程包括：晶体的选择与安置；测定晶胞参数与基本对称性；测定衍射强度数据；衍射数据的还原与校正；结构解析；结构精修；结果的表达与解释。

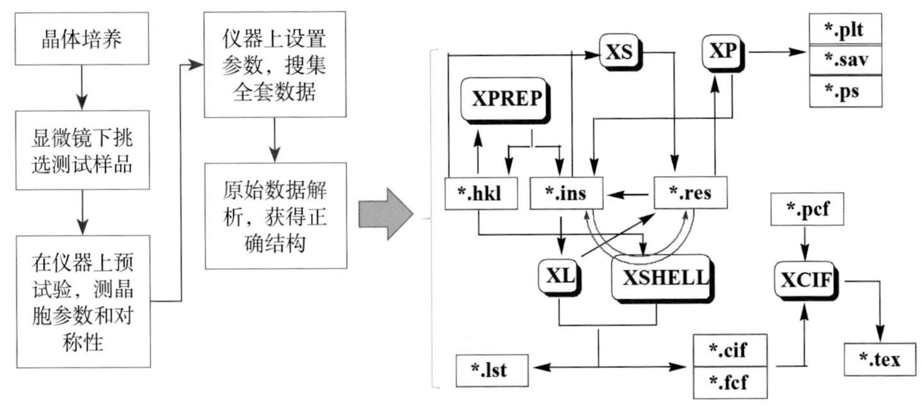

图5-3-5　晶体样品从测试到解析获取结构信息

1. 样品制备

（1）晶体培养：该仪器可测试的样品类型包括无机物、有机物、有机金属配合物、药物、大环分子等晶体。

1）简单样品：对于粉末状物质，应该先将其培养为晶体物质再进行测试。一般可采用最为简单的饱和溶液结晶法。为了得到形态规则的晶体样品，通常选用较低浓度的饱和溶液进行培养。可选择多种溶剂或者混合溶剂进行培养。根据样品的属性选择不同类型的溶剂进行结晶，一般一周内可结出不错的晶体。品质好的晶体，应该是透明、无裂痕、表面干净、有光泽、外形规整的颗粒。

2）难溶样品：对于特别难以溶解的化合物，可以采用水热法或溶剂热法培养晶体。具体操作是：将难溶化合物与水溶液一起放在密闭的耐高压容器（即反应釜）里，将混合物加热到120～600℃时，容器中的压力可达几百个大气压，导致很多化合物在超临界液体中溶解并且在慢慢降温过程中结晶。根据实际需要，也可采用有机溶剂进行类似的反应。

（2）制样：需在显微镜下仔细挑选尺寸合适的样品，晶体尺寸是决定衍射数据好坏的重要因素，理想的尺寸有利于提升晶体的衍射能力和减小吸收效应。

以标准晶体为例说明制样过程：①为防止切割时晶体飞溅，先在一片干净的载玻片上涂上少量凡士林，将晶体放入凡士林中准备切割；②选择三个尺寸相近的方向（否则对衍射的吸收有差别）进行切割，体积过大的样品可用解剖刀来切割；③将晶体切割成 0.1 ~ 0.3mm 的小晶体，经切割后的晶体断面应比较平整，再用针尖轻轻刮去晶体表面所黏附的细小碎粒。

（3）送样准备：在送样测试前，样品推荐先进行磁共振、元素分析或其他能够表征其基本结构、正确分子式或成分的测试；测试时尽量提供样品合成时的原料、溶剂等信息；一些不够稳定的样品推荐采用低温测试。

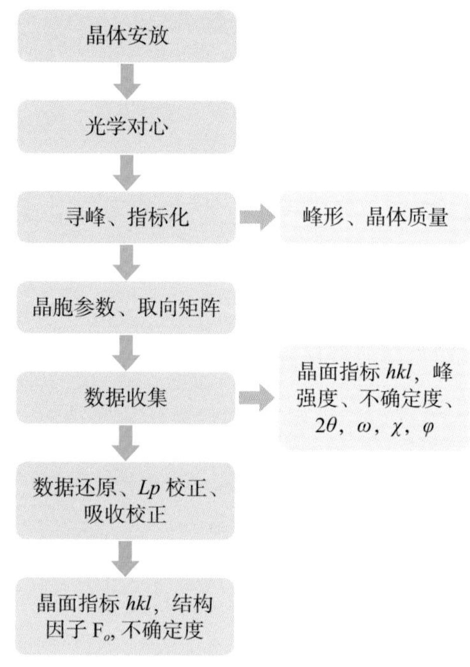

图 5-3-6　晶体测试过程

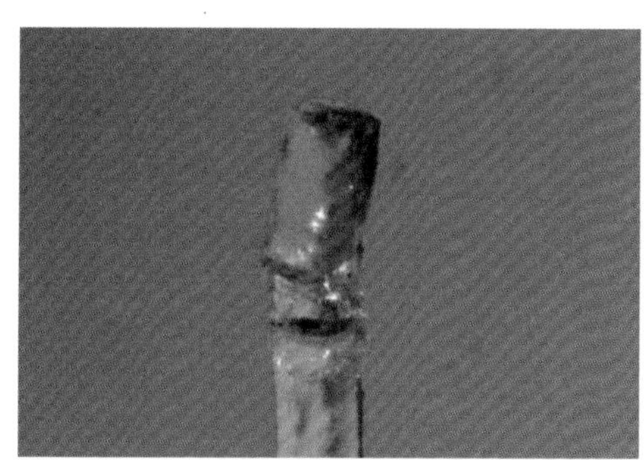

图 5-3-7　粘在样品杆毛细玻璃丝顶端的晶体

2．操作流程　晶体的标准测试过程如图 5-3-6 所示。

（1）上样：用仪器自带的粘晶杆挑出晶体，用透明胶液将样品粘在样品杆的毛细玻璃丝顶端（图 5-3-7），再将样品杆安置于仪器测试平台 X 线管前方固定的测试位置上，使待测晶体样品位于 X 线管的光路上。

（2）设置测试软件

1）打开晶体数据测试软件（图 5-3-8），待 CCD 程序降温至 −40℃时，设置 X 线管电压和电流分别为 50kV 和 40mA。

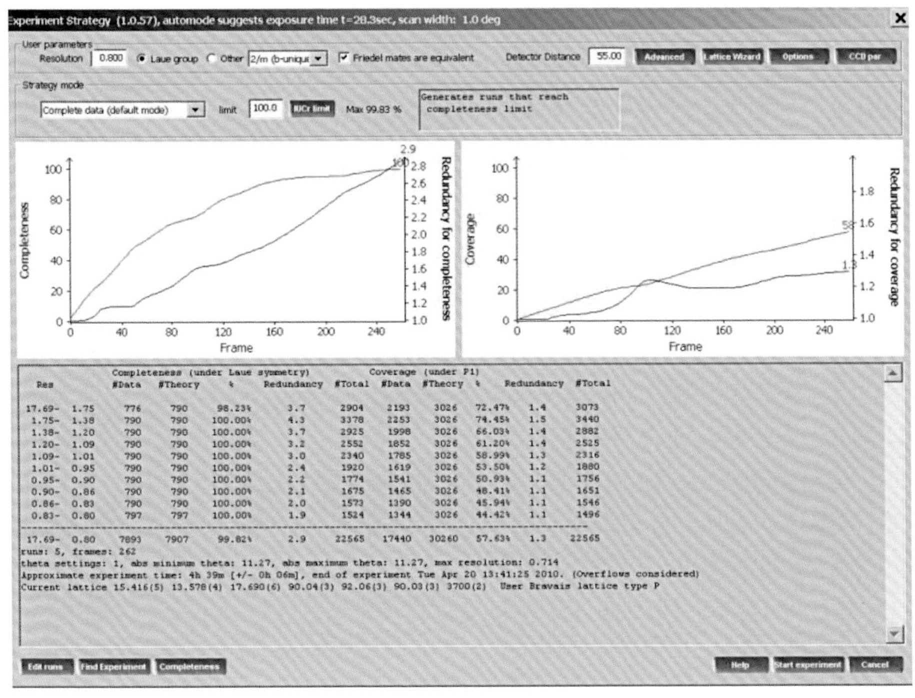

图 5-3-8　晶体测试软件界面

需要注意：

使用低温装置要检查低温喷头两头是否通气，并设置好工作参数。

2）设定测试参数：采集数据的最高分辨率依据 IUCR（国际晶体协会）的要求来设置，Mo 光源为 0.80Å，Cu 光源为 0.836Å。此外，需要根据所测晶体的对称性（Laue 群）计算数据收集策略。默认为程序根据预实验结果自动选择晶系，也可选择以完整度、冗余值或实验时间等为目标来计算数据收集策略，默认选择收集 100% 完整数据。

需要注意：

假如其中一个晶轴长度超过 40Å，或发现部分衍射点有重叠现象，则需要适当增加距离。在实验时间允许下，尽量降低衍射点的重叠率，而减小扫描宽度和增大检测器-样品距离都能够改善衍射点重叠现象。

需要进行手动处理数据的一些情况：①重新确定晶胞或晶系；②选择不同的数据处理方法（如扣除背景模式）以提高还原数据质量；③测定不含重

于 P 元素的有机化合物晶体的绝对构型；④孪晶（twinning）、无公度晶体等特殊情况。

3）关于 Mo 靶和 Cu 靶 X 线的选择：对于常用的 Mo 光源衍射数据，如果结构中只含有 C、N 和 O 等小于 Si 的轻原子时，Friedel 对的反常散射差别不明显。因此，绝对构型翻转时，R 因子的区别通常只有 0.001 甚至更小，在实验误差范围内可以忽略不计。这时，绝对构型无法确定。如果有 P 或更重的原子时，Friedel 对的区别比较明显，翻转绝对构型可以引起 R 因子较明显的变化，从而可以区分绝对构型。

由于 Cu 光源的波长大约为 Mo 光源波长的 2 倍，其能量明显低于后者。因此，在相同功率条件下，Cu 靶 X 线的通量明显大于后者，这对于衍射能力弱的晶体是十分有利的，但是晶体对其吸收能力也较强，可能需要精确的吸收校正。当然，对于晶胞很大的晶体，衍射斑点的分散，有利于获得每个衍射点的精确强度及其背景数值，因而十分有利于有机物或天然产物绝对构型的测定上。

需要注意：

Mo 和 Cu 两种射线各有利弊，各有特点。在一般情况下，选用 Mo 靶 X 线可满足大部分晶体的测试需求。

（3）预实验：首先进行预试验，测试样品的晶胞参数（cell parameters）和空间群，以估计完整测试所需时间。

预实验通过收集几十帧衍射照片的衍射点以确定初始晶胞参数。预实验可以获得百分比表示的衍射点指标化率，也可理解为当前晶胞与已收集到的所有衍射点的吻合程度，是晶体质量的一个重要评估指标。指标化率较低的晶体可能为孪晶或者多晶。建议挑选指标化率高于 70% 的晶体收集数据。同批样品建议尝试 3 个晶体，选用指标化率最高的收集数据。预实验后，选择各项测试参数，开始正式的完整收集衍射数据流程。

关于衍射点的考察，以 Mo 靶射线源仪器（CCD 探测器）为例，不同类型的晶体具有不同的衍射强度。晶体的好坏可由衍射点来进行初步判断，如图 5-3-9 所示，衍射点可真实反映晶体的质量。在正式搜集数据前，先进行几分钟的预扫描实验，估计其晶胞参数，确定曝光的强弱，根据搜集的衍射点来判断曝光时间。如果衍射点又圆又大，且圆的中心还有强衍射点的话，就说明曝光时间长了，衍射太强，就需要把曝光时间设置短些；如果衍射点小，颜色浅，说明衍射较弱，等效点平均标准误差值就会增大，搜集到的数据就无法使用，就需要增加曝光时间。如果晶胞的体积较大，那么曝光时间也要适当延长，以搜集更多的衍射点。

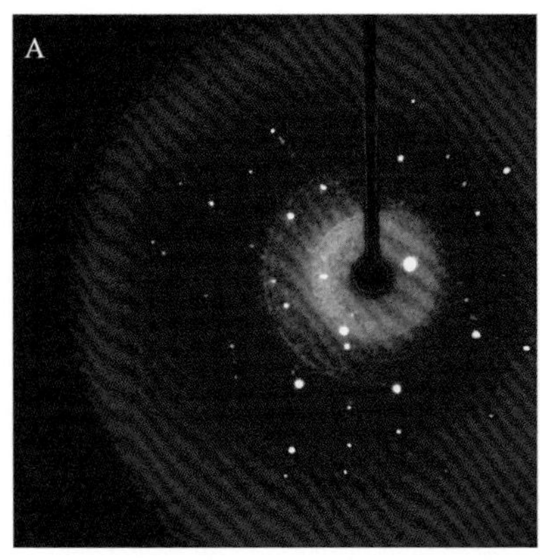

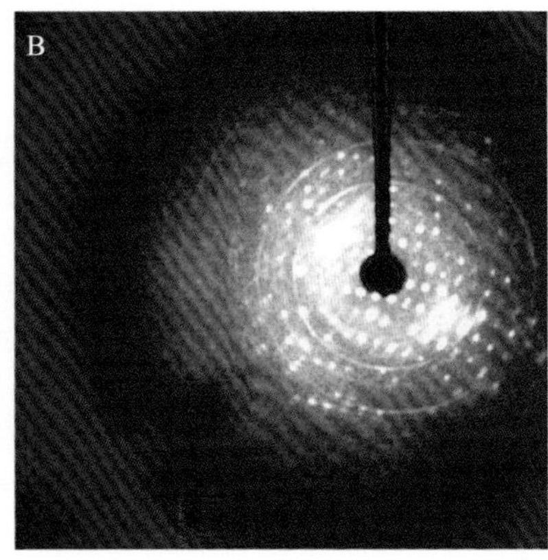

图 5-3-9　衍射点照片

A. 好的衍射点　B. 较差的衍射点

（4）正式测试：依据对称性、晶胞参数和晶体大小设置各项测试参数，包括劳埃群、间距、长轴、曝光时间、测试步长、冗余值等。设置好后，开始完整测试，搜集数据。

3. 数据分析　晶体测量获得的数据包括：晶胞参数、衍射指标、结构振幅、可能的空间群、原子的种类和数目等。未知的数据是衍射点的相角和原子坐标，这就是解析结构所需要解决的问题。为了获得精确的结构数据，必须对有关参数进行最优化，使结构模型与实验数据之间的偏差尽可能小，这一过程称为结构精修。

（1）结构解析：采用 ShelxL 程序对采集到的数据进行解析。其顺序为：解出大体结构，初步定义各个原子，精修，修正错误原子，精选，原子编号，精修，加入各项限制条件，精修，直至获得完整的结构，并且避免出现晶体学和化学方面的错误。以标准晶体（Ylid）为例，可以了解晶体结构解析的详细过程（图 5-3-10）。从仪器搜集数据（约 15min）得到电子云密度峰（Q 峰），通过尝试将 Q 峰转变为相应种类的原子，进而各向异性和加氢处理，即可获得该物质的正确结构。该例子详细讲述了怎样从原始数据获得正确结构的数据处理流程。

（2）结构检查

1）椭球模型：热振动椭球模型图显示原子中的电子按照一定比例占据的空间。原子在某个方向上的振动很强，其强度大于其他方向，可用于展示真实的热振动模型。如果椭球在某个方向上拉伸程度较大（如香蕉状），则说明该原子很大可能存在无序结构。

2）合理性检查：一个晶体结构首先在化学结构上必须是合理的，否则

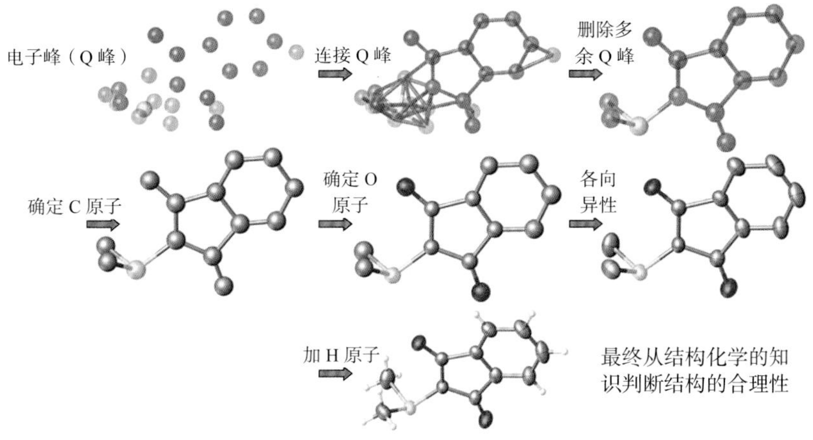

图 5-3-10　Ylid 晶体的解析过程

其结果就存在严重的错误。分子结构中的成键数目、键长、原子的配位形式、晶体的外观和颜色等都应加以考虑并严格检查。例如，如果一个碳原子出现 5 个单键，那它要么是无序，要么就是定错了原子类型，实际上其并不是碳原子；又比如，一个预计含有二价铜元素的晶体是无色的，就要考虑可能是其他金属离子或者一价铜离子。

3）结构基元：对于晶体结构来说，分子、离子或原子团在三维空间以某种结构基元（重复单位）的形式周期性重复排列即可堆积成晶体在空间的全部结构。结构基元可以是一个或多个原子（离子），也可以是单个分子，或者多个分子，或者是零点几个分子。

4．结果解读

晶体样品测定的重要参数和关键信息均列于 .cif 文件中，以列表形式输出。

（1）输出报告格式说明：一份标准的晶体数据报告格式如表 5-3-1 所示，包括样品名称、分子式、分子量、晶系、测试条件、晶胞参数、测试参数的设置范围、衍射指标范围、偏差、晶体密度、线性吸收系数、限制性参数等。

表 5-3-1　晶体数据输出报告格式说明

条目	示例	解读
identification code	Ylid（标准晶体）	文件名称
empirical formula	$C_{11}H_{10}O_2S$	分子式
formula weight	206.25	分子量

续表

条目	示例	解读
temperature/K	293.15	测试温度
crystal system	orthorhombic	晶系
space group	P212121	空间群
a/Å	5.953 9(2)	
b/Å	9.027 1(3)	
c/Å	18.372 8(7)	
α/°	90.00	晶胞参数
β/°	90.00	
γ/°	90.00	
volume/ $Å^3$	987.48(6)	晶胞体积
Z	4	晶胞中包含的分子个数
ρ_{calc} mg/mm^3	1.387	密度
μ/mm^{-1}	0.296	线性吸收系数
F(000)	432.0	一个晶胞中的电子个数
crystal size/mm^3	0.30 × 0.25 × 0.20	晶体大小
2θ range for data collection	5.72 to 52.72°	数据收集的 2θ 范围
index ranges	$-11 \leqslant h \leqslant 9$, $-10 \leqslant k \leqslant 9$, $-17 \leqslant l \leqslant 18$	数据收集的指标范围
reflections collected	5084	收集到的衍射点个数
independent reflections	3 503[R(int) = 0.0222]	独立衍射点个数
data/restraints/parameters	3 503/1/237	独立衍射点个数 / 受限参数个数 / 精修的参数个数
goodness-of-fit on F^2	1.034	一致性参数（越接近 1 越好）
final R indexes [I ＞ =2σ (I)]	R_1 = 0.039 9, wR_2 = 0.087 6	偏离因子，以结构因子平方 F^2 计算的加权偏离因子
final R indexes [all data]	R_1 = 0.050 3, wR_2 = 0.093 2	所有数据计算的偏离因子，以结构因子平方 F^2 计算的加权偏离因子
largest diff. peak/hole / e $Å^{-3}$	0.35/-0.30	电荷密度残余峰
flack parameter	−0.003(11)	绝对构型参数（越接近 0 构型越正确，越接近 1 构型必须倒反，0 和 1 之间存在外消旋）

（2）输出文件格式简介

1）cif 文件：是一种用于计算机传输的晶体学档案文件，属于自由格式，有一定的弹性，可供人和计算机阅读，主要内容包括：实验条件、晶体结构测量过程的方法与参数、化合物分子式、晶胞参数、空间群、全部原子坐标及其原子位移参数、精修结果的有关参数等；

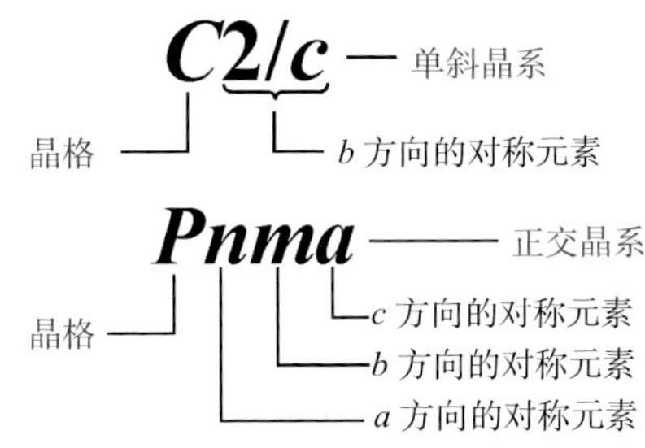

图 5-3-11　晶格符号说明示例

2）fcf 文件：结构因子文件；

3）lst 文件：反映晶体精修进展的文件；

4）res 文件：晶体精修的结果文件。

（3）晶格符号说明：将晶体所有对称性加以考虑，可分为七个晶系（crystal systems）。七个晶系加上带心晶胞就有十四种点阵形式，即 Bravais 晶格。符号中，第一个斜体大写字母表示 Bravais 点阵的种类，其后最多三个位置，表示主要的对称操作，字母小写用斜体，数字用正体。实例如图 5-3-11 所示，包括晶格名称、对称元素、晶系的说明，各类晶格符号及意义可参考晶体手册或结构化学教材。

（4）晶体空间堆积图：一种典型的晶体空间堆积图如图 5-3-12 所示。

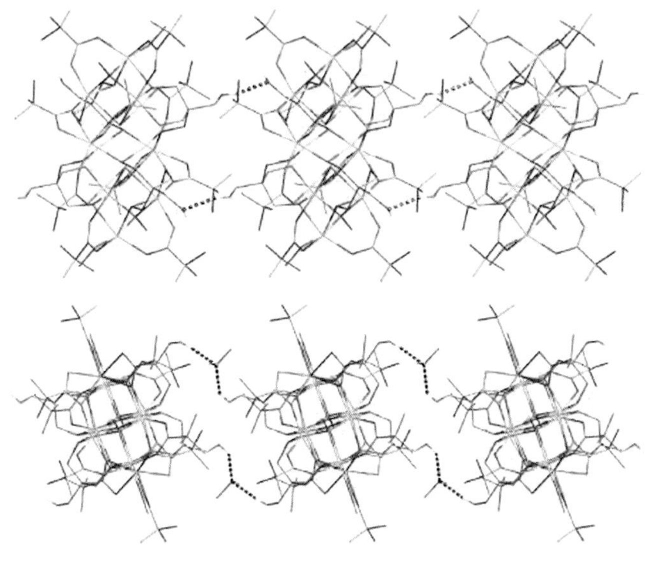

图 5-3-12　一种晶体样品的空间排列

分子在三维空间中，在分子间相互作用（如氢键、范德华力、π-π 作用）基础上形成有序排列。可由多种软件（如 Ortep，Diamond，Mercury，Platon 等）根据晶体数据输出文件（如 Res，cif 等）做出晶体空间堆积图。

（5）数据结果的检查：晶体数据 cif 文件可在网上检查。检查结果分为 A、B、C、G 四类错误。其中 A 类为严重错误，包括分子式、对称性、数据收敛性、吸收校正、违反化学规律等，一般需重新检查数据进行修正或解释；B 类错误为潜在严重问题，包括化学键、分子量、原子位移参数等，一般也需尽量修正；C 类错误为一般性需要检查的问题；G 类错误为普通问题。其中，A、B 类问题最为严重，且会导致其他类型的问题出现。

（6）与粉末测试结果对比：在条件充裕时，可考虑将单晶衍射结果与粉末衍射数据进行对比，从而可拓宽对分子结构的认识，这在药物结构确认中特别有用。以灰黄霉素为例，通过对比粉末衍射和单晶衍射所得的键长和键角数值，可发现偏差发生在灰黄霉素五元环中的羰基相连部位，这样有利于对药物分子性质的深入研究。

三、质量控制

该仪器提供了用于定期测试系统功能与稳定性的标准晶体。每半年需要将标准晶体的测试结果与参考值进行比较可明确测试得到的数据是否准确。

需要注意：

1. 特殊样品测试　一些晶体样品在空气中容易变质，在测试过程中很快变坏，表现在样品颜色变深，表面塌陷，或是直接熔化掉，这样就无法获得晶体数据。在这种情况下，可采用硼玻璃封管测试或者低温测试（图 5-3-13）。不含 P 以上重原子的有机物晶体在 Mo 靶仪器上无法测定其绝

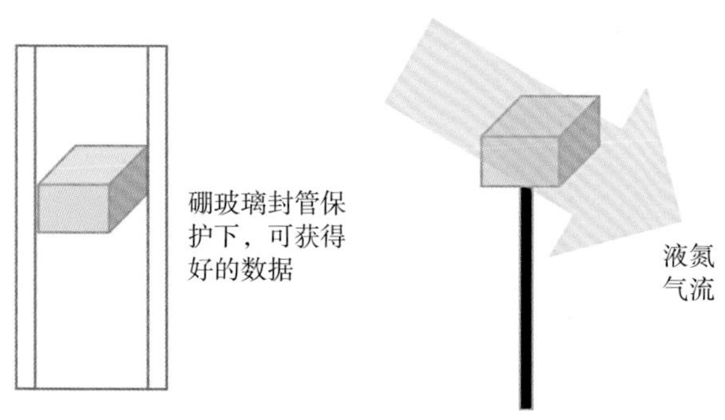

图 5-3-13　硼玻璃管封闭样品和液氮保护下的晶体测试

对构型，因此可以采用对样品进行卤代，或制备成磷酸盐、硫酸盐、盐酸盐等晶体进行测试。而对于 Cu 靶单晶衍射仪则不存在这种限制。

2. 无序现象的处理　当一种物质大部分结构长程有序（long-range ordered），仅有小部分结构无序（structural disorder）时，其晶体结构可用通常的方法进行解析。无序的种类有很多，其中常见的包括：①位置占有率无序；②位置无序和取向无序。遇到无序现象时需在解析过程中采用原子裂分处理。

3. 孪晶现象的处理　在晶体样品中，除单晶外，相当一部分是孪晶。孪晶就是在一个晶体中，同时存在两个（或多个）点阵结构相同的晶畴，这些晶畴取向不同或互为镜像。所谓晶畴（crystal domain）是指晶体中由同一点阵结构贯穿的区域（图 5-3-14）。遇到孪晶的情况可手动还原数据，找出孪晶晶畴，采用 hkl5（单晶采用 hkl4）文件精修数据。

图 5-3-14　孪晶晶格

（罗代兵）

第六章

计算机断层成像技术

计算机断层成像技术（computed tomography, CT）是将不同角度X线扫描的断面信息数字化成为若干像素组成的矩阵，无论扫描的层厚大小，CT扫描的层面始终是三维的体积信息。

第一节　计算机断层成像基础

CT 机的 X 线在准直器作用下，发出的 X 线呈一定厚度的笔形或扇形束穿过相同厚度的人体断层，使用直线或旋转的运动方式以脉冲形式依次从不同投射角度穿过人体的同一断层，利用 X 线的衰减特性并重建成一个指定的图像，在根据所得数据由计算机计算出这一断层矩阵中每个像素的密度值（CT 值）组成数字矩阵，以灰阶形式显示在显示器上。

一、CT 成像原理及图像特点

数字图像中代表像素 CT 值的亮度是人为设置的。窗宽代表显示器中最亮灰阶设为 1 000HU 的 CT 值与最暗灰阶设为 −1 000HU 的 CT 值之间的跨度，窗位是表示窗宽上限的 CT 值与下限的 CT 值之间的中心值。窗宽确定所观察图像中 CT 值变化的跨度，窗位则决定观察变化的区域。在数字图像优势下，图像质量不断提高，CT 值的应用使得靠肉眼来识别判断的密度差别转变为量化的比较，从而保证了密度差别观察的统一性和精准性，也就是 CT 图像测量中用于表示组织密度的统一计量单位。如肉眼能观察识别均为低密度组织，CT 值在 −30 ~ −100HU 左右的是脂肪组织；CT 值在 0HU 左右的多为水样组织；CT 值在 −1 000HU 左右的为气体。在通过 CT 值的测量对比后，可清楚确认异常表现的存在。骨密度减低时无法单靠肉眼进行确认，通过 CT 可对比相同部位正常骨组织 CT 值。为了解组织的供血和周边组织病变程度，可通过增强前后的 CT 值进行对比。需要观察不同组织或病变时，需要选择适当的窗宽和窗位。如骨病的密度变化一般采用一百个以上 CT 值来计算，且变化幅度较大，故窗宽要宽，以 2 000HU 以上为宜。

二、仪器使用

全面了解临床检查要求，根据受试者情况，设计 CT 检查程序和扫描方案。检查开始前需要根据情况对受检者进行检查告知及体位摆放，进一步进行扫描模式选择、图像拍摄、图像重建与处理获取相应数据（图 6-1-1）。

（一）准备工作

与受检者交代检查注意事项，呼吸及指令的训练，以取得配合；对受检者正确摆位，中轴线平行或重合、左右对称；对比增强扫描禁忌证；抑制或减少运动脏器所产生伪影的措施。

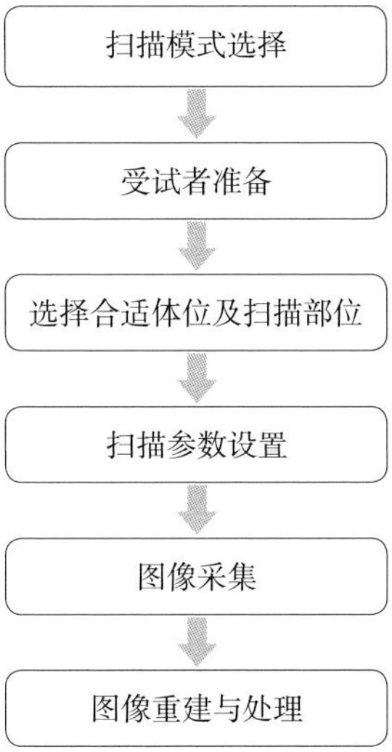

扫描模式选择 → 受试者准备 → 选择合适体位及扫描部位 → 扫描参数设置 → 图像采集 → 图像重建与处理

图 6-1-1　计算机断层扫描成像技术流程图

需要注意：

头颈部扫描时，需摘除耳环、发夹或项链等金属物品。对于不合作受试者，如婴儿、烦躁状态患者，需给予镇静或麻醉处理后再行检查。

（二）CT 扫描技术

1．CT 的常规扫描　又称平扫，是按照定位片所定义的扫描范围逐层扫描，直至完成一个或数个器官或部位的扫描。

2．CT 的增强扫描　采用人工的方法将对比剂注入体内并进行 CT 扫描检查称为 CT 增强扫描，其作用是增强体内需观察的物体对比度。

注射对比剂后血液内碘浓度增高，血管和血供丰富的组织器官或病变组织含碘量升高，而血供少的病变组织含碘量较低，使正常组织与病变组织之间由于碘浓度差形成密度差，有利于病变的显示和区别。如血管在常规平扫中与软组织密度相仿，注入对比剂后可清楚地分辨器官或组织内的血管情况。另外，利用血供的情况还可区别良、恶性肿瘤和较小的病灶。其他如空腔性脏器引入对比剂后，可进一步清晰地显示被检器官的情况。

3．薄层扫描　薄层扫描一般指层厚小于 5mm 的扫描，非螺旋和单螺旋 CT 机最薄的层厚一般可达 1mm，而多层螺旋 CT 机，最薄的扫描层厚可达 0.5mm。

薄层扫描的优点是能减少部分容积效应，真实地反映病灶及组织器官内部的结构。一般用于较小病灶或较小器官的检查。扫描层厚越薄，图像的空间分辨率越高。

4．高分辨率扫描　高分辨率扫描通常须采用较薄的扫描层厚（1 ~ 2mm）和高分辨率图像重建算法，结果能得到高分辨率的扫描图像。

高分辨率 CT 扫描由于分辨率高，受部分容积效应影响小，对结节内部结构和边缘形态的显示更清晰。

5．动态扫描　动态扫描可分为动态单层扫描和动态多层扫描。

动态单层扫描是在短时间内完成某一预定扫描范围的扫描方式，这种扫描方法能在少于非螺旋扫描约 1/3 之一的时间内，完成一个部位或由定位片确定的整个扫描范围，故对一些不能自主控制、躁动的急诊病人，或需在短时间内完成扫描的病例有一定帮助。动态单层或动态序列是对某一选定的层面作时间序列的扫描，整个扫描过程中，被扫描的层面不变，而只有时间间隔的变化。动态多层基本与动态序列相同，差别仅仅是动态多层在所定的时间序列中作多层的重复扫描，而动态序列只作某一层的重复扫描。这两种扫描方法在增强扫描中，通过软件都能得到对比剂-时间增强曲线，有助于某些疾病的诊断。

需要注意：

1. 安静、制动是 CT 检查成功的关键。受试者需遵照要求摆好体位不动直至检查完毕。
2. 增强扫描受试者如无不良反应，拔去针头再离开，同时注意对穿刺口压迫止血。离开后注意有无迟发不良反应，如有不适需及时处理。增强检查后受检者需多喝水、多排尿。

（三）CT 重建方法与图像后处理技术

1. CT 重建方法　包括断层图像重建、反投影法、迭代法、滤波反投影法以及傅里叶重建法。

（1）断层图像重建：是一个对检测数据进行数学运算和对图像数据进行显示的过程。此过程以扫描检测所得的衰减系数线积分数据集为基础，经数据校正，按一定的图像重建算法，通过运算，得到衰减系数具体的二维分布，以灰度形式显示，从而生成断层图像。图像重建的关键是重建算法。

（2）反投影法：又称总和法或线性叠加法。射线穿过断面所检测到的数据称为投影，把射线路径对应于图像上的所有像素点赋以相同的投影值则称反投影，反投影以灰度表示，形成一个图形或图案。对断层各个方向上的投影完成反投影并形成相应的图形或图案，将所有的反投影图形或图案叠加，通过反投影法重建断层图像。这种方法是 CT 其他成像算法的基础。

（3）迭代法：又称逐次近似法。是利用每个投影方向上探测器穿过物体时获得的投影值，再将正投影数据与探测器实际采集的投影数据进行比较，根据两者的差异获得一个修正值，再用这些修正值修正各对应射线穿过物体后的诸像素值。不断重复此过程，直到计算值和实测值接近并达到要求的精度为止。

（4）滤波反投影法：又称卷积反投影法。是由检测器上获得的原始数据与一个滤波函数进行卷积运算，得到各方向卷积的投影函数；然后再把它们从各方向进行反投影，即按其原路径平均分配到每一矩阵元上，进行叠加后得到每一矩阵元的 CT 值；再经过适当处理后就可以得到被扫描物体的断层图像。卷积反投影可消除单纯反投影产生的边缘失锐效应，补偿投影中的高频成分，并降低投影中心密度，以保证重建图像边缘清晰和内部分布均匀。

（5）傅里叶重建法：傅里叶重建法也是解析法之一。是图像频率的表征图像中灰度变化剧烈程度的指标，是灰度在平面空间上的梯度。傅里叶变换法是将图像从空间域转换到频率域表达图像的数学计算方法。

2．CT 图像后处理技术　CT 图像后处理方法是通过对原始数据的二维图像和三维图像进行重建，能以任意平面和角度对复杂的部位和器官进行病变位置、范围与周围组织之间的关系，提供方便精准定位、易于直观查找周围组织的影像图像。

（1）多平面重建（multiplanar reconstruction，MPR）：是从原始横轴位图像的数据叠加成三维数据。重建成冠状、矢状、横断面及斜面的二维断层图像。用于通过调整不同位置和角度观察不同的断面图像。所以，多层面螺旋 CT 的 MPR 图像是作为 CT 图像诊断的金标准。用于弥补横断面图像观察周围的组织结构。

（2）曲面重建（curved planar reconstruction，CPR）：是 MPR 的另一种特殊处理方式。可通过选择横轴、冠状及矢状面按器官轴位线的曲面经过层面进行数据重建，形成展开拉直的图像。但曲面图像的准确性与客观性受处理者操作影响，准确性有一定误差。

（3）最大密度投影（maximal intensity projection，MIP）：MIP 是把扫描后的图像数据迭代起来，把高密度部分做一个投影，低密度部分则删掉，形成这些高密度部分三维结构的二维投影，因而可以随意多角度的做投影。因为成像数据取自三维容积数据中密度最大的像素值，其优势是可以较真实地反映组织的密度差异。广泛用于血管成像，能清晰显示造影剂增强的血管形态、走行、血管壁异常改变的程度以及范围。

（4）表面重建（surface shaded display，SSD）：SSD 是应用最早的三维图像后处理技术。是对高于所设定域值的表面数据，进行遮盖计算机软件模拟的光源成像的技术。SSD 图像能较好的描绘出复杂的三维结构，尤其是在有重叠的区域。

（5）容积重建（volume reconstruction，VR）：VR 图像是利用三维重建技术，先确定扫描容积内的像素密度直方图，以直方图的不同峰值代表不同组织，然后计算每个像素中的不同组织百分比，再换算成不同灰阶，以不同灰阶及不同透明度三维显示扫描容积内的结构。

（6）仿真内镜（virtual endoscopy，VE）：使用螺旋扫描所得的三维数据重建出三维立体图像，利用计算机远景投影功能不断调整视屏距、物屏距及光源的方向，以腔内为视角，依次调整物屏距，产生被观察物体不断靠近模拟视点并逐渐放大的许多图像，将这些图像连续回放，在动态观察中产生类似真正内镜的效果。

（四）常见口腔颌面部疾病 CT 表现

1. 上颌窦肿瘤　上颌窦肿瘤的特征性 CT 表现是窦腔内软组织肿物合并骨质破坏。

（1）上颌窦内不规则软组织肿块，密度不均匀，可占据整个窦腔，其内坏死和囊变呈低密度，部分瘤体内可见钙化。

（2）肿瘤多呈浸润性生长，绝大多数可见不同程度骨质破坏，并沿破坏区向周围侵犯：①向上可侵入眼眶、筛窦，可通过筛窦进入颅内；②向后可进入颞下窝、翼腭窝，表现为其内肌间隙模糊；③向前侵犯面颊部，形成软组织肿块，④向下破坏牙槽骨。

（3）增强扫描见不均匀强化，坏死、囊变区不强化。

2. 腮腺区肿瘤　CT 平扫示良性肿瘤呈圆形或分叶状边界清楚的等密度或稍高密度区；CT 增强示肿瘤均匀轻–中等强化。CT 平扫恶性肿瘤呈边界清稍高密度区，内密度不均匀；CT 增强见肿瘤呈不均匀强化，常合并淋巴结肿大。

3. 颞下颌关节紊乱病　CT 图像对关节盘变形移位显示欠佳，对关节骨质改变有很好的显示。

三、质量控制

（一）血管对比剂应用

包括提高正常组织和病变组织对比度，帮助病变进行组织学定性，在增强扫描的情况下，对病变组织内部有无坏死、囊变以及病变本身周围组织是否存在水肿进行诊断。对于恶性肿瘤，在增强扫描情况下，可以更清楚显示周围脏器是否被侵犯以及其他部位的转移，或者淋巴结的肿大，并且直接提示肿瘤分期。

（二）噪声

噪声是单位体积之间光子量不均衡导致采样过程中接收到的某些干扰正常信号的信息，信噪比会因此而降低，主要影响图像的密度分辨力，使图像模糊失真。图像表现为均匀性差，呈颗粒性，密度分辨率明显下降。影响噪声水平的因素有：扫描条件、肢体大小、层厚、螺距，还有重建矩阵、范围、算法等因素。

（三）伪影

被扫描物体中并不存在而图像上却出现的各种形态的影像。主要有运动伪影和高密度伪影。运动伪影是扫描过程中受试者身体不配合运动所致的伪影，运动伪影常产生粗细不等、黑白相间的条状伪影和多条相交的伪影。扫描过程中金属、坚硬骨组织或相邻部位密度差太大会引起高密度伪影。

（鲁曦）

第二节　显微计算机断层成像技术

显微计算机断层成像（micro computed tomography，microCT），又称微型 CT、显微 CT，是一种非破坏性的 3D 成像技术，可以在不破坏样本的情况下对各种离体样品、活体小动物等进行高分辨率二维和三维分析及内部显微结构观察。

microCT 技术诞生于骨研究的推动之下。由于 CT 扫描可以很好地区分骨与软组织，这一技术一经面世就受到了骨研究领域的追捧。1989 年，Feldkamp 等制造了世界上第一台 microCT 扫描仪，用于分析骨小梁的三维微观结构。最初，microCT 只是少数几个研究小组使用的实验技术。然而，随着 1994 年第一台商用 microCT 扫描仪的问世，这项技术迅速成为骨研究的标准。如今，已有多家厂商生产制造各种不同类型的扫描仪，涵盖了从体内测量到微米级骨组织分析的众多应用。

一、原理与用途

microCT 成像原理（图 6-2-1）为通过微焦点 X 线管连续产生 X 线束，经准直器和滤波器处理后，穿过固定在样品管中的样品；样品不同部位由于结构、密度等存在差异，对射线具有不同的吸收率，未被样品吸收的 X 线经探测器收集得到不同的信号，输入计算机后经过图像处理算法的计算可还原出样品在某一角度的二维图像。为了获得样品的三维图像，X 线管及探测器或样品会进行精确定位和旋转，从而对样品进行 360° 投影与信号采集，最后通过一定的图像重建算法对样品进行三维结构再现（图 6-2-2）。

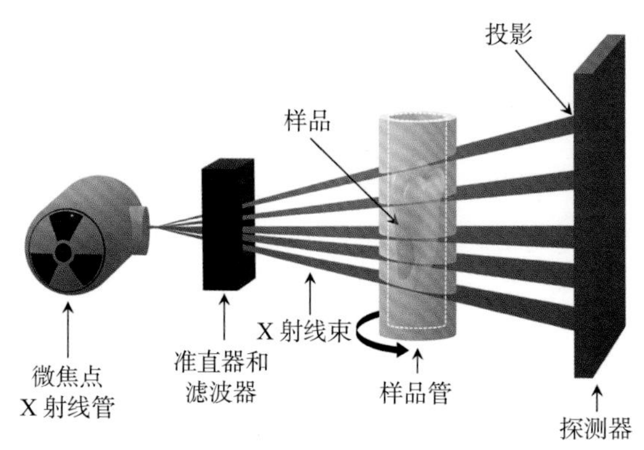

图 6-2-1　microCT 扫描原理

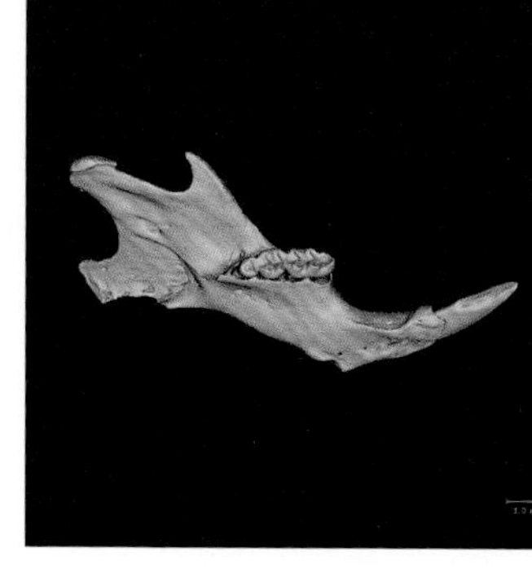

图 6-2-2　颌骨三维结构重建

microCT 仪器一般包括扫描仪和工作站两部分。扫描仪进行高分辨率（目前最高分辨率< 1μm）X 线扫描，获取样品内部空间详尽的三维结构信息。利用工作站配备的强大图像处理软件，可以观察多个角度的断层图像和三维图像，定义多个数量和三维形状的感兴趣区域 ROI（region of interest），分隔或合并多个三维图像，定量计算样品内部选定区域的体积、面积、孔隙率、连接密度、结构模型指数、各向异性程度等多种参数；根据已知密度的标准品（体模），还可以得到样品的密度值（如 BMD），分析物质的种类、组成、强度和完整性等参数。

microCT 扫描仪根据扫描样品类型的不同可分为离体型（图 6-2-3A）和活体型（图 6-2-4A）两大类。目前，最先进的离体型 microCT 扫描仪配置自动样品转换器（图 6-2-3B），可以实现多个样品管自动换样与自动批量扫描，大大提高样品扫描效率。活体 microCT 扫描仪相较于离体 microCT 扫描仪，拥有更大尺寸的成像视野，能够支持离体样本及活体动物的扫描。如图 6-2-4B 所示，活体 microCT 扫描仪通常会配备多种系统和接口，典型的配置包括：①生命体征监测设备，能够实时监测呼吸、心率和体温；②呼吸门控系统，可以最大程度减少动物不自主运动产生的伪影；③多种尺寸载床，如兔子等大动物专用载床，小鼠、大鼠等小动物专用载床，固定四肢躯干的装置；④多种活体样品接口和装置，如动物麻醉系统接口、造影剂注射接口、生命体征监测接口、环境加热设备。活体 microCT 扫描仪支持多种扫描方式，如步进式扫描、连续旋转式扫描、呼吸门控与心电门控扫描，另外还支持实时视频监控以及温度监控和控制，不仅可研究动物的骨骼，也可观察动物的呼吸系统、心血管系统、泌尿系统、消化系统等。

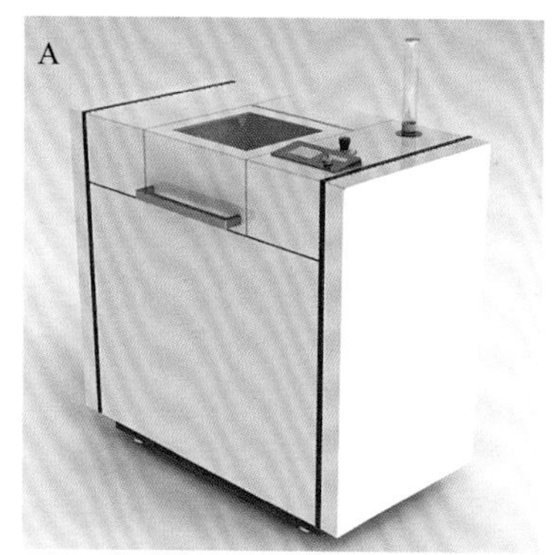

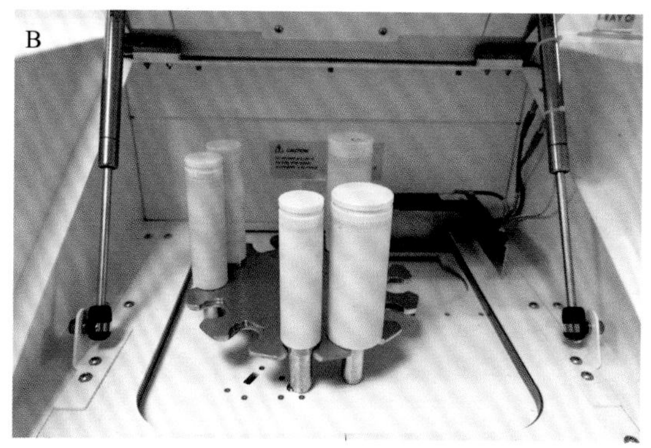

图 6-2-3　microCT 扫描仪

A. 离体型 microCT 扫描仪　B. 自动样品转换器

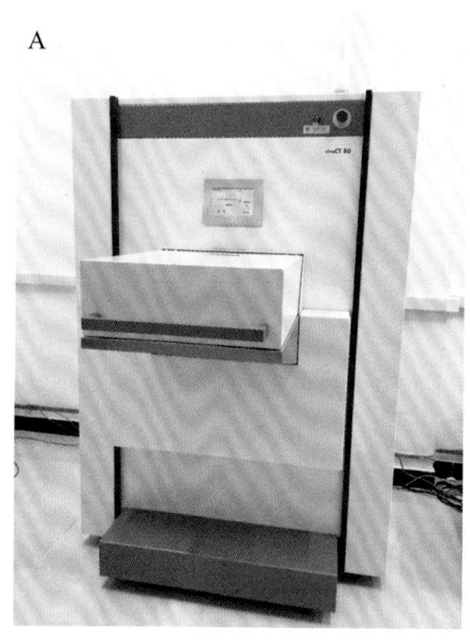

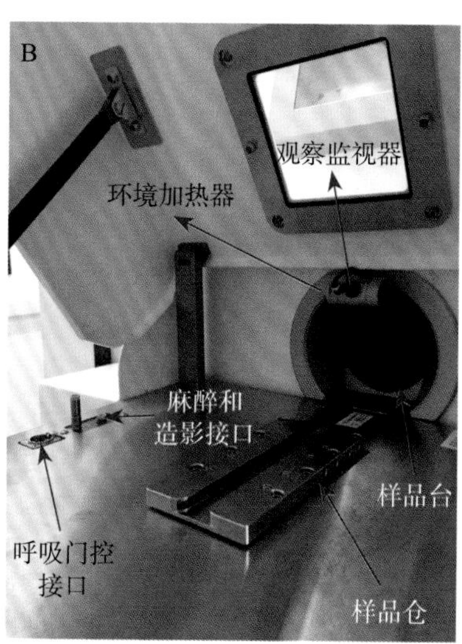

图 6-2-4　活体型 MICROCT 扫描仪（A）及其样品仓配置（B）

microCT 应用领域广泛，包含临床医学、口腔医学、生物学、材料学、地质学、食品学等多个学科。该技术在口腔医学中的应用分为三大类：

1. 牙及牙周组织研究　能够从 3D 整体结构出发，对根管形态改变、龋齿破坏、牙体硬组织密度变化、牙槽骨结构和力学特性的变化等情况进行研究。

2．骨研究　骨松质和骨皮质的变化、骨质疏松、骨折、骨关节炎、局部缺血、骨密度变化等。

3．生物材料研究　分析体外制备仿生材料支架的孔隙率、强度等参数，优化支架设计。

二、仪器使用

microCT 成像的技术流程（图 6-2-5）包括样品准备、工作站扫描参数设置、扫描区域定位、样品扫描、数据重构、数据分析与图像采集（数据报告）等多个步骤，其中第一步“样品准备”根据离体样品和活体样品的不同有不同的准备步骤。

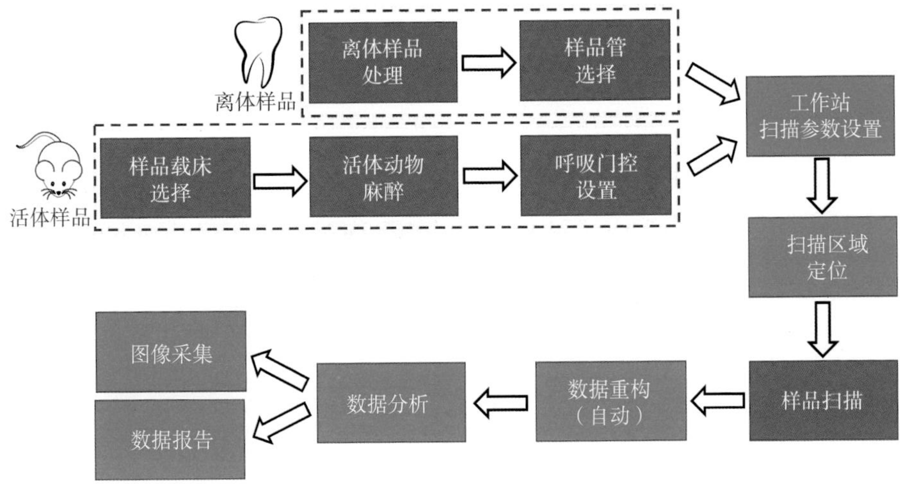

图 6-2-5　microCT 成像技术流程图

注：蓝色方框表示与扫描仪有关，绿色方框表示与工作站有关

1．样品准备　microCT 扫描的样品分为离体样品和活体样品两大类。

离体（in vitro）样品：骨（图 6-2-6）、牙、材料、金属、岩石、动物样本、纤维、软组织等，分析其内部结构和力学特性，也可使用造影剂灌注活体动物，对心血管、

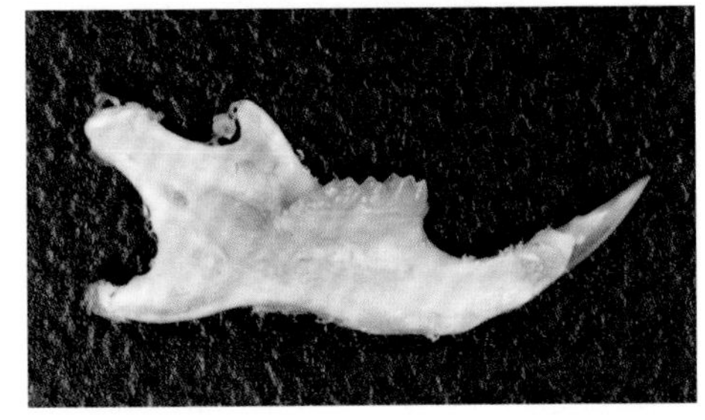

图 6-2-6　颌骨离体样品

泌尿系统、消化系统进行精细成像。

活体（in vivo）样品：兔子（四肢 / 全身）、大鼠（四肢 / 全身）、小鼠（四肢 / 全身）、其他小动物，麻醉或固定后扫描，可实现对组织、器官、生理功能代谢的纵向研究。

需要注意：

离体型或活体型 microCT 均可扫描离体样品，但活体样品只能放入活体型 microCT 扫描。

（1）离体样品准备

1）样品处理：在扫描动物的离体样品时需要先处死动物，取出目标结构。在尽量除去与扫描部位无关结构，剔除皮毛、软组织等之后，置于 4% 多聚甲醛固定液中浸泡 24 ~ 48h。取出用水冲洗，短时间存放可置于 PBS 缓冲液中（注意定期换液），长时间存放置于 70% ~ 75% 乙醇中保存。

2）选择样品管：离体型或活体型 microCT 均配备多种尺寸的样品管（图 6-2-7），根据样品直径选择大小合适的样品管。

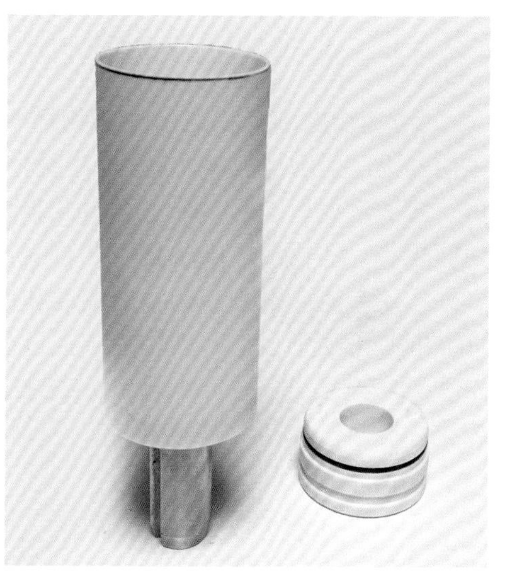

图 6-2-7　离体型 microCT 扫描仪样品管

需要注意：

高精度扫描时一定选用小直径样品管。

将制备好的样品放入其中，以泡沫、纱布、棉花等材料固定其位置。如果加入固定液，务必盖上样品管盖子，并用封口胶密封管口。

3）放入样品仓：将装好样品的样品管放置于样品仓自动样品转换器转盘（图 6-2-3B）或载物台上，关上仓门，等待扫描。

（2）活体样品准备

1）选择样品载床：活体样品扫描需根据不同的扫描部位选择不同种类的样品载床，如小鼠和大鼠的载床、固定四肢和躯干的装置、兔子等大动物专用载床（图 6-2-8）。

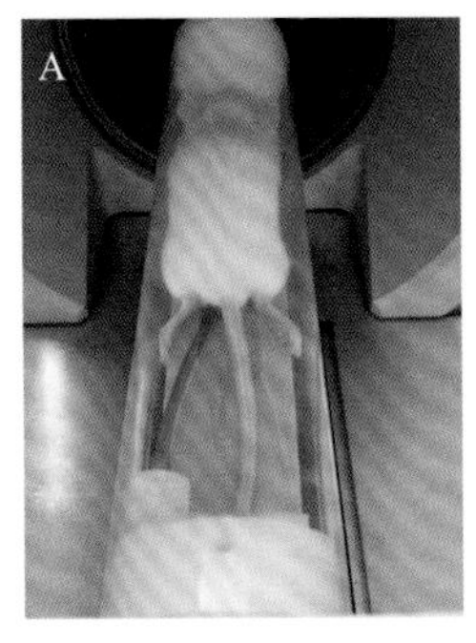

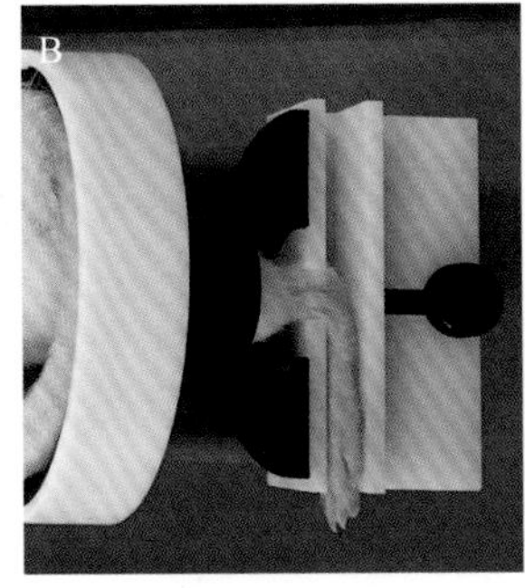

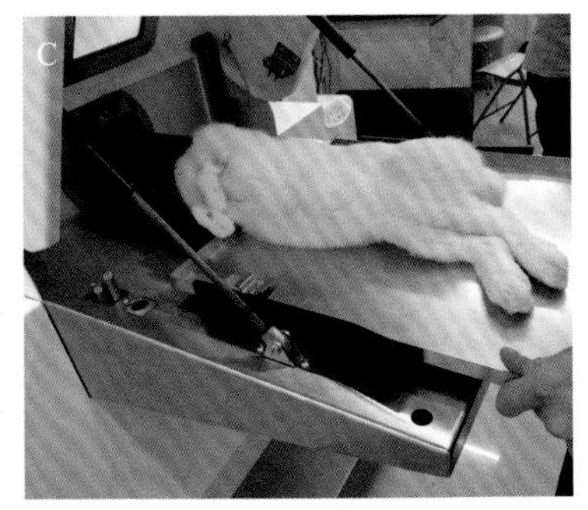

图 6-2-8　部分活体 microCT 扫描仪样品载床

A. 小鼠全身扫描载床　B. 大鼠四肢固定装置　C. 兔子载床

2）动物麻醉：扫描活体动物样本时需要先对小动物进行麻醉，一般可采用药物注射麻醉或吸入麻醉。药物注射麻醉方法主要有静脉注射、肌肉注射、腹腔注射等。传统的药物注射麻醉剂常见的有戊巴比妥钠、水合氯醛、氯胺酮等。药物注射麻醉具有严重的呼吸及心血管抑制作用，有短暂的呼吸暂停作用，需严格控制药物的浓度和使用量，且麻醉效果受个体差异影响较大，麻醉不足则会引起动物在扫描过程中苏醒跑入仪器舱内，麻醉过量则会造成死亡。因此，在活体 microCT 扫描中，通常采用气体麻醉的方式更为安全和有效。

气体麻醉流程：

①将麻醉剂（通常选用异氟烷）通过注入口倒入蒸发器（图 6-2-9A）。

②打开氧气气源（或空气泵），确保压力在 10 ~ 200kPa 之间（建议 50kPa 即可），逆时针旋转 O_2 流量调节阀（图 6-2-9B），并查看流量计内浮标位置，调节气体流量调节阀至合适的流量值（大鼠一般 500 ~ 700mL/min，小鼠一般 300 ~ 500mL/min）。

③将动物放入诱导盒中（图 6-2-10），关闭麻醉面罩管路，此时，麻醉气体流向麻醉诱导盒；旋转蒸发器刻度盘（图 6-2-9C），调节合适的麻醉浓度（大鼠一般为 3% ~ 3.5%，小鼠一般为 2% ~ 2.5%）。诱导麻醉完成后，将动物取出，放置于带有麻醉面罩的样品载床中固定，关闭麻醉诱导盒管路，此时，麻醉气体流向麻醉面罩；调节合适的维持麻醉浓度（大鼠一般维持浓度为 2% ~ 2.5%，小鼠一般维持浓度为 1% ~ 1.5%）。

④诱导麻醉完成后，将动物取出，放置于带有麻醉面罩的样品载床（图 6-2-11）中固定，关闭麻醉诱导盒管路，此时，麻醉气体流向麻醉面罩；调节合适的维持麻醉浓度（大鼠一般维持浓度为 2% ~ 2.5%，小鼠一般维持浓度为 1% ~ 1.5%）。

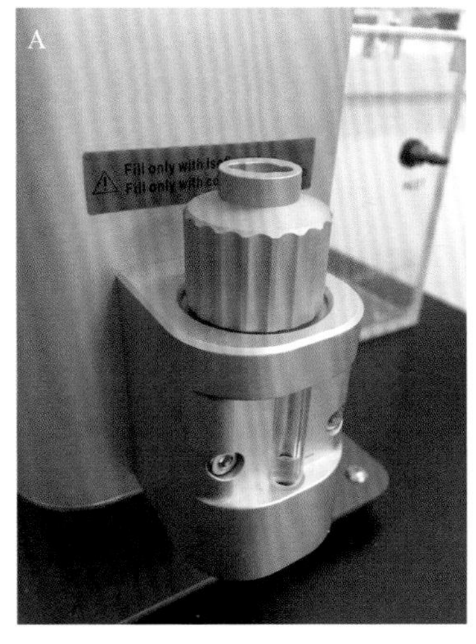
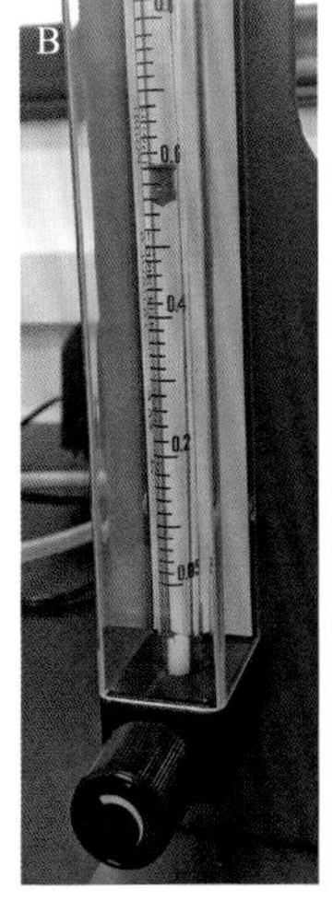
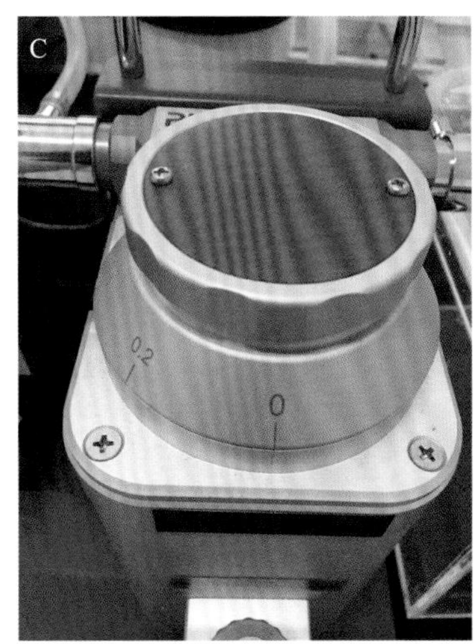

图 6-2-9　气体麻醉机各组件

A. 蒸发器　B. O_2 流量调节阀　C. 蒸发器刻度盘

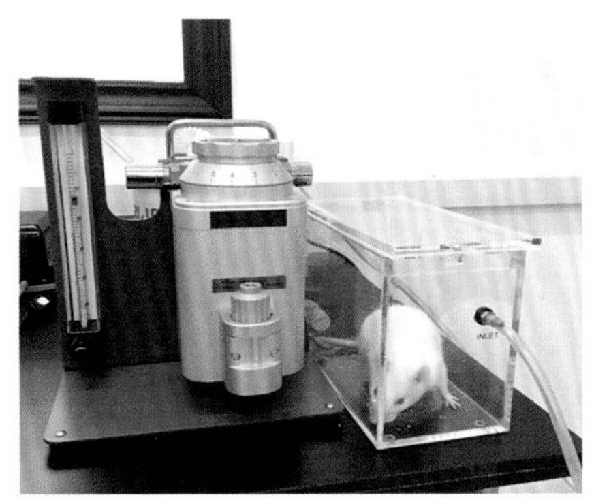

图 6-2-10　诱导麻醉

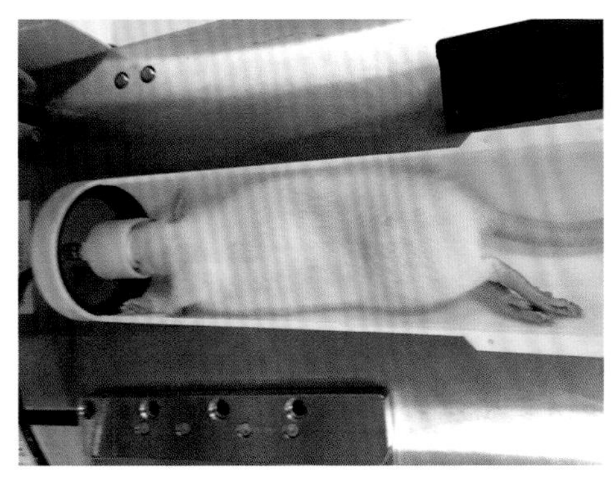

图 6-2-11　带有麻醉面罩的样品载床

⑤检查动物的麻醉状态，待动物处于完全麻醉状态时，可以开始进行扫描。

⑥扫描完成后，从样品仓内取出动物，去掉麻醉面罩，保持动物在纯氧（或室内空气）中呼吸 5 ~ 10min，以利于动物尽快苏醒。并依次关闭蒸发器，O_2 流量计，氧气或空气气源。

3）设置呼吸门控：扫描活体动物胸腹部时，呼吸会干扰胸腹部的成像，造成伪影，因此，扫描活体时，通过呼吸门控监控呼吸频率，间歇性地暂停扫描仪的运行，可以使呼吸运动产生的伪影减少。

①将呼吸门控固定在动物胸腹部（图 6-2-12），打开呼吸门控与仪器的连接。

②调节呼吸门控阈值（图 6-2-13），等小动物呼吸曲线有规律且平稳后再开始扫描，以防呼吸过快引起扫描中断。

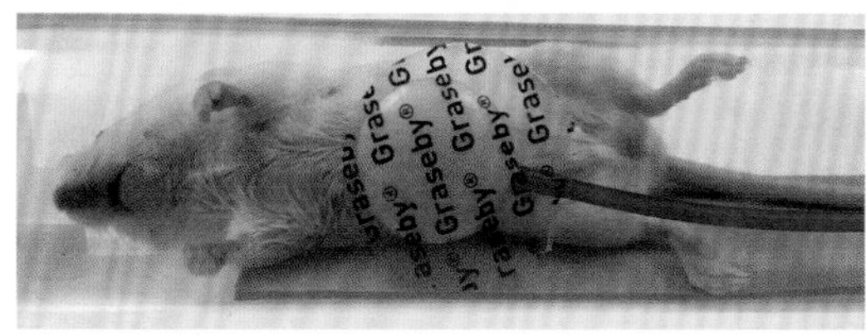

图 6-2-12　固定呼吸门控

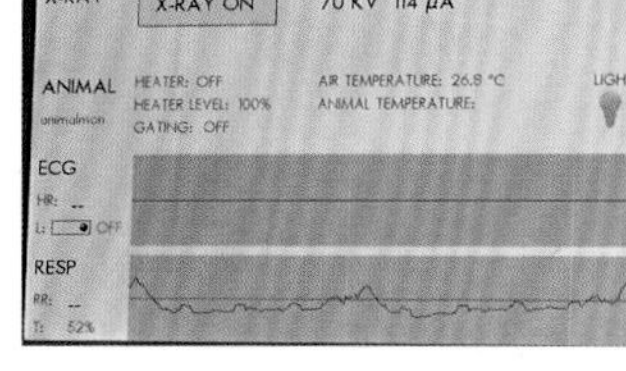

图 6-2-13　呼吸门控设置界面

③建立扫描样品编号，设置“Controlfile”（扫描控制文件），将模式（Mode）选为“Gated”模式（图 6-2-14），如不用呼吸门控进行扫描则选择“Continuous ROT”模式。

④样品仓空置状态下用设置好的“Controlfile”进行预校准（Precalibrate）（图 6-2-15）。

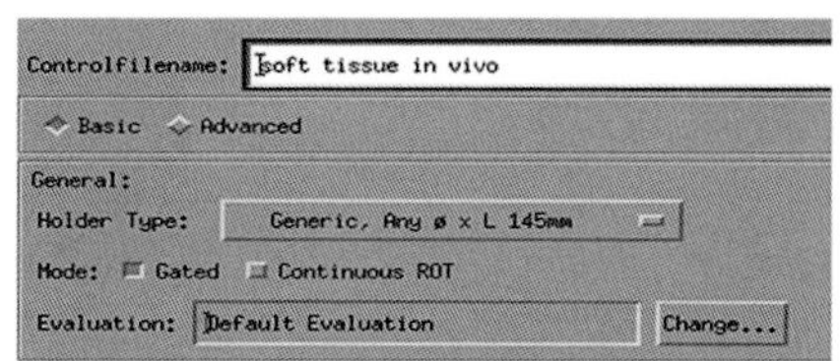

图 6-2-14　选择扫描模式

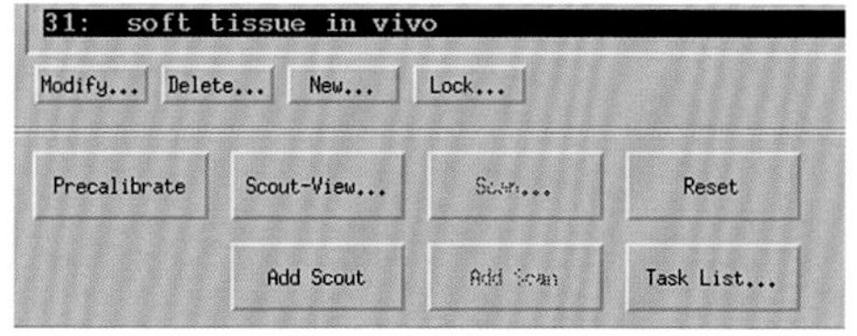

图 6-2-15　预校准

⑤预校准结束后，打开仓门，将样品载床固定在样品仓内，关上仓门，等待扫描。

2．样品扫描

（1）启动 microCT 扫描仪：扫描仪配套有专用工作站，将工作站开机后，其操作台窗口（图 6-2-16）一般具有以下选项：①样品信息；②扫描仪；③数据分析；④ 3D 结构；⑤数据管理。

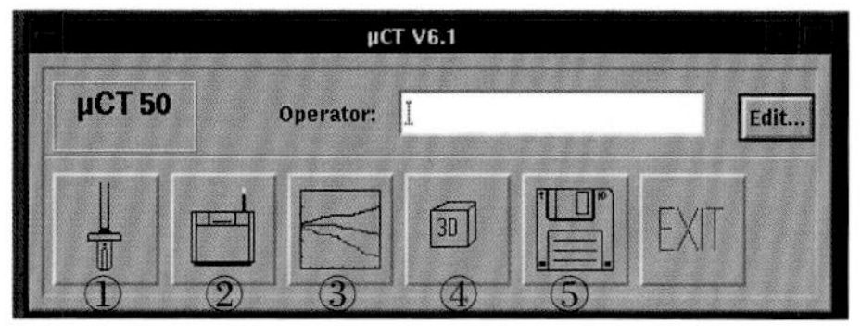

图 6-2-16　工作站操作台窗口

①样品信息；②扫描仪；③数据分析；④ 3D 结构；⑤数据管理

录入操作员（operator）姓名，

点击操作台②“扫描仪”，启动扫描程序，扫描仪进行开机初始化（X 线管加载电压电流）。

（2）设置扫描参数

1）录入样品信息：待工作站提示扫描仪初始化完成后，点击操作台①“样品信息”（图 6-2-16），打开样品信息录入窗口（图 6-2-17），录入样品名称和相关信息，工作站系统会为每个样品生成一个唯一的样品编号。

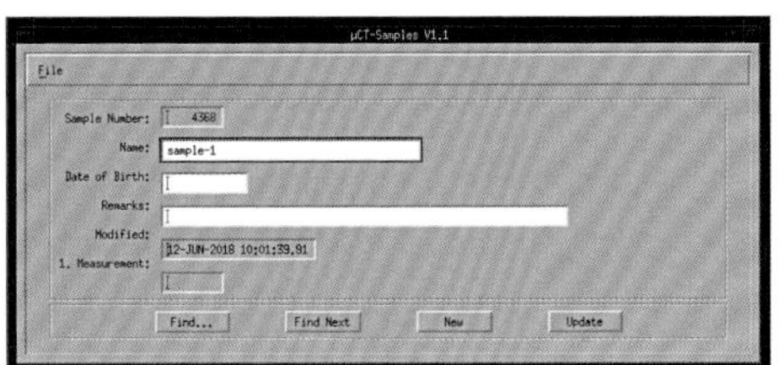

图 6-2-17 样品信息录入窗口

需要注意：

对于带有自动样品转换器的离体型 microCT 扫描仪需要选择样品转换器转盘上的样品管（图 6-2-18）。

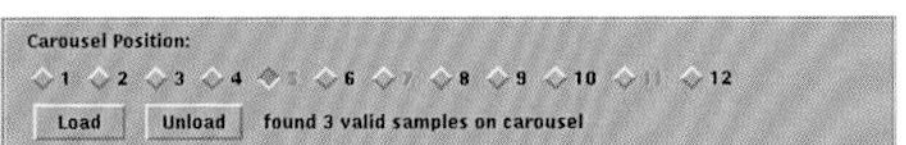

图 6-2-18 选择自动样品转换器转盘上样品管

注：绿色表示该位置放置有样品管

2）参数设置：microCT 扫描时需要对多个参数进行设置，扫描参数设置界面（图 6-2-19）的参数包括四大类：

①一般参数设置：样品管类型（holder type）、分析脚本（evaluation）。

②X 线参数设置：X 线能量与强度（energy/intensity）、滤波器（filter）（离体型 microCT 扫描仪配备）、校正文件（calibration）。

③扫描区域定位（scout-view）参数设置：起始位置（start position）、结束位置（end position）、角度（angel）。

④CT 扫描参数设置：分辨率（resolution）、成像视野（FOV）直径、体素尺寸（voxel size）、断层

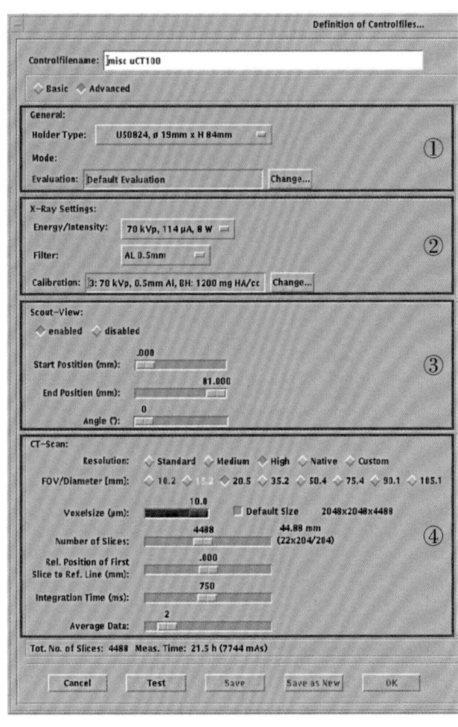

图 6-2-19 扫描参数设置界面

①一般参数设置；②X 线参数设置；③扫描区域定位参数设置；④CT 扫描参数设置

图片张数（number of slices）、首张断层图片距参考线相对位置（rel. position of first slice to ref. line）、整合时间（integration time）、数据平均（average data）。

对 microCT 扫描成像影响最为关键的参数包括体素尺寸（代表扫描精度）、射线能量与强度、投影次数（代表扫描分辨率）、整合时间（单次投影时间），其含义与标准单位如表 6-2-1 所示。

表 6-2-1 microCT 扫描的重要参数

关键扫描参数	描述	标准单位
X 线能量与强度（X-ray energy and intensity）	X 线管加速电子产生 X 线，需根据不同样品类型调整电压、电流	kVp（电压），μA（电流）
体素尺寸（voxel size）	microCT 成像最小三维组成单位的尺寸大小，代表扫描精度	μm
投影次数（projections）	采集信号用于 3D 图像重建的视角数目，分辨率越高投影次数越多	n
整合时间（integration time）	单个视角投影的时长	ms

为了获取高质量的扫描图像，需要根据样品的特性调整扫描参数。

① X 线管电压电流：低电压适用于扫描直径较小的组织或低密度的软组织；中等电压适用于中等大小的组织；高电压适用于大的或密度高的组织或材料（种植体）。电流一般选择最高设置，也可以根据需要调整。

②体素尺寸 / 扫描精度：越小的体素尺寸具有越高的扫描精度、越好的扫描效果。

需要注意：

精度设置过高会造成 microCT 数据过大，增加扫描及数据分析时长，建议按需设置。

③投影次数 / 分辨率：通过增加投影次数可提高扫描分辨率，获得更多更完整的样品空间组成的细节信息。

需要注意：

高分辨率扫描较低分辨率或中分辨率扫描存在更多的环境噪声干扰，可以通过增加整合时间来达到降噪效果；尺寸越大的样品需要设置越高的投影次数（分辨率）。

④整合时间：时间越长，质量越好，可以过滤更多的噪声。一般设置 100 ~ 400ms 不等，种植体等高密度样品考虑进一步增加时间以提高成像质量。提高整合时间不影响数据重构时间，但会增加扫描用时。

⑤成像视野（FOV）直径：需要与样品管匹配，为达到最高分辨率，在可扫描范围内应设置尽量小的 FOV（图 6-2-20）。

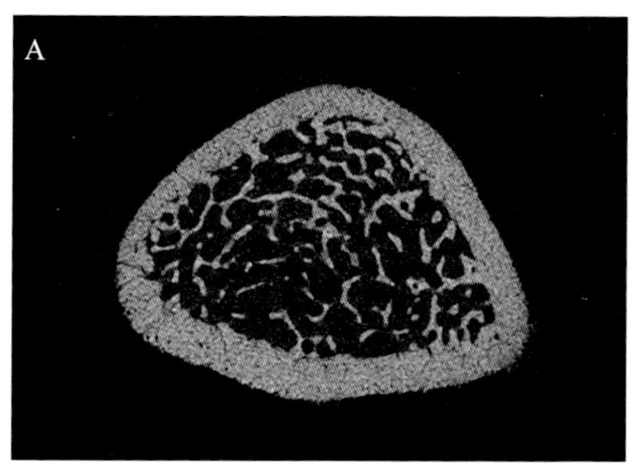

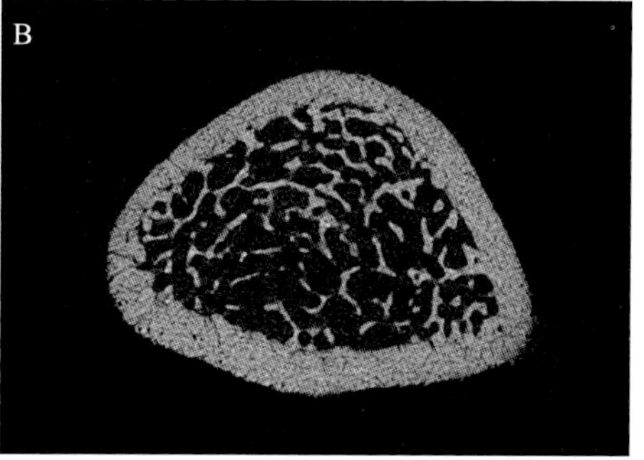

图 6-2-20　FOV 对同一样品成像质量的影响

A. FOV：32mm　B. FOV：80mm

需要注意：

在进行大批量的扫描之前，建议尝试不同的参数设置并通过分析成像效果确定最佳的扫描参数。

（3）定位扫描区域：打开“Scout-View”窗口（图 6-2-21），根据样品管中样品位置拖动起始位置、结束位置按钮（分别对应样品管顶部、底部），点击菜单“Scout-View”对样品管进行侧面 X 线成像，点击“Reference-Line”在 X 线片上拖动绿线定位每个样品的具体扫描区域（两条绿线之间的区域）（图 6-2-22），必要时可调节角度转动样品管。选定扫描区域后下方会显示该层样品的垂直高度、扫描时间及重构后的断层图片张数。点击“Add Scan”将扫描任务加入“Task list”任务列表。

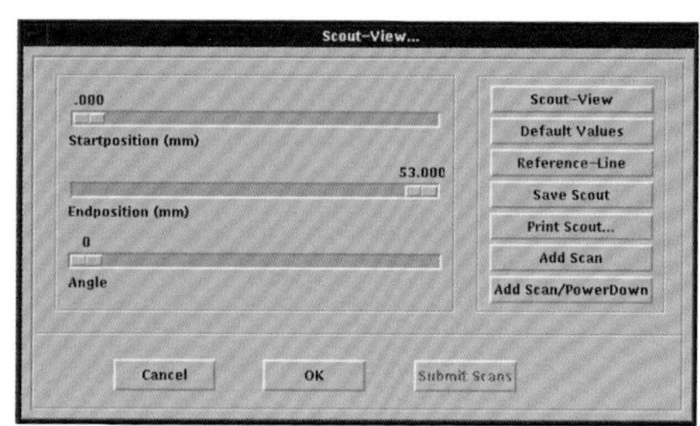

图 6-2-21　扫描定位窗口

（4）进行扫描：待设置好所有样品的扫描任务后进行批量扫描。批量扫描以扫描窗口可见的交互模式（interactive mode）或无窗口的后台模式（in

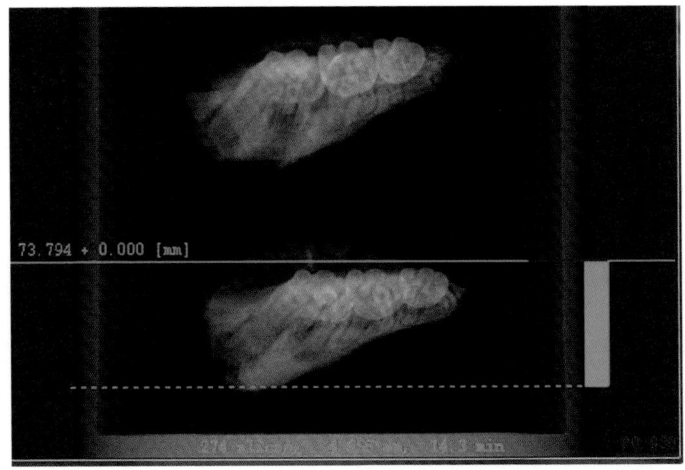

图 6-2-22　扫描区域定位

batch mode）进行。成批样品的扫描进度可通过在工作站 Session manger 窗口中键入“que”或“show queue”命令查询（图 6-2-23）。

```
File  Edit  Commands  Options  Print                                        Help

QUEUE: SC6520_BATCH
  800 MEASUREMENT_4401 SC6520$DKA1:[MICROCT50.SCRATCH]MEASUREMENT_4401.LOG;
  801 MEASUREMENT_4402 SC6520$DKA1:[MICROCT50.SCRATCH]MEASUREMENT_4402.LOG;
  802 MEASUREMENT_4403 SC6520$DKA1:[MICROCT50.SCRATCH]MEASUREMENT_4403.LOG;
  803 MEASUREMENT_4404 SC6520$DKA1:[MICROCT50.SCRATCH]MEASUREMENT_4404.LOG;
  804 MEASUREMENT_4405 SC6520$DKA1:[MICROCT50.SCRATCH]MEASUREMENT_4405.LOG;
  805 MEASUREMENT_4406 SC6520$DKA1:[MICROCT50.SCRATCH]MEASUREMENT_4406.LOG;
  806 MEASUREMENT_4407 SC6520$DKA1:[MICROCT50.SCRATCH]MEASUREMENT_4407.LOG;
  807 MEASUREMENT_4408 SC6520$DKA1:[MICROCT50.SCRATCH]MEASUREMENT_4408.LOG;
  808 MEASUREMENT_4409 SC6520$DKA1:[MICROCT50.SCRATCH]MEASUREMENT_4409.LOG;
  809 MEASUREMENT_4410 SC6520$DKA1:[MICROCT50.SCRATCH]MEASUREMENT_4410.LOG;
  810 MEASUREMENT_4411 SC6520$DKA1:[MICROCT50.SCRATCH]MEASUREMENT_4411.LOG;
  811 MEASUREMENT_4412 SC6520$DKA1:[MICROCT50.SCRATCH]MEASUREMENT_4412.LOG;
  812 MEASUREMENT_4413 SC6520$DKA1:[MICROCT50.SCRATCH]MEASUREMENT_4413.LOG;
  813 MEASUREMENT_4414 SC6520$DKA1:[MICROCT50.SCRATCH]MEASUREMENT_4414.LOG;
  814 MEASUREMENT_4415 SC6520$DKA1:[MICROCT50.SCRATCH]MEASUREMENT_4415.LOG;
  815 MEASUREMENT_4416 SC6520$DKA1:[MICROCT50.SCRATCH]MEASUREMENT_4416.LOG;
  816 MEASUREMENT_4417 SC6520$DKA1:[MICROCT50.SCRATCH]MEASUREMENT_4417.LOG;
  817 MEASUREMENT_4418 SC6520$DKA1:[MICROCT50.SCRATCH]MEASUREMENT_4418.LOG;
  818 MEASUREMENT_4419 SC6520$DKA1:[MICROCT50.SCRATCH]MEASUREMENT_4419.LOG;
  819 MEASUREMENT_4420 SC6520$DKA1:[MICROCT50.SCRATCH]MEASUREMENT_4420.LOG;
  820 MEASUREMENT_4421 SC6520$DKA1:[MICROCT50.SCRATCH]MEASUREMENT_4421.LOG;
  821 MEASUREMENT_4422 SC6520$DKA1:[MICROCT50.SCRATCH]MEASUREMENT_4422.LOG;
```

图 6-2-23　工作站批量扫描任务

需要注意：

不同扫描参数设置对样品扫描时间及由此产生的扫描成本有巨大影响，扫描精度越高（体素尺寸越小）、分辨率越高（投影次数越多）、整合时间越长、扫描区域越大（断层图片张数越多），扫描时间越长，扫描费用相应增加。

扫描完成后，如果是扫描的离体样品，直接打开样品仓取出样品管；如果扫描的是活体小动物，则需要去掉麻醉面罩，保持动物在纯氧（或室内空气）中呼吸 5 ~ 10min，以利于动物尽快苏醒，并依次关闭蒸发器、O_2 流量计、氧气或空气气源。

（5）断层图像数据重构：每层样品在完成扫描后，会立即生成 isq 格式的原始数据，接下来工作站会自动进行数据重构，以生成可用于数据分析的断层图像数据（isq 格式）。

3．数据分析　待 isq 格式的断层图像数据重构完成后，点击操作台③“数据分析”（图 6-2-16），启动数据分析程序（图 6-2-24），输入样品编号或名称后打开重构得到的 isq 格式文件。根据扫描区域高度和扫描精度设置不同，isq 文件打开后可能看到几百到几千张不等的样品断层图片（图 6-2-24 右侧窗口）。

如图 6-2-24 所示，数据分析程序的主要工具包括三大类：①感兴趣区域 ROI（region of interest）（即数据分析目标区域）定义工具；②数据分析脚本选择工具；③小工具：距离测量、角度测量、直方图显示等。数据分析过程主要通过运用①、②两类工具完成。

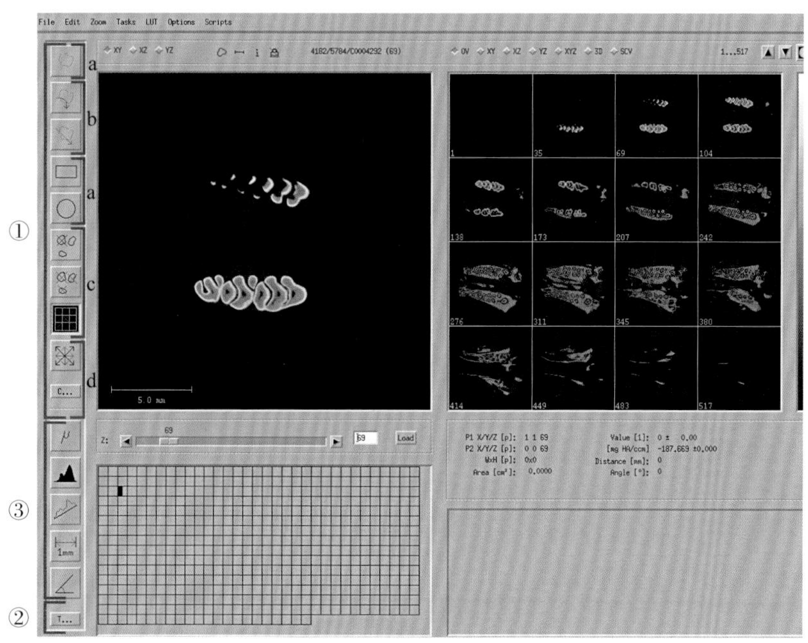

图 6-2-24　数据分析窗口

①感兴趣区域 ROI 定义工具　②数据分析脚本选择工具　③小工具

其中 a 表示目标区域选择工具，b 表示目标区域修饰工具，c 表示目标区域删除工具，d 表示数据分析程序“Contouring”

（1）定义分析区域：运用①类工具（图6-2-24）指定数据分析的目标区域，其中a类工具可在单张断层图像上以任意形状（鼠标左键逆时针拖动）或特定形状（矩形或圆形）选中某个封闭区域作为目标区域，b类工具可通过曲线或直线方式修饰目标区域形状，c类工具可分别删除单张断层图像上的单个目标区域、所有目标区域或所有断层图像的目标区域，综合运用a、b、c三类工具可定义单张断层图像上的二维分析区域。

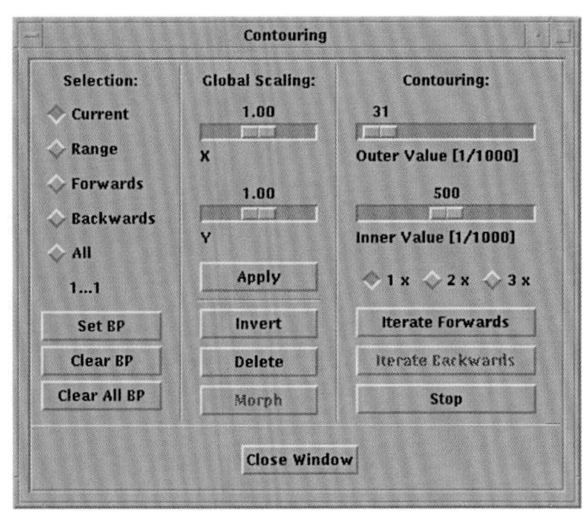

图6-2-25　数据分析程序“Contouring”窗口

为定义三维分析区域，点击d类工具打开“Contouring”窗口（图6-2-25），将分析区域的起始断层及形状变化的临界断层设置为断点（break point，BP），断点间的断层图像可通过设置“Range”并点击“Morph”功能实现自动渐变选择分析区域。如需分析区域紧贴样品或某个结构表面，可点击“Iterate”功能实现向前或向后自动贴合选择分析区域，该过程中如果自动选区出错可点击“Stop”暂停进行修正。

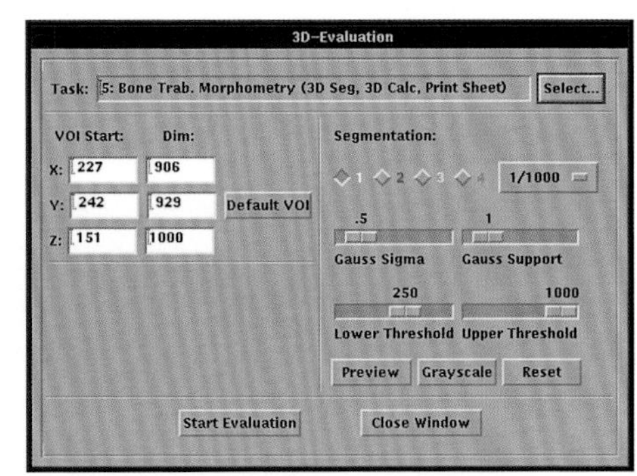

图6-2-26　数据分析程序“3D-Evaluation”窗口

（2）设置阈值和分析脚本　在设置完所有目标断层图像的分析区域后，点击工具②（图6-2-24）打开“3D-Evaluation”窗口（图6-2-26），在“Task”一栏选择数据分析用的脚本程序，通过“Upper Threshold”和“Lower Threshold”调整阈值上下限。

定义分析区域和设置阈值相当费时，对实验结果影响也最为直接。

需要注意：

阈值设置务必确保灰阶图像（grayscale）与预览图像（preview）一致，并且同一实验的样品设置相同阈值上下限，否则均会造成实验的人为误差。

4. 图像采集与数据报告

（1）3D重建图像采集：待3D重建完成后，点击操作台④“3D结构”（图6-2-16），打开3D图像采集窗口（图6-2-27），输入样品编号或名称后打开生成的seg.aim格式文件。通过调整窗口左侧的参数实现转动、缩放样品的3D重建图像（也可鼠标操作）或调整光影效果，菜单“File”中的“Print”功能可保存图片。

有两种方式可以切割3D重建图像从而暴露其内部结构：通过菜单“Subdim”功能对3D图像沿坐标轴进行平面切割（白色实线立方体为切割后保留区域）（图6-2-27）；通过窗口左侧的“Cutplane”工具以平行于屏幕的方式对3D图像进行一定深度的切割（可切割任意平面）。

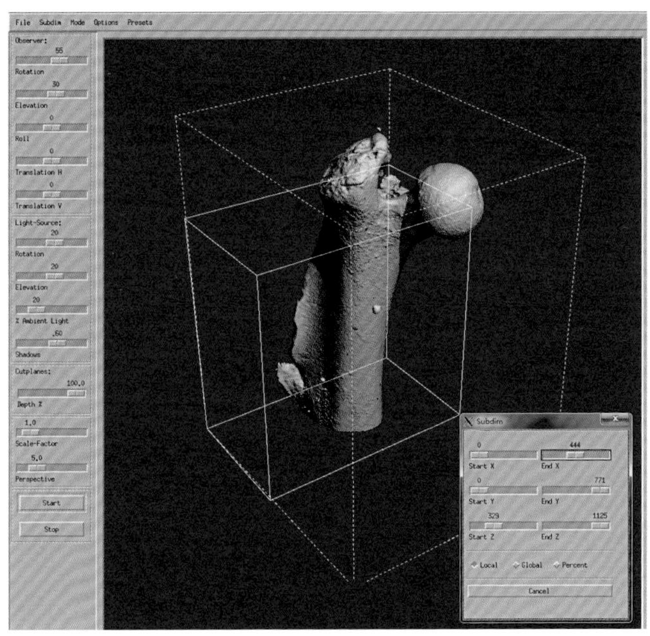

图6-2-27　3D图像采集窗口

数据分析选择骨小梁分析脚本会同时生成与骨小梁的厚度、分离度分别对应的th.aim（图6-2-28A）和sp.aim（图6-2-28B）3D文件，分别以不同颜色表示骨小梁的厚薄程度和疏密程度的空间分布情况。

（2）骨形态学数据报告：骨小梁分析脚本生成的骨形态学数据报告（图6-2-29），除3D重建的骨形态示意以外，还包括骨形态学的重要参数如骨矿物密度（bone mineral density，BMD）、总体积（total volume，TV）、骨体积（bone volume，BV）、相对骨体积/百分比（relative bone volume/percent，

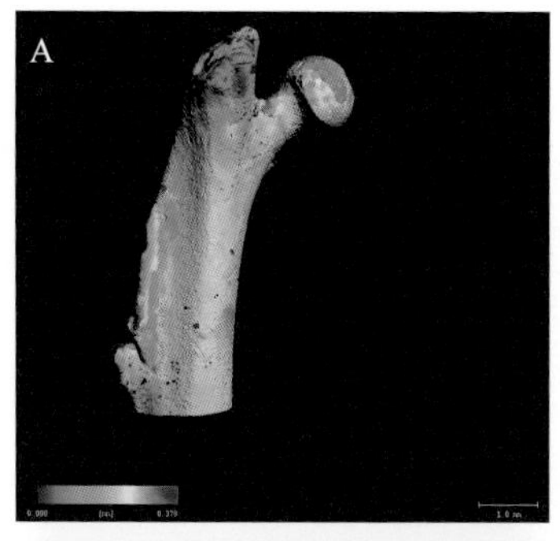

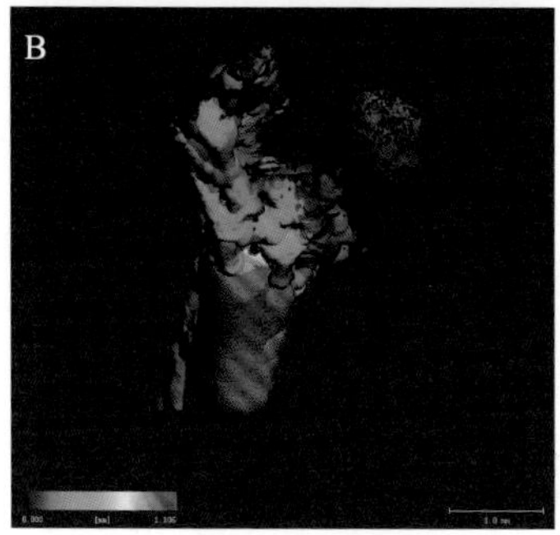

图 6-2-28　骨小梁厚薄（A）和疏密程度（B）空间分布

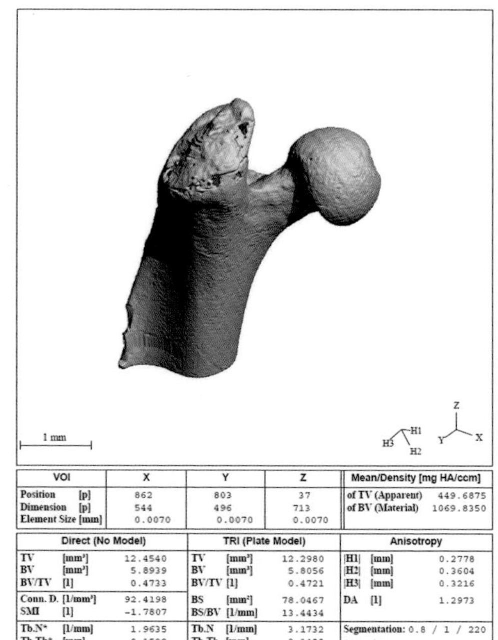

VOI	X	Y	Z	Mean/Density [mg HA/ccm]	
Position [p]	862	803	37	of TV (Apparent)	449.6875
Dimension [p]	544	496	713	of BV (Material)	1069.8350
Element Size [mm]	0.0070	0.0070	0.0070		

Direct (No Model)			TRI (Plate Model)			Anisotropy		
TV	$[mm^3]$	12.4540	TV	$[mm^3]$	12.2980	|H1|	[mm]	0.2778
BV	$[mm^3]$	5.8939	BV	$[mm^3]$	5.8056	|H2|	[mm]	0.3604
BV/TV	[1]	0.4733	BV/TV	[1]	0.4721	|H3|	[mm]	0.3216
Conn. D.	$[1/mm^3]$	92.4198	BS	$[mm^2]$	78.0467	DA	[1]	1.2973
SMI	[1]	-1.7807	BS/BV	[1/mm]	13.4434			
Tb.N*	[1/mm]	1.9635	Tb.N	[1/mm]	3.1732	Segmentation:		0.8 / 1 / 220
Tb.Th*	[mm]	0.1589	Tb.Th	[mm]	0.1488	Operator Meas.:		
Tb.Sp*	[mm]	0.5644	Tb.Sp	[mm]	0.1664	Operator Eval.:		

图 6-2-29　骨形态学分析报告

TV/BV）、骨表面积（bone surface，BS）、骨表面积体积比（bone surface/bone volume，BS/BV）、连接密度（connectivity density，Conn.D.）、结构模量（structure model index，SMI）、骨小梁平均数目（mean trabecular number，Tb.N）、骨小梁平均厚度（mean trabecular thickness，Tb.Th）、骨小梁平均分离度（mean trabecular separation，Tb.Sp）等分析结果。

三、质量控制

microCT 扫描仪配备标准品体模（phantom）（图 6-2-30），用于定期测试仪器功能稳定性，进行密度与几何校正。

1. 每周运行 QC1 扫描程序一次，将结果与参考值进行比较，可明确扫描分析得到的样品密度值是否准确。

2. 每周运行 QC2 扫描程序一次，将结果与参考值进行比较，可明确扫描提供的空间几何信息是否准确。

如果密度或空间几何误差超过规定值，需及时调整。

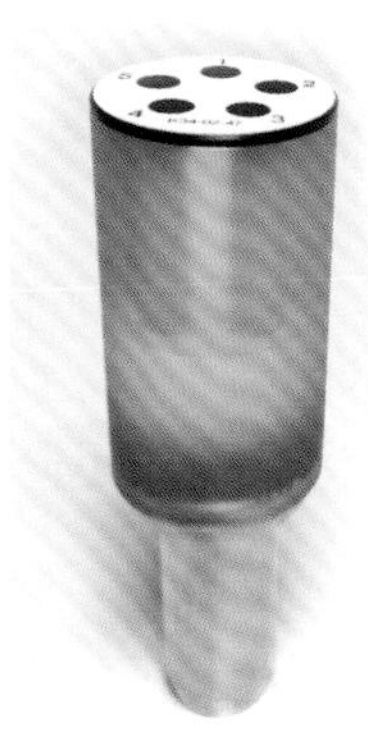

图 6-2-30　体模

活体型 microCT 在扫描活体动物时需要注意：

1. 预校准操作后预校准状态只能保持 20min，在这期间需要开始进行扫描，否则需要重新预校准。
2. 活体扫描时可借助内置摄像头、监视器、温度探头以及心率监测探头实时监控环境温度、动物体温和心率。
3. 在麻醉期间需要对小动物采取保温措施，以免体温过低引起死亡。气体麻醉时，假如动物需要马上吸入高浓度氧气，可通过麻醉机的快速充氧按钮（图 6-2-31）实现此功能。
4. 扫描过程中随时根据呼吸曲线调节合适的阈值，尽可能减少动物不自主运动产生的伪影。

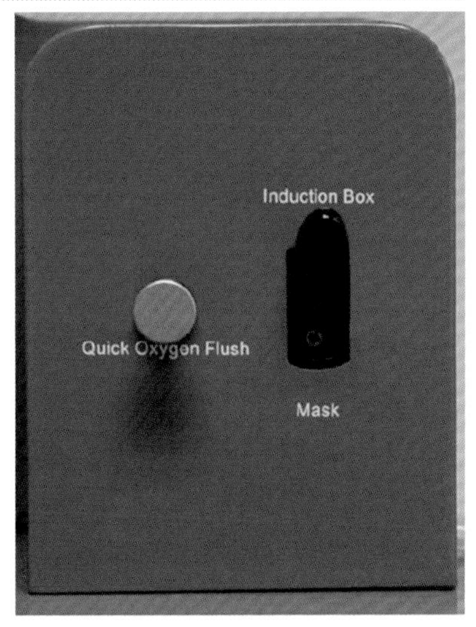

图 6-2-31　快速充氧按钮

（郭强　陈立　董佳佳）

第七章

磁共振成像技术

磁共振成像（magnetic resonance imaging，MRI）是利用磁共振的原理，依据所释放的能量在物质内部不同结构环境中衰减的不同，再通过外加梯度磁场检测其所发射的电磁波，即可得知物体原子核的种类和位置，再依据此绘制成物体内部的结构图像。快速变化的梯度磁场，有效提高了磁共振成像技术的速度。

第一节　磁共振成像基础

原子核带有正电，许多元素的原子核进行自旋运动，如 1H、19FT 和 31P 等。原子核自旋轴的排列无规律，但将其置于外加磁场中时，核自旋空间取向从无序向有序过渡。由此，自旋的核同时也以自旋轴和外加磁场的向量方向的夹角绕外加磁场向量旋进，这种旋进称为拉莫尔旋进，就像旋转的陀螺在地球重力下的转动。自旋系统的磁化矢量由零逐渐增长，当系统达到平衡时，磁化强度达到稳定值。如果此时核自旋系统受到外界作用，如一定频率的射频激发原子核即可引起共振效应。

一、MRI 成像原理与图像特点

（一）MRI 成像原理

自旋核要在射频方向上旋进，这种叠加的旋进状态称为章动。在射频脉冲停止后，自旋系统已激化的原子核，不能维持这种状态，将回复到磁场中原来的排列状态，同时释放出微弱的能量，成为射电信号，把这些信号检出，并使之能进行空间分辨，就能得到运动中原子核分布图像。原子核从激化的状态回复到平衡排列状态的过程叫弛豫过程。它所需的时间叫弛豫时间。弛豫时间有两种即 T_1 和 T_2。T_1 又称纵向弛豫时间（spin-lattice relaxation time），反映自旋核把吸收的能传给周围晶格所需要的时间，也是 90° 射频脉冲质子由纵向磁化转到横向磁化之后再恢复到纵向磁化激发前状态所需的时间。T_2 又称横向弛豫时间（transverse relaxation time），反映横向磁化衰减、丧失的过程，即横向磁化所维持的时间。人体不同器官的正常组织与病理组织的 T_1 相对固定，而且它们之间有一定差别，T_2 也是如此。这种组织间弛豫时间上的差别，是 MRI 的成像基础。

（二）MRI 图像特点

1．多参数成像　MRI 其成像参数主要包括 T_1、T_2 和质子密度等。

在 MRI 检查中，可分别获取同一解剖部位或层面的 T_1 加权图像 T_1WI、T_2 加权图像 T_2WI、PDWI 等多种图像，从而有利于显示正常组织与病变组织。而包括 CT 在内的 X 线成像，只有密度一个参数，仅能获得密度对比一种图像。在 MRI 中，T_1WI 上的影像对比主要反映组织间 T_1 的差别；T_2WI 上的影像对比主要反映组织间 T_2 的差别；PDWI 上的影像对比主要反映组织间质子密度的差别。这种多参数成像有利于组织性质的确定。例如，在 CT 图像中，如果两种组织之间的 X 线吸收率无差别，在图像上就没有密度差别，从而无法区别。在磁共振图像中，即使两种组织的 T_1 没有差别，还可以通过 T_2 的差别来区分两者。显示出多种成像参数相比一种成像参数的优越性。

在 T_1WI 中，T_1 越长，信号强度越低，亮度就越低；相反短 T_1 的组织则表现为高信号，即高亮度。在 T_2WI 中，T_2 越长，信号强度就越高，表现为高亮度；相反短 T_2 的组织则表现为低亮度。

2. 多方位成像　MRI 仅改变不同梯度线圈的作用，而无须调整受检者体位，就可以获得横断面（轴位）、冠状面、矢状面及任意倾斜层面图像，有利于解剖结构和病变的三维显示和定位。

3. 流动效应　体内流动的液体中的质子与周围处于静止状态的质子相比，在磁共振图像上表现出特殊的信号特征，称流动效应。

血管内快速流动的血液，在 MRI 过程中虽受到射频（radio frequency，RF）脉冲激励，但由于终止 RF 脉冲后与采集信号之间存在时间差，当采集信号时，受激励的血液已经流出成像层面，因而接收不到该部分血液的信号，使流动的血液无论在 T_1 加权图像还是 T_2 加权图像上都表现为无信号的低亮度。这一现象称为流空现象。血液的流空现象使血管在磁共振图像上更加容易确认。

二、仪器使用

磁共振扫描技术检查前应全面了解临床检查要求，根据受检者情况，设计检查程序和扫描方案。检查开始前需根据情况对受检者进行检查告知及体位摆放，进一步进行扫描模式选择，图像拍摄、图像重建及后处理获取相应数据（图 7-1-1）

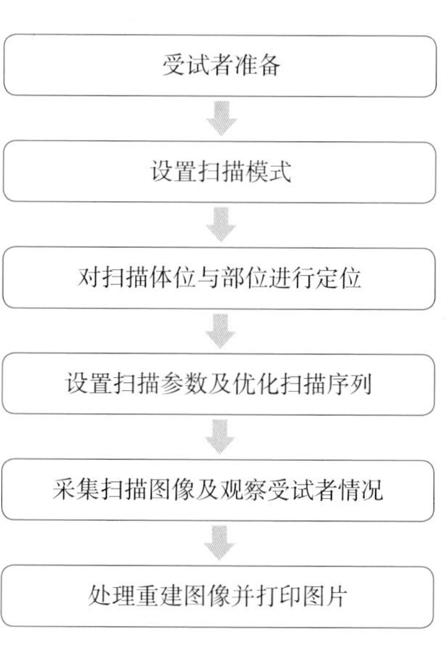

图 7-1-1　磁共振扫描技术流程图

（一）颌面部扫描准备工作

1. 检查前需去除受检者身上的金属异物。

2. 线圈　采用头颈联合线圈或者头线圈。

3. 体位　采取仰卧位，头先进，身体与床体保持一致。扫描时，扫描部位应尽量靠近主磁场及线圈中心，膝部垫高，可减轻受检者运动。要求受检者双手置于身体两侧，头部固定。

4. 扫描定位　鼻根水平。

需要注意：

安装有人工心脏起搏器、神经刺激器，颅内有银夹、眼球内有金属异物、做过动脉手术或心脏手术带有人工心脏瓣膜者以及妊娠妇女，禁止磁共振检查；检查部位严禁存在金属物；颌面部及腮腺扫描时受检者需紧闭口部，避免运动伪影。

（二）常规扫描方位

磁共振颌面部、腮腺扫描需扫描横断位和冠状位，必要时需扫描矢状位。

1. 横断面扫描 Calibration Scan，横轴位扫描校准序列　如果采用相控阵线圈，所有扫描序列需进行扫描校准中心定位于扫描部位的中心，层厚8mm，单次采集。当扫描范围不够时，可增加层厚。

相控线圈要求使用 Asset 或 Pure 针对相应线圈进行校准。频率编码为前后。

2. 冠状面扫描 COR T_2 FSE，冠状面 T_2 加权序列　定位横轴位及矢状位，矢状面上的定位线应垂直于硬腭，横轴面上调整定位线应垂直于颌面部正中矢状线，双侧对称扫描，扫描范围向前至鼻尖，向后至下颌骨后缘（若扫描腮腺，应包含腮腺前后缘），根据感兴趣的目标区域调整扫描范围，如包括颈前软组织可了解淋巴结情况（图 7-1-2）。

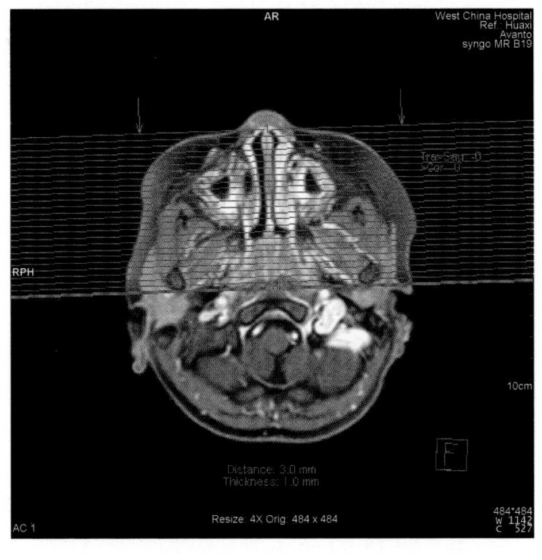

图 7-1-2　颌面部冠状面扫描序列范围

添加上下饱和带，可减轻因血管搏动引起的伪影。无相位卷积（NPW）和线圈纠正（SCIC、HC）技术，频率编码为左右。

参数推荐：FOV 20cm，层厚

5mm，间距 1mm，矩阵 288 × 224。

3. 冠状面 COR T_1 FSE 冠状面 T_1 加权序列　采用 COR T_2 FSE 定位线。无相位卷积（NPW）和线圈纠正（SCIC、HC）技术，频率编码为左右。去除上下饱和带，可缩短扫描时间。

参数推荐：FOV 20cm，层厚 5mm，间距 1mm，矩阵 288 × 224。

4. 冠状面扫描 COR STIR 冠状面 STIR 序列　采用 COR T_2 FSE 定位线。无相位卷积（NPW）和线圈纠正（SCIC、HC）技术。频率编码为左右。可添加上下饱和带减轻血管搏动引起的伪影。

参数推荐：FOV 20cm，层厚 5mm，间距 1mm，矩阵 288 × 224。

5. 横轴位扫描 AXT_1 FSE 横轴面 T_1 加权序列　定位冠状及矢状面。矢状位上的定位线应平行于硬腭，冠状位上调整定位线角度使双侧对称扫描，扫描范围向上至额窦，向下至下颌骨下缘（若扫描腮腺，上下扫描范围应包括双侧腮腺上下缘），根据感兴趣的目标区域调整扫描范围（图 7-1-3）。

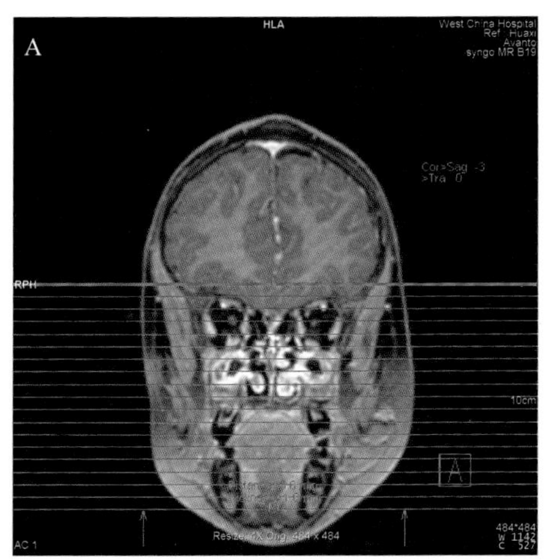

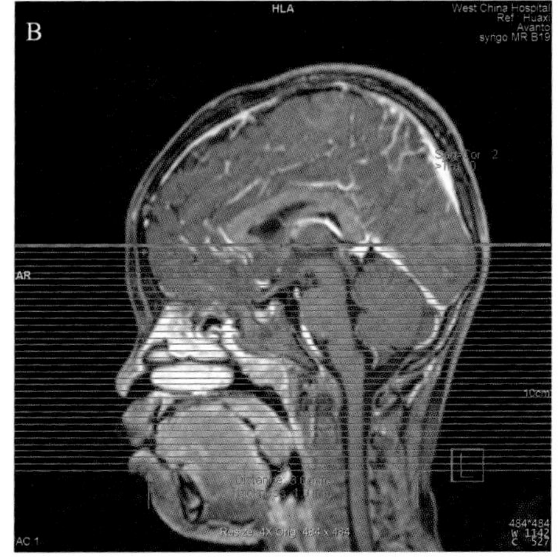

图 7-1-3　颌面部横轴位扫描序列范围

A. 颌面部冠状面横轴位扫描　B. 颌面部矢状面横轴位扫描

使用无相位卷积（NPW）和线圈纠正（SCIC、HC）技术，频率编码方向为前后。可添加上下饱和带减轻血管搏动引起的伪影。

6. 横轴位扫描 AX FST$_2$ FSE/AX STIR 横轴面 T_2 脂肪抑制 / STIR 序列　采用 AX T_1 FSE 定位线。使用无相位卷积（NPW）和线圈纠正（SCIC、HC）技术，频率编码方向为前后。如需使用压脂技术（fat suppression，FS），应添加局部匀场。可添加上下饱和带减轻血管搏动引起的伪影。

参数推荐：FOV 20cm，层厚 5mm，间距 1mm，矩阵 256×224。

7．腮腺扫描时加扫双侧斜矢状面 SAGT_2 FS FSE 斜矢状面 T_2 脂肪抑制序列（图 7-1-4）。

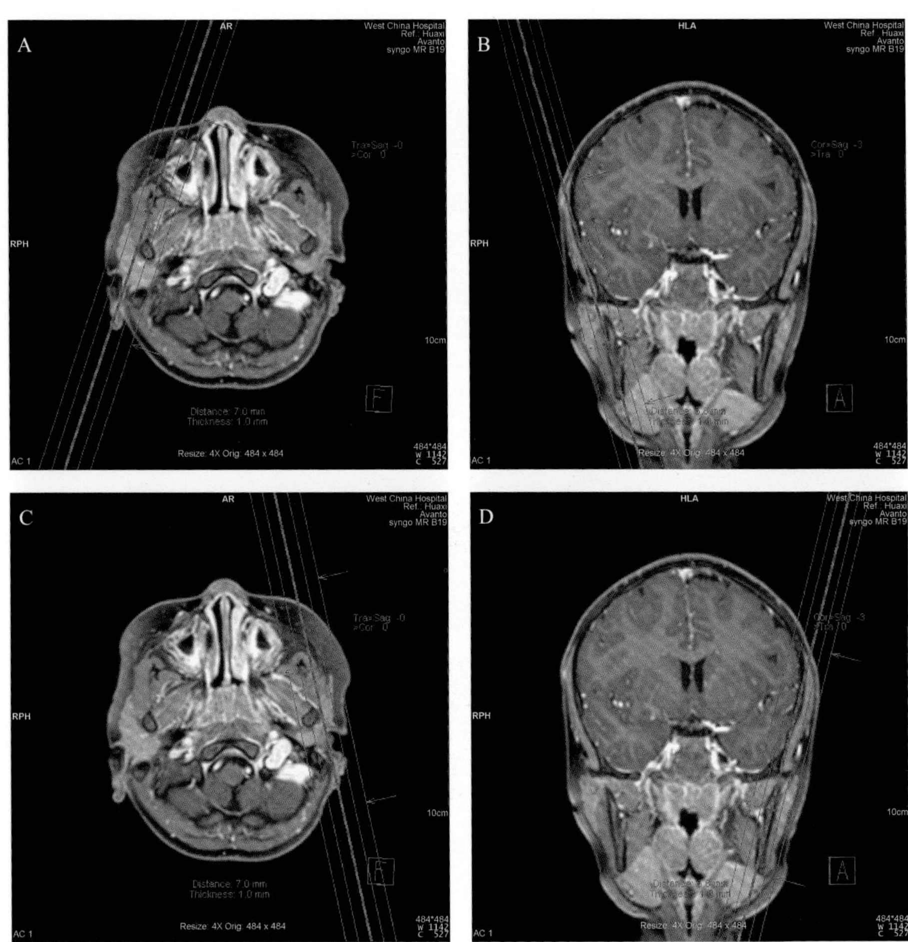

图 7-1-4　双侧斜腮腺矢状面扫描序列范围

A. 右侧腮腺矢状面扫描　B. 左侧腮腺矢状面扫描　C. 右侧腮腺矢状面扫描　D. 左侧腮腺矢状面扫描

使用无相位卷积（NPW）技术，小 FOV，双侧高分辨率扫描。如需使用 FS 压脂，应添加局部匀场。频率编码为上下。

8．双侧斜矢状面 SAG STIR Water 斜矢状面脂肪抑制腮腺管水成像序列　定位线与腮腺管走形一致，定位线不能交叉。每侧扫描 1 层即可，双侧同时扫描。使用超长回波链（＞32）、长 TE（＞600ms）、长 TR（＞6 000ms），层厚 20～30mm。

需要注意：

如需增强扫描，一般按常规增强方案扫描即可，造影剂剂量推荐 2mL/10kg 或 0.1mmol/kg；分别行 AX T_1 FS C+、CORT_1 FS C+、COR T_1 FS C+ 扫描；分别采用平扫 AX、COR、COR 的定位线。

三、质量控制

磁共振成像的质量在很大程度上受操作者影响，因而每个使用者应掌握 MR 图像的质量指标及影响因素，以便在使用中选择适当的参数，达到最佳的效果。

1. 空间分辨率　指 MR 图像对解剖细节的显示能力，实际上是成像体的实际大小。理论上受 FOV 和矩阵的影响。FOV 不变，矩阵越大则体素越小，空间分辨率越高；矩阵不变，FOV 越大则体素越大，空间分辨率越低。实际中还受 SNR 影响，两者呈反比关系。

2. 信号噪声比　指图像的信号强度与背景随机噪声强度之比值。

3. 对比度噪声比　指不同组织之间的信号差别，决定其差异的检出能力，对于扫描方案的确定具指导意义。与对比度有关的序列参数主要有 TR、TE、TI 和翻转角 Flip。此外，组织本身的特性（如流动血液、脑脊液、质子密度等）和顺磁性造影剂 Gd-DTPA 也影响图像对比度的强弱。

4. 扫描时间　即一次序列扫描的时间。与 TA 有关的参数主要是 TR、相位编码数和 NEX（TA=TR× 相位编码数 ×NEX）。对于 3D 采集，TA 还与容积范围的分层数有关。

5. 伪影　是指图像中与实际解剖结构不相符的信号，除噪声外的非样体结构影像及样体结构的影像异位都属伪影。主要表现为设备伪影、运动伪影、磁化率伪影及金属伪影。

（鲁曦）

第二节　动物磁共振成像技术

动物磁共振成像技术是以动物为研究对象，用于药物作用机理研究、器官功能研究的高场超导 MRI 技术。它是近年来一种新型的高科技影像学检查方法，是 20 世纪 80 年代起应用于研究与临床的医学影像诊断新技术。它具有无电离辐射性（放射线）损害，无骨性伪影，能多方向（横断、冠状、矢状切面等）和多参数成像，高度的软组织分辨能力，无需使用对比剂即可显示血管结构等独特的优点。总而言之，磁共振成像几乎可以用于动物身体任何部位的断层扫描。动物很多部位的肿瘤使用常规的诊断方法如 B 超、X 线片等很难诊断清楚，有些肿瘤甚至无法诊断，MRI 在五官科方面优势尤为明显，可以做鼻腔、鼻窦、额窦、前庭耳蜗、球后脓肿、咽喉等部位的断层扫描。

动物磁共振成像是对动物无伤害的安全、快速、准确、可重复的活体影像诊断方法。对软组织成像有极好的分辨力，可在活体器官的细胞或亚细胞水平定性与定量生物学过程。磁共振成像的多个成像参数可以提供更丰富的诊断信息，并能通过调节磁场选择所需剖面，能得到其他成像技术不能或难以接近部位的成像，是鉴定化合物结构和研究化学动力学极为重要的方法。

一、原理与用途

1. 工作原理　磁共振成像设备是由磁体系统（主磁体）、梯度系统、射频系统、计算机和图像处理系统、其他辅助设备等组成。主磁体按照磁场产生方式可以分为永磁和电磁，电磁又可以分为常导磁体和超导磁体。在小动物 7T 磁共振扫描仪中超导磁体是其中的核心部件之一，它为磁体系统提供高强度的主磁场。梯度系统由梯度线圈和梯度放大器等构成，其作用在于空间定位和产生信号，其发展对于 MRI 快速、超高速成像至关重要。射频系统由射频放大器、射频通道和脉冲线圈（发射线圈和接收线圈）等构成，其作用在于激发产生共振和采集 MRI 信号。计算机图像处理系统包括时钟、频率、数据的运算、控制扫描和显示图像等。这些系统之间通过控制线、数据线及接口电路连成一个完整的成像系统。同时，为了增加 MRI 系统的图像处理速度，有专用的图像处理单元和工作站、相应的生理信号处理单元、图像的硬拷贝输入设备等。

2. 适用范围　适用于大鼠、小鼠、兔等小动物的高分辨磁共振平扫 / 增强扫描、弥散加权磁共振扫描、磁共振血管造影、磁共振功能扫描（图 7-2-1）。

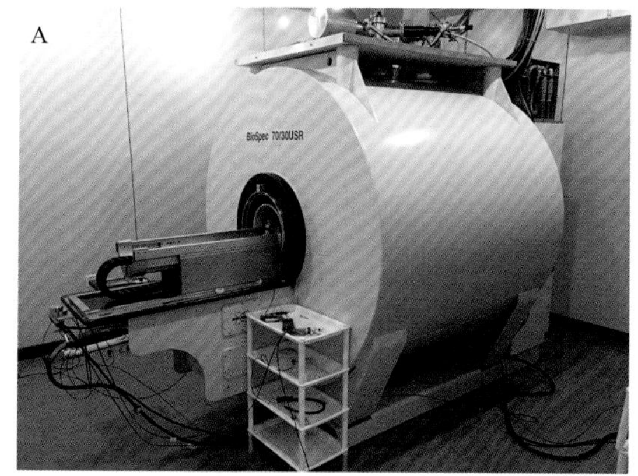

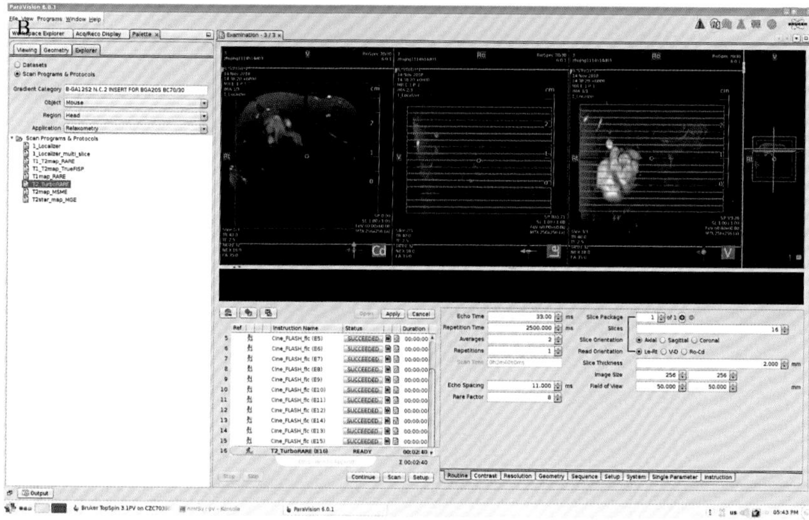

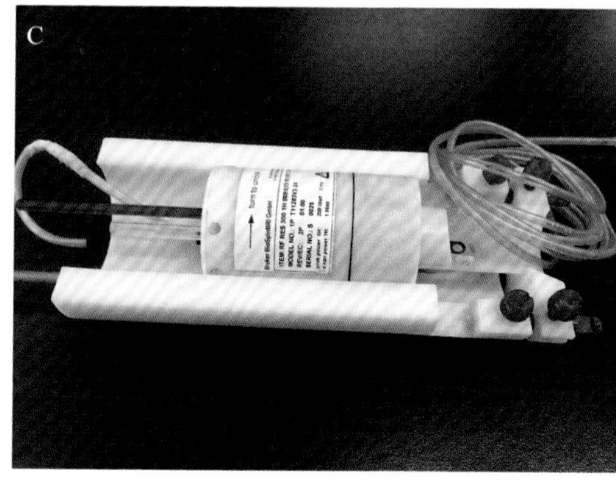

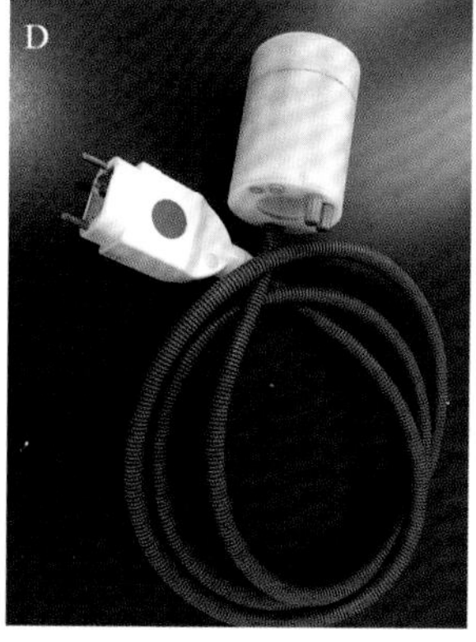

图 7-2-1　动物磁共振成像系统

A. 7T 小动物磁共振成像扫描仪　B. 7T 小动物磁共振成像扫描仪操作软件　C. 小鼠头部专用成像线圈　D. 小鼠体部 / 大鼠头部专用成像线圈

二、仪器使用

动物7T磁共振成像技术根据实验要求，可选择不同实验对象和成像模式。实验开始前需要根据情况对实验对象进行麻醉、按要求进行体位的摆放。之后进行扫描定位和参数设置等步骤，最后通过图像拍摄、图像观察与编辑得到需要的不同模式下的成像结果（图7-2-2）。

1．准备工作　了解动物待扫描部位和扫描诉求，更换合适线圈备用。将待扫描的小动物放入麻醉诱导盒中对其进行气体麻醉后（图7-2-2），检查小动物身上是否有金属配件，如有，去掉。然后将动物放于扫描床，将待扫描部位置于线圈中心，固定。若为化学材料或离体组织，则需根据需要捆绑或固定，方能放于扫描床进行扫描。

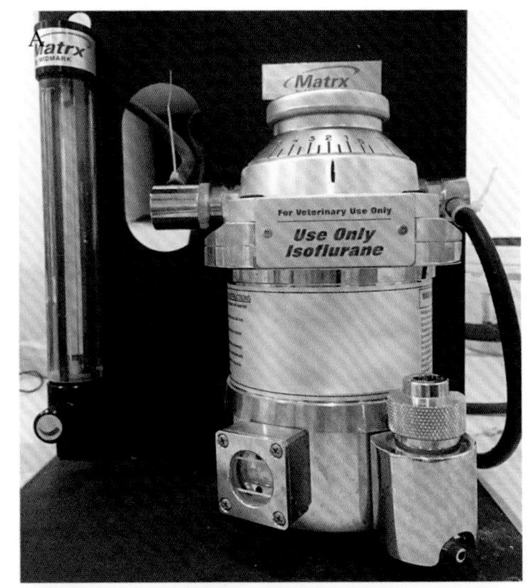

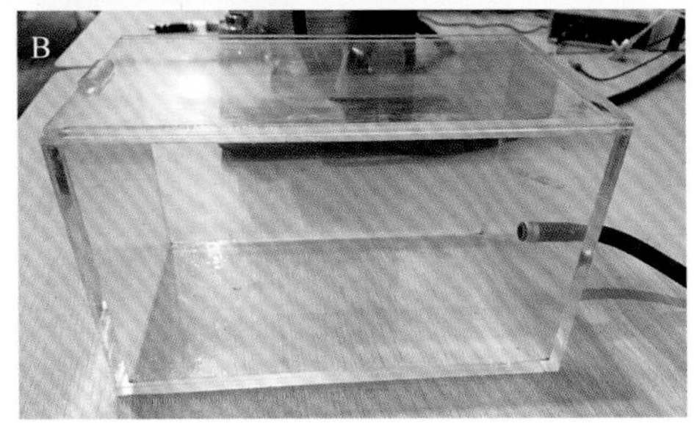

图7-2-2　小动物麻醉设备

A. 小动物气体麻醉机　B. 小动物麻醉盒

需要注意：

待检测扫描的小动物，应清除掉耳朵和身体上用于标记或手术的含金属的部件，避免影响扫描结果以及对磁场造成伤害；待扫描的动物体重不应过大或过小，以免造成扫描结果的不准确性。

2．操作流程

（1）扫描定位：编辑扫描动物信息（动物种类、编号、体位、体重等），建立扫描文件；然后在扫描系统中，首先选择定位扫描序列，进行定位。

（2）设置参数：选择扫描序列，根据定位扫描所得横断面、矢状面、冠状面，调整角度和方位，使得扫描部位居于线圈中心。选中待扫描序列，逐个调整参数，使得扫描图像理想化。编辑参数完成后，点击开始扫描。

需要注意：

扫描期间严密监控小动物的呼吸以及心电监护，通过控制麻醉剂和氧气输入量来保证动物的基本生命体征和扫描图像的精准性。

3. 图像采集　常用的结构成像 T_1、T_2 为例。T_1 加权 TR、TE 短，观察解剖结构较好。长 T_1 物质表现为低信号，如水，图像上显示黑色；短 T_1 物质表现为高信号，如脂肪，图像上显示白色。组织的 T_1 越短，恢复越快，信号就越强。T_2 加权：TR、TE 长，显示组织病变较好。长 T_2 物质表现为高信号，如水，图像上显示白色；短 T_2 物质表现为低信号，如脂肪，图像上显示灰白。组织的 T_2 越长，恢复越慢，信号就越强（图 7-2-3）。

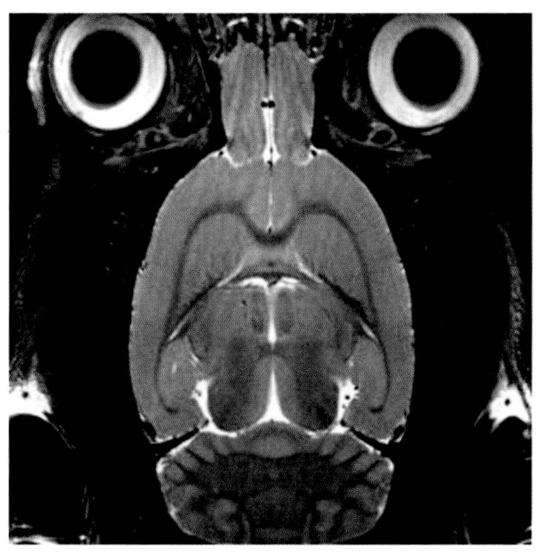

图 7-2-3　大鼠头部冠状位 T_2 加权像

（陈璐　游盛兰）

第八章

放射性核素成像技术

核医学放射性测量仪器主要由三部分组成。一是射线探测器，如探头。二是电子线路部分，根据不同的测量要求和探测器的特点而设计的分析和记录电信号的电子测量仪器，如放大器、脉冲幅度分析器、定标器、计数率仪等。三是各种附加部件，该部分在仪器中起辅助作用，按不同的检测目的和需要配备的电子计算机数据处理系统、自动控制系统、显示系统和储存系统等，进一步完善了仪器的性能。

第一节　核物理基础

核物理基础主要涉及原子核的构成及其方式、放射性核素的衰变规律及射线与物质的相互作用。

一、原子核

（一）组成和表示方法

原子核（nucleus）由质子和中子组成，质子和中子统称核子（nucleon）。质子带一个单位的正电荷；中子为电中性，不带电荷。

（二）核素及其分类

核素（nuclide）：具有特定的质子数、中子数及核能态的一类原子称为核素。

同位素（isotopes）：具有同样的原子序数，但质量数不同的核素称为同位素。

同质异能素（isomer）：具有相同的质量数和原子序数，但核能态不同的一类核素称为同质异能素。处于激发态的同质异能素用元素质量数 A 后面加字母 m 来表示，如 ^{99m}Tc。

二、衰变及其方式

衰变（radioactive decay）是不稳定的核素通过发射粒子或光子放出核能成为另一种核素的过程。一种核素是否衰变，与其核结构和核能态有关。质子或中子过多的核，有放出多余的质子和中子或使质子和中子相互转换的趋势，而处于较高能态的核也有向较低能态转换的趋势。因此，核衰变由原子核内部因素决定，不受核外因素影响，这称为核衰变的自发性。

（一）α 衰变

核衰变时放出 α 粒子的衰变称为 α 衰变。经 α 衰变后的核素，质量数减少 4，原子序数减少 2，放出的 α 粒子实质是氦核。

（二）β 衰变

1. β^- 衰变　不稳定的核发射出一个负电子、一个中微子和一定的能量。子核的原子序数增加 1 变为别的核素。

2. β^+ 衰变　不稳定的核发射出一个正电子、一个中微子和一定的能量。子核的原子序数减少 1 变为别的核素。

β^+ 粒子实质是正电子，它在离开原子核后与周围原子发生碰撞，最后动能耗尽停止下来，与一个电子发生湮没辐射（annihilation radiation），生成两个能量各为 511keV 的 γ 光子向相对 180° 的方向飞出。

（三）电子俘获

原子核俘获本原子的一个核外轨道电子，与核内的一个质子结合，形成一个中子。轨道电子俘获又被称为反 β^- 衰变。电子俘获使原子壳层出现空缺，引起特征 X 线发射或俄歇效应，即外层电子向内层移动时放出的能量传给一个轨道电子，使该电子带着动能离开原子。俄歇效应不发射特征 X 线。

（四）γ 衰变

又称 γ 跃迁，核素由激发态或高能态向基态或低能态转变，多余的能量以 γ 光子的形式射出。

处于激发态或亚稳态的原子核也可能把跃迁能量传递给本原子的一个核外轨道电子，使其脱离原子，这称为内转换，发射出的自由电子称为内转换电子。内转换电子的能量（动能）等于跃迁能量减去电子所在原子壳层的结合能，因而其能谱是不连续的。除转换电子外，内转换引起特征 X 线的发射或俄歇效应。

在 γ 跃迁中，跃迁能量完全由 γ 射线带走。这个能量是原子核的激发态与基态或激发态与较低能量的激发态之间的能量差。因此 γ 射线的能量是不连续的。

三、放射性核素的衰变规律

（一）放射性活度

1. 放射性活度（activity）　放射性核素的活度是指一定范围内的某种放射性核素在单位时间内发生核素衰变的次数，国际单位是贝可勒尔（becquerel），简称贝可（Bq）。1Bq 等于每秒一次核衰变。活度的旧单位是居里（curie，Ci），1 居里表示 1 秒内发生 3.7×10^{10} 次核衰变。

2. 比放射性活度（specific activity）　单位质量或容积的物质或制剂内

的放射性活度，简称比活度，如 Bq/g，Bq/mL 等。

（二）衰变常数

衰变常数（decay constant）表示单位时间内发生衰变的原子核数目占当时的放射性核数目的比率，用 λ 表示。不同的核素有各自的衰变常数。

根据放射性活度和衰变常数的定义，放射性活度 A 与放射性核数目 N 之间的关系为：$A=\lambda N$。

（三）指数规律

放射性核素的数量及放射性活度的变化服从指数衰变规律。如用 N 表示某一时刻放射性核素的数量，用 A 表示某一时刻放射性核素的活度，则指数规律可表示为：

$$N=N_0e^{-\lambda t}$$

$$A=A_0e^{-\lambda t}$$

其中 N_0 为 t=0 时的放射性核素数量，A_0 为 t=0 时的放射性核素活度。λ 为衰变常数。

（四）半衰期

放射性核素的数量和活度减少到原来的一半所需要的时间称为放射性核素的半衰期。当放射性核素通过某种途径进入人体后，其放射性活度在人体器官、组织或全身的减少受两种因素影响：一是核素本身衰变，设其衰变常数为 λ，半衰期为 $T_{1/2}$；另一个因素是生物代谢，设其衰变常数为 λ_b，生物半衰期为 T_b。

日常应用的放射性核素的物理半衰期是已知的，而有效半衰期可以通过放射性测量获得，利用物理半衰期和有效半衰期可以获得生物半衰期，从而揭示生物代谢的规律。

四、射线与物质的相互作用

（一）带电粒子与物质的相互作用

带电粒子可与轨道电子作用，引起原子的电离和激发；也可与原子核作用，产生散射和轫致辐射。

1. 电离　带电粒子（α、β 射线）与物质的原子相互作用，使核外轨道电子获得足够的能量而脱离原子，成为自由电子。失去电子的原子成为离子。入射带电粒子引起的电离称为一次电离或原电离。带电粒子在单位路程上产生的电子-离子对的数目，叫电离密度，表明粒子的电离能力。粒子电荷量越大、速度越慢、物质密度越高，电离密度越大。

2. 激发　如果在带电粒子与原子的相互作用中传递给轨道电子的能量不足以使原子电离，相互作用的结果是轨道电子运动到更高的壳层，原子激发，激发后的原子退激时放出特征 X 线或产生俄歇电子。

（二）γ 射线与物质的相互作用

γ 射线和 X 线的本质是电磁波，是光子流。γ 光子不带电，无静止质量，一旦失去全部能量 γ 光子就消失了。

1. 光电效应（photoelectric effect）　也称光电吸收。光子与原子的作用中，把全部能量传递给一个轨道电子，使其脱离原子成为自由电子，原子被电离，光子本身消失。

2. 康普顿效应　又称为康普顿散射（Compton scattering）。γ 光子与物质的电子相互作用，把一部分能量传递给电子，使其脱离原子，光子改变运动方向。

（刘斌　向镛兆　陈宇）

第二节　核医学放射性测量仪器

核医学放射性测量仪器是用于探测和记录放射性核素发出射线的种类、数量、能量、时间变化和空间分布的仪器。核医学放射性测量仪器主要由三部分组成。一是射线探测器，利用射线和物质相互作用产生的各种效应，如电离电荷、荧光现象等，将射线的辐射能转变为电子线路能处理的电信号。根据需要把探测器和最基本的电子线路，如前置放大器等封装在一起，形成一个独立的单元，称为探头。二是电子线路部分，根据不同的测量要求和探测器的特点而设计的分析和记录电信号的电子测量仪器，如放大器、脉冲幅度分析器、定标器、计数率仪等。三是各种附加部件，该部分在仪器中起辅助作用，按不同的检测目的和需要而配备的电子计算机数据处理系统、自动控制系统、显示系统和储存系统等，进一步完善了仪器的性能。

一、核医学射线探测器

（一）放射性探测的依据

射线探测要利用射线与物质的相互作用，射线与物质作用后损失能量，物质获得能量。利用不同物质获得能量后产生的各种现象，就可以探测射线。

1. 电离作用　射线引起物质电离，产生电子–离子对，电子–离子对的数目与吸收的能量和物质种类有关。电离室、G-M 计数管等射线探测器就是依据射线在气体中的电离作用产生的电离电流或采集的电荷数来探测。

2. 荧光现象　射线使物质原子激发，有些物质的原子从激发态回到基态或较低能态时发出荧光，这些荧光可用肉眼观察或用光电倍增管探测。

3. 感光效应　射线使感光材料形成潜影，经显影定影处理后，感光材料形成黑色颗粒沉淀显示出黑影，根据黑影在被测样品的部位和它的灰度对被测样品中的放射性做出定位和定量判断。

（二）气体探测器

1. 气体的电离　电离辐射可引起气体原子的电离，产生电子–离子对。电离产生的电子–离子对的数目与电离辐射传递给气体的能量成正比。

2. 饱和区与电流电离室　在饱和区中，电子和离子在外加电场作用下的运动速度快，被全部收集。这时的电流与入射射线的强度成正比，电流大小代表放射性样品的活度。工作在这个区域的气体探测器称为电流电离室。

3. G-M 计数管工作区与 G-M 计数管　电压的增加使电子和离子的运动速度加快。速度快的电子会引起气体的电离，产生额外的电子–离子对，从而使电流增大，在 G-M 计数管工作区，加速电子的电离作用大到极限，正离子电场的抵消作用也达到极限。当有一个粒子射入时，就输出一个幅度基本不变的脉冲信号。工作在这一区域的气体探测器称为 G-M 计数管。

（三）闪烁探测器（Scintillation detector）

有多种物质可以作为闪烁体，闪烁体主要分为无机、有机、固体、液体、气体等几类。NaI 闪烁晶体由 NaI 透明单晶中加入 0.1% ~ 0.5% 的铊作为激活剂制成，是核医学射线探测中最常用的一种闪烁体。

1. 固体闪烁探测器的工作原理　固体闪烁探测器由闪烁体、光电倍增管和光导构成。射线进入闪烁体，损失能量。闪烁体吸收能量，其中的原子受激发，在退激的过程中发生荧光。荧光光子通过光导后到达光电倍增管的光阴极，在光阴极上打出光电子。光电子在光电倍增管中电场的作用下数量成倍增加，最后到达光电倍增管的阳极，输出电脉冲信号，脉冲的幅度与射线在闪烁体中损失的能量成正比。

光电倍增管主要由封装在真空玻璃管中的光阴极、多个倍增极（又叫打拿极）和阳极构成。光电倍增管的作用是将微弱的闪烁光转换成电子并倍增放大成易于测量的电信号。

2．闪烁 γ 能谱与 γ 射线测量　闪烁探测器输出的脉冲信号的幅度和入射射线在闪烁体中损失的能量成正比。尽管 γ 射线的能量是单一的，一个 γ 光子射入晶体后，晶体吸收的能量并不总是 γ 射线的全部能量，吸收的能量决定于 γ 射线与晶体作用的具体过程。典型的 γ 能谱有光电峰、康普顿连续谱和反散射峰三个主要部分。

（1）光电峰：光电效应中，γ 光子的能量转变为光电子的能量并用于克服原子的结合能 E_b，即 $E_r=E_e+E_b$ 。

（2）康普顿连续谱：康普顿散射中，$E_\gamma=E_e+E_\gamma'$，散射电子的能量在 0 到最大散射能量之间连续分布，散射电子的能量容易被吸收，在能谱中形成连续分布，称为康普顿连续谱。

（3）反散射峰：有一些 γ 光子打在放射源的包装物或探测器周围的物质上，由于康普顿效应，被散射的光子的散射角在 90° ~ 180° 时，可以返回到探测器内而形成反散射峰，叠加在康普顿连续谱上。

3．能量窗（energy window）　光电峰代表了 γ 光子的全部能量，反映了发射 γ 光子的核素特征，可以把光电峰作为核素的标志。不同核素发射的 γ 光子能量不同，光电峰的位置不同。测量时选择不同的能量范围，也就是脉冲电压幅度，可以区分不同的核素。为了测量某一核素而选择的能量范围称为能量窗。

二、核医学射线测量仪器的主要部件

（一）脉冲放大器

脉冲放大器的主要作用是将各种探测器（如固体闪烁探测器）输出的脉冲信号放大，便于后级电路处理。放大器还可将干扰信号滤除。

（二）脉冲幅度鉴别器

脉冲幅度鉴别器也称脉冲幅度甄别器，是一种电压比较器，如果从放大器输入的脉冲幅度大于预定电压，则脉冲幅度鉴别器输出幅度恒定的脉冲信号给后级电路，否则不输出信号。

（三）单道脉冲幅度分析器

单道脉冲幅度分析器有两个电压比较器，对应的有两个可设置的比较电压，电压较低的叫下阈，电压较高的叫上阈，下阈和上阈之间的电压范围称为道或窗，其宽度称为道宽或窗宽。

（四）多道脉冲幅度分析器

多道脉冲幅度分析器用模拟–数字转换器将脉冲幅度变为数字量，并以此数字量作为存储单元的地址码打开相应的存储单元，并在该单元加 1，则每记录一个脉冲，相应的存储单元计数就增加 1。

（五）定标器和计数率仪

1. 定标器（counter） 定标器的主要功能是定时和计数，即记录预定时间内从脉冲幅度鉴别器或脉冲幅度分析器输出的脉冲数目。

2. 计数率仪（ratemeter） 计数率仪又叫率表，它的主要功能是连续指示计数率的变化。

三、常用核医学仪器

（一）医用核素活度计

医用核素活度计是一个工作在饱和区的电流电离室。电离室为密封的圆柱体，内部充入工作气体（通常为惰性气体），在圆柱的中央有开口，放置样品。医用核素活度计的特点是几何探测效率高，可测量各种核素产生的电离电流。

（二）液体闪烁计数器

液体闪烁探测器主要用于测量低能 β 射线。液体闪烁探测器有两个主要特征：一是采用液体作为闪烁体。二是采用符合电路。

（三）体外 γ 射线测量仪器

测量样品 γ 射线计数的典型装置是配备井型闪烁探测器的 γ 计数器。井型探测器的几何条件接近 4π，探测效率较高，易于用铅屏蔽探测器，降低本底计数。

（四）体内 γ 射线测量仪器

体内测量是测量人体内有关器官中的放射性核素发出的 γ 射线，从而评价脏器的功能。所使用的仪器称为脏器功能测定仪。体内射线测量仪通常为配备 NaI 晶体的闪烁探测器，和准直器一起装在固定的或可移动的支架上作为探头。

（陈宇　向镛兆　刘英）

第三节　单光子发射计算机断层成像技术

单光子发射计算机断层 / 计算机断层（single photon emission computed tomography/computed tomography，SPECT/CT）由 SPECT 和 CT 结合而成（图 8-31）。SPECT 由 γ 照相机（gamma camera）发展而来。SPECT 用于获得人体内放射性核素的三维立体分布图像。SPECT 和 CT 的图像都是数字化的，用计算机进行图像的采集、处理、重建、存储和传输已成为 SPECT 和 CT 应用中必不可少的内容。

一、原理与用途

1. SPECT　SPECT 是核医学重要的大型诊断设备，用于获得人体内放射性核素的三维立体分布图像。

（1）SPECT 基本结构：SPECT 多是以旋转 γ 照相机为基础，加上计算机构成。还要装备旋转机架和低衰减的检查床，配备计算机和 SPECT 专用

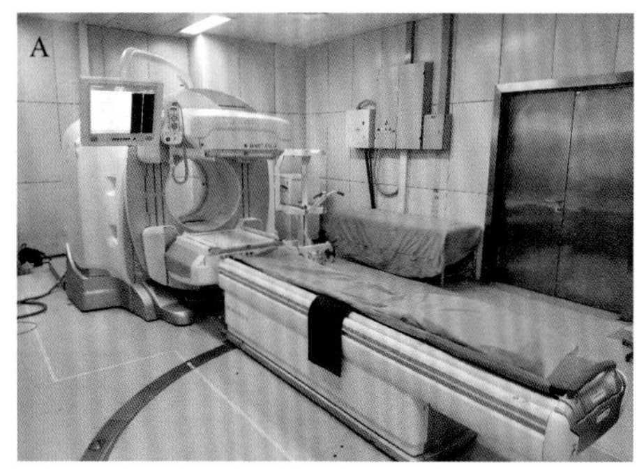

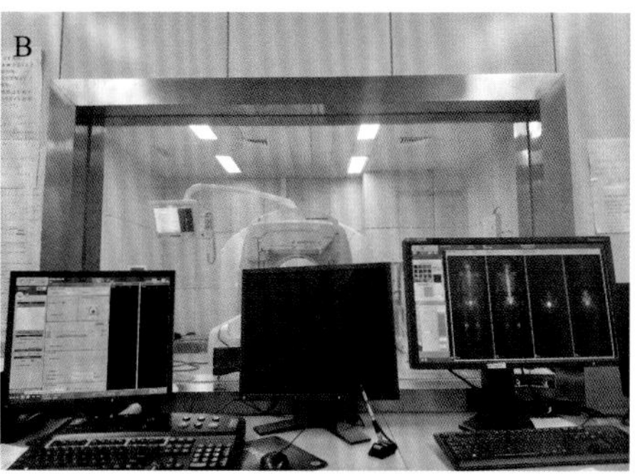

图 8-3-1　单光子发射计算机断层

A. SPECT/CT 设备　B. SPECT/CT 后处理工作站

的软件，以实现对机架运动的控制和图像重建等功能。这些改进不但使设备具有断层功能，也提高了平面显像性能。

（2）SPECT 原理：SPECT 的成像涉及投影、反投影、频率域与空间域、傅里叶变换、图像滤波和断层重建等概念。

2. CT　目前 SPECT/CT 和 PET/CT 上用的 CT 为多层螺旋 CT。CT 包括扫描部分（机架、X 线球管、探测器等）、计算机系统和图像显示系统等。扫描床和部分计算机与 PET 共用。

当 X 线束环绕人体作断面扫描时，部分光子被吸收，X 线强度衰减，未被吸收的光子穿透人体后，被探测器接收形成信号。CT 成像的目标就通过 X 线透射扫描，来获得断层面中各像素内的人体组织对射线的衰减系数。

SPECT 的图像往往缺乏相关解剖位置对照，发现病灶却无法精确定位；而 CT 影像的分辨率高，可发现细微的解剖结构的变化。为了准确诊断，常用各种方法将 SPECT 图像和 CT 图像互相比较对照。而 SPECT/CT 由 SPECT 和 CT 结合而成，两者轴心一致，共用一个扫描床，这样在一次检查中就可采集同一部位的功能图像和解剖图像，进而实现图像的融合。

SPECT/CT 融合显像将解剖成像与功能成像的优势相结合，可同时提供病变的解剖结构与功能代谢信息，能对肿瘤进行精确定位，在鉴别肿瘤良恶性、探测复发或转移、评价治疗效果等方面具有独特优势。

除了图像融合外，SPECT/CT 中的 CT 还可为 SPECT 提供衰减和散射校正数据，提高 SPECT 图像的视觉质量和定量准确性。

二、仪器使用

SPECT/CT 根据检查要求及目的，选择采集部位和采集模式。实验开始前需要根据情况对受试者进行检查告知及体位摆放，进一步进行采集模式选择、参数选择、图像采集、图像重建及图像后处理获取相应图像内容（图 8-3-2）。

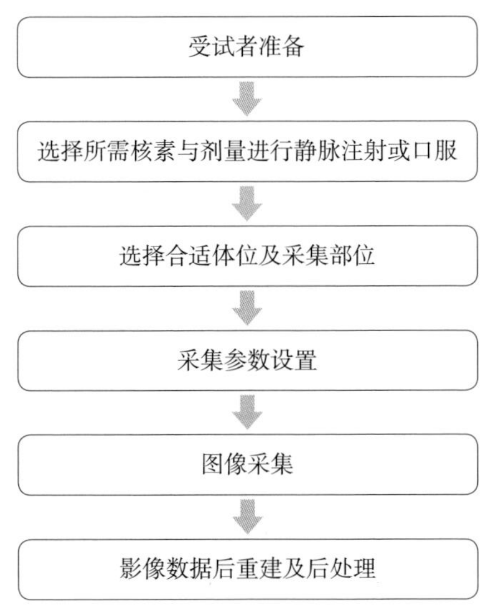

图 8-3-2　SPECT/CT 扫描成像技术流程图

1. 准备工作

（1）确认检查项目。

（2）记录基本信息（年龄、性别、

身高、体重)。

(3)告知预等待时间。

(4)告知饮食摄入事项。

(5)计算所需核素剂量。

(6)去除体表金属物品。

2. SPECT 图像采集

(1)静态采集(static acquisition):如果在所考察的时间内图像不变化或可以认为不变化,采用静态方式采集图像。静态图像用于观察被检器官的位置、形态、大小和放射性分布情况,如增高、降低、正常或缺如。采集过程中可通过调节显示窗口、读取像素计数等方法判断图像是否符合要求(图 8-3-3)。

定数:可以保证同类型的检查有相同的图像总计数,便于图像的判读。

定时:用相同定时采集同一受检者的系列图像,便于在相同的色表和显示窗口条件下比较图像,或比较器官在不同时间的计数变化。

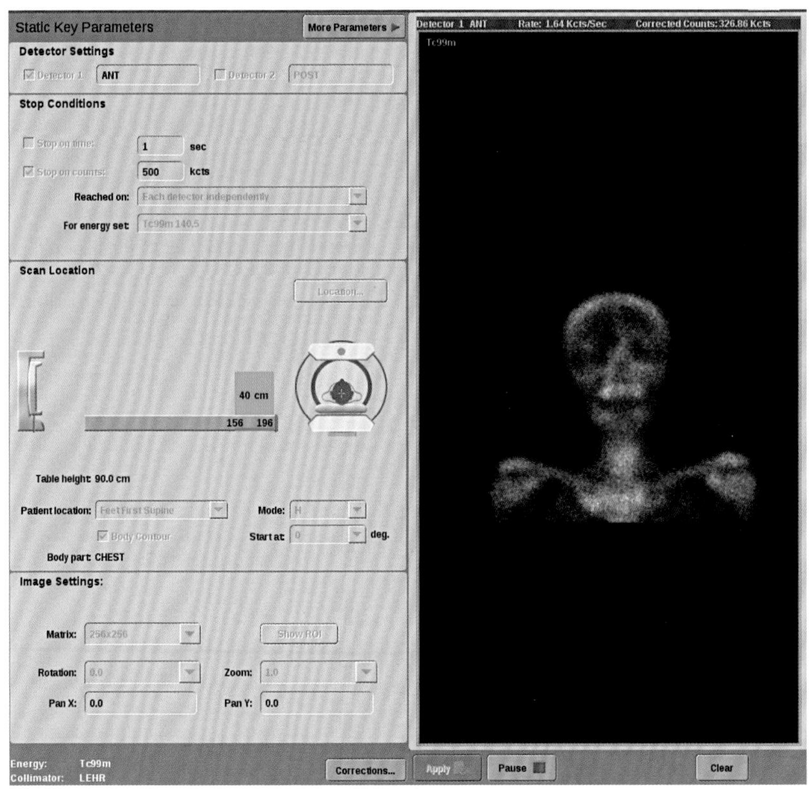

图 8-3-3　静态采集

目的：静态图像用于观察被检器官的位置、形态、大小和放射性分布情况，如增高或降低、正常或缺如。

准直器：选用高分辨准直器。

参数选取（图 8-3-4）：矩阵通常选择大矩阵，256pixel × 256pixel，512pixel × 512pixel 均可（256pixel × 256pixel 矩阵相对的采集时间较短，图像信噪比高，推荐首选）。

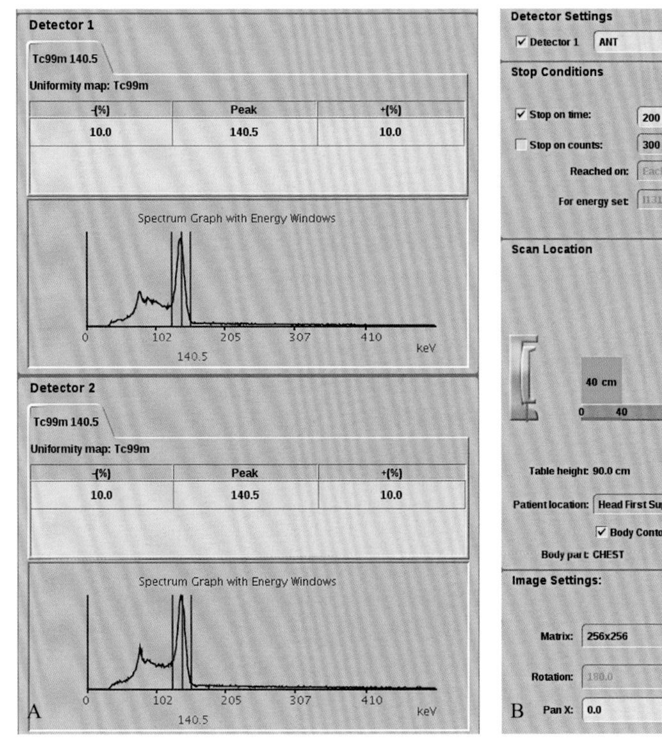

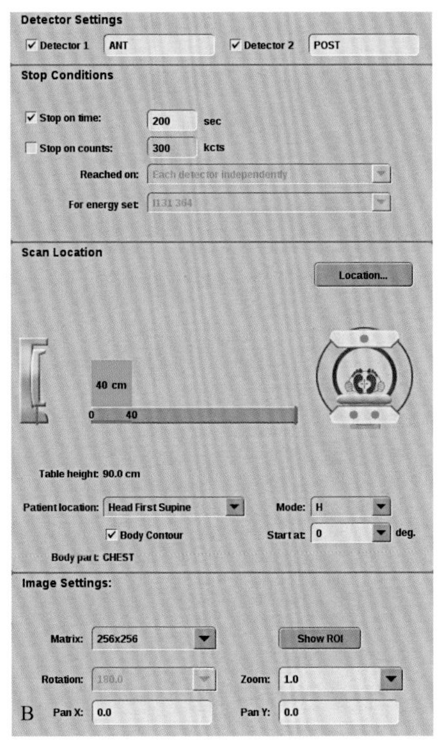

图 8-3-4　静态采集参数设置

A. 能峰确认　B. 静态参数

（2）动态采集（dynamic acquisition）：动态采集方式以预定的时间间隔采集图像。时间间隔的形式可有多种。例如，每秒一帧采集 30 帧，暂停 5min，接着每分钟一帧采集 20 帧。动态图像用于观察图像的连续变化，或获得器官的时间-计数曲线以计算功能参数（图 8-3-5）。

目的：动态采集反映示踪剂在靶器官内连续变化情况。可用于观察大血管走向，血流动力学和药代动力学，靶器官的血流灌注情况，靶器官的吸收、清除和代谢功能。

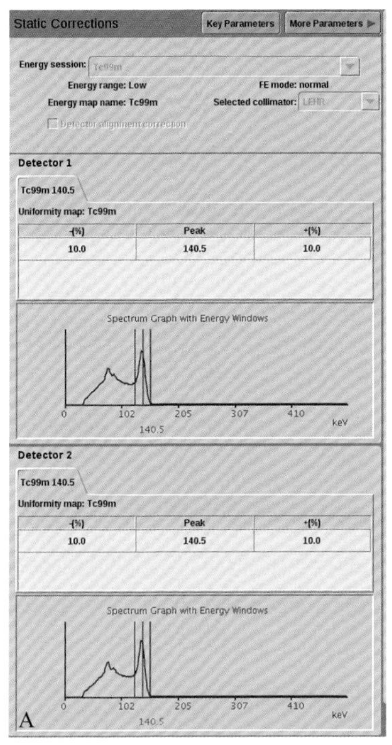

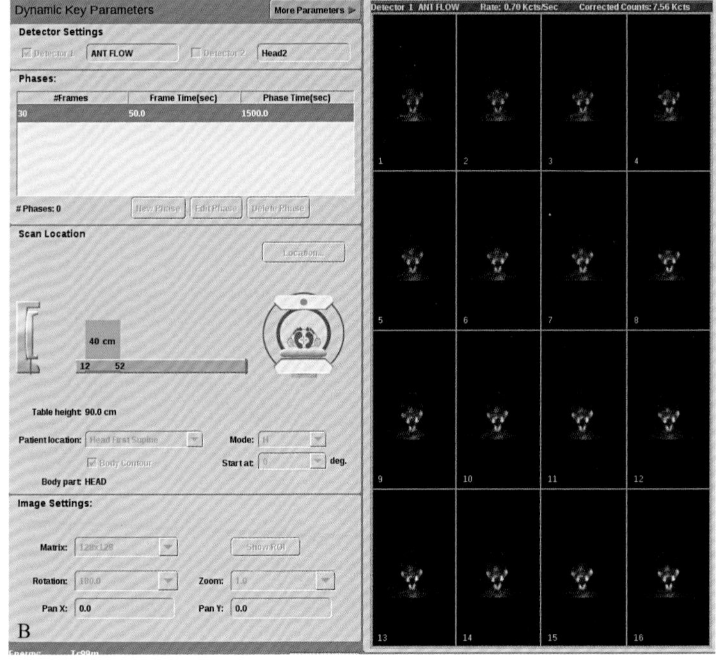

图 8-3-5　动态采集

A. 能峰确认　B. 动态参数

参数选取：综合考虑每帧采集时间和每帧图像的信噪比，尽可能保证图像质量，故推荐矩阵 64pixel × 64pixel，128pixel × 128pixel。

（3）多门控动态采集（multigated acquisition）：上述的动态采集方式不适合有些动态过程。例如，心脏跳动大约是每秒钟一次，为了观察其图像的变化，必须每秒采集十余帧图像，每帧图像的采集时间只有几十毫秒，图像计数低，无法观察和计算。对有相应生理信号的周期性过程，可用门控采集方式，即在生理信号（如心电 R 波）的控制下将采集与运动周期同步，进行周期性重复的动态采集，然后将多个周期内相同时相的动态图像累加，提高综合图像的计数。由累加数据重建各帧图像，由此产生运动图像。

目的：门控采集多用于脏器功能评价和腔内异常结构的诊断，如各类心脏病患者的心室功能的评价。

准直器：选用通用型准直器。

参数选取：矩阵选取 64pixel × 64pixel，因为门控采集强调功能判断与时间分辨，所以小矩阵就能满足要求，每周期或 R-R 间期采集帧数 16 ~ 32 帧，偶数为宜（图 8-3-6）。选取每间期帧数时要考虑能够满足对间期的功能判断、人的视觉差（0.1s）和处理时的傅里叶变换（要求偶数）。

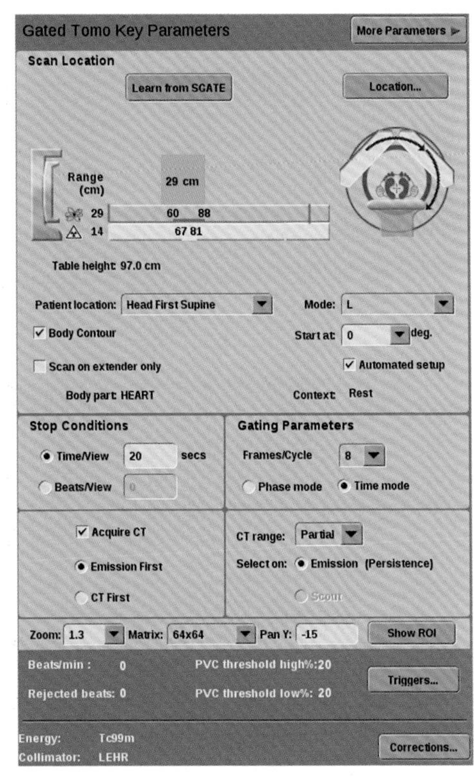

图 8-3-6　多门控动态采集

（4）全身采集（whole body scanning）：全身扫描采集有两种方式。一是根据身体指定部位的计数率，自动确定床速或探头移动速度，探头或床连续运动，进行从头到足或从足到头的采集，获得全身核素分布图像。二是用静态采集的方式，由探头或床运动到不同部位，使采集的多幅静态图像覆盖全身，最后由计算机将图像拼接成完整的全身核素分布图像（图 8-3-7）。

3. 图像处理

（1）定量分析：感兴趣区域分析和时间-计数曲线分析：对核医学图像数字，可以获取各个像素中的计数。当需要了解图像中 ROI 的计数分布时，可以用鼠标和轨迹球等设备在图像上描绘出相应区域

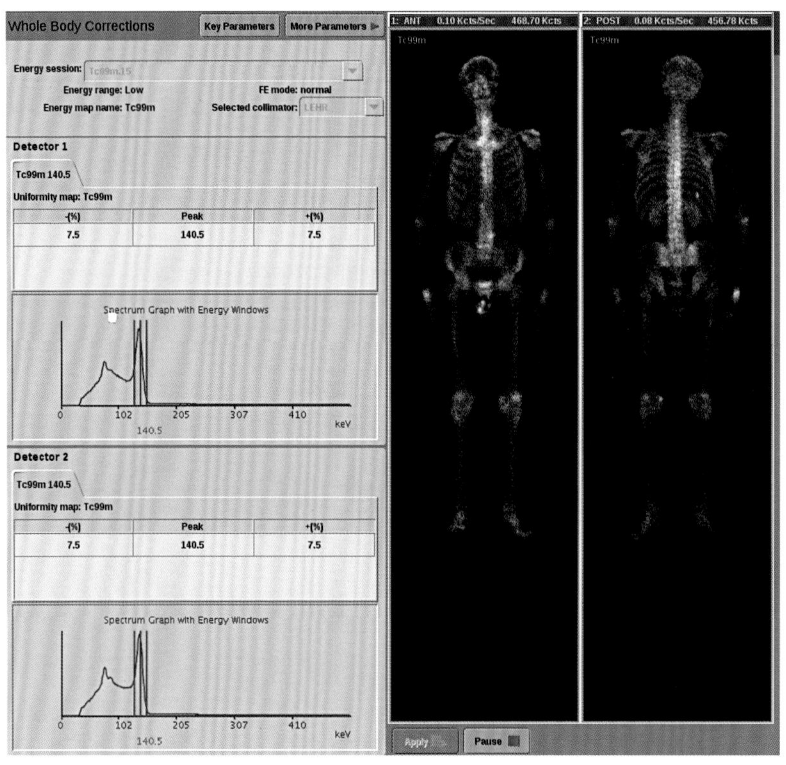

图 8-3-7　全身采集

的边界，计算出区域内的像素数目、总计数、平均计数、最大计数、区域面积等。对动态和多门控图像，还可将各个图像中同一区域的计数随时间变化的情况描绘成时间-计数曲线（又称为时间-放射性曲线），并可根据曲线计算有关参数。感兴趣区域也可由计算机程序自动或半自动获得。

（2）图像融合（image fusion）：把有价值的生理、生化和代谢信息与精确的解剖结构信息叠加在一起，同时显示在一张图像上，这种技术称为图像融合。图像融合要经过两个步骤：第一步是图像配准，即经过几何变换、图像矩阵大小匹配和图像位置匹配、数据叠加等处理，使两个图像准确重叠；第二步是融合图像显示，显示方法有交替显示、三原色加权叠加显示、阈值显示等。

核医学中常用的图像融合方法是将伪彩色的 SPECT 或 PET 图像叠在黑白的 CT 或 MRI 图像上，其结果是反映精细结构 CT 或 MRI 图像被染上表示功能的颜色。SPECT/CT 和 PET/CT 中，SPECT 图像和 PET 图像与 CT 图像的融合是同机融合，图像配准的准确性高。利用 CT 图像物质分布的信息，可以对 SPECT 图像和 PET 图像进行更准确的衰减和散射校正。在医学影像存储和传输系统的支持下，不同仪器上的医学图像也可以实现图像融合。

4. 常见口腔颌面部疾病 SPECT 表现　干燥综合征：注射放射性药物（$^{99}Tc^{m}O_4^-$）后行动态显像（5min / 帧）：双侧腮腺及下颌下腺显影清晰、对称，提示唾液腺摄取功能良好。口腔酸刺激后（第 20min），腮腺及下颌下腺放射性迅速降低，提示唾液腺分泌功能良好（图 8-3-8A）。注射放射性药物（$^{99}Tc^{m}O_4^-$）后行动态显像（5min / 帧）：双侧腮腺及下颌下腺显影差，轮廓显示不清，提示唾液腺摄取功能受损（图 8-3-8B）。

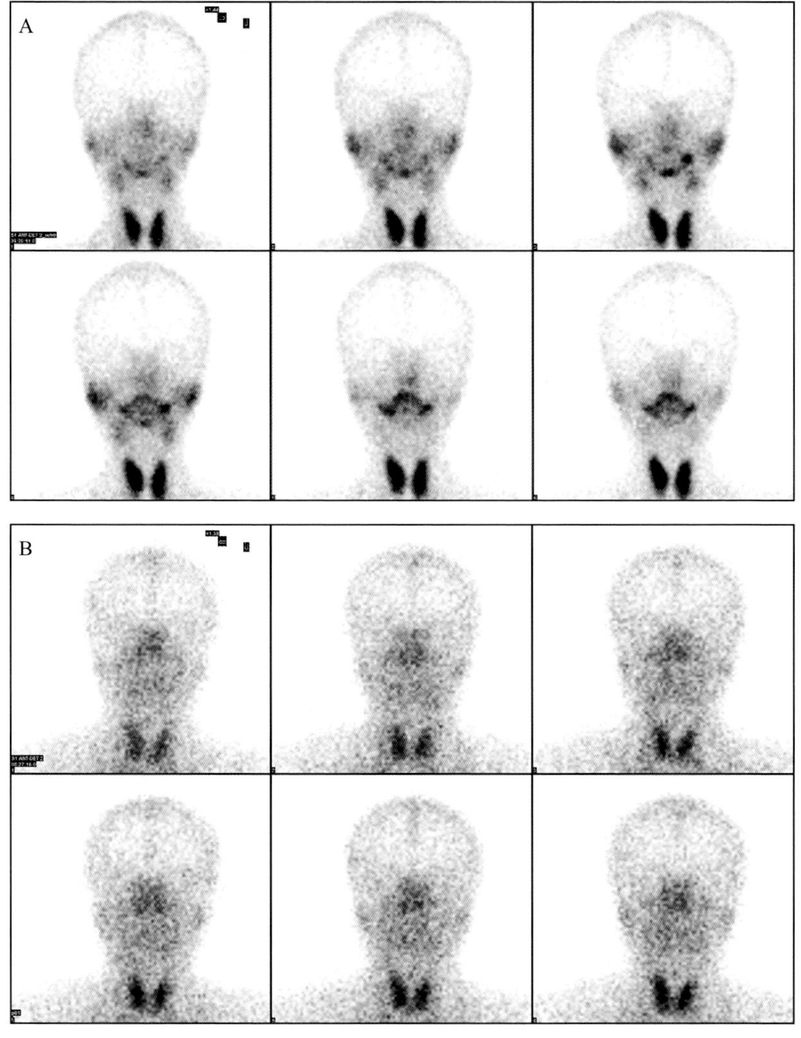

图 8-3-8　唾液腺 SPECT 显像功能

A. 唾液腺 SPECT 显像功能正常　B. 唾液腺 SPECT 显像功能异常

三、质量控制

1. 能峰设定　能峰设定不准确会导致整个系统的性能变坏。导致能峰漂移的原因很多，也很复杂，较大可能是线路老化、光电倍增管高压漂移、环境温度变化等。一种核素的能峰设定准确，并不代表所有核素的能峰设定准确，所以检查前一定要对所用核素做能峰设定校正（图 8-3-9）。能峰设定的方法很简单，使用放射性点源或泛源均可，探头加准直器或不加准直器都行。以 ^{99m}Tc 为例，20% 窗宽，以光电峰 140kV 为中心，上下各 10% 即可。

2. 每日均匀性测试与校正　每日均匀性测试的目的是了解每日患者检查前仪器的均匀性状况，现代系统把每日均匀性的测定数据用于仪器的均匀性校正。若均匀性变化大于参考值的 10%，应寻找原因及时维护。

影响均匀性的主要因素有：能峰设置不正确、温度变化（每小时温差超过 3℃即可导致均匀性变化，如若超过 5℃则有可能损坏晶体）、光电倍增管高压漂移、准直器损坏或污染（图 8-3-10）。

3. 旋转中心校正　旋转中心是指探头的机械旋转中心，它应该与图像重建矩阵中心相一致，如果两个中心不重合，称之为旋转中心漂移，具体表现为点源图像变得模糊放大，或发散成环状伪影。许多因素如不同类型的准直器、旋转方式、旋转半径、机械磨损和电子线路等都可能导致旋转中心漂移。日常工作中要密切观察重

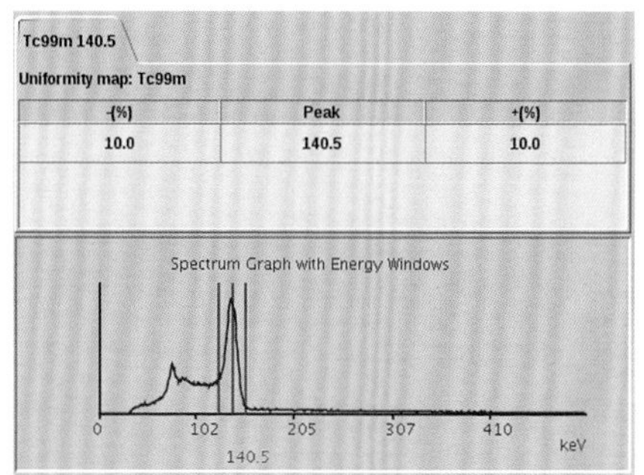

图 8-3-9　能峰

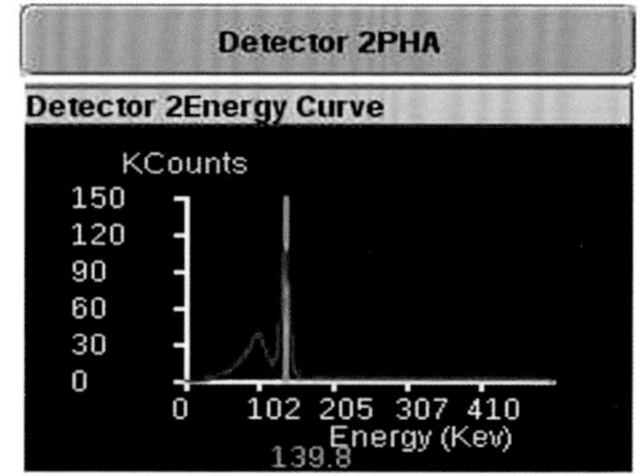

Input parameters

Name	Value
Energy session	Tc99m
Stop on counts	Last detector, 1500 Kcnt.
FE mode	normal
Energy map	Tc99m
Uniformity map	Tc99m
Linearity map	Tc99m
Image Name	EnergyTest_Tc99m_04_07_2015_06_18_57
Report Name	EnergyTest_Acquisition/report_0001

Name	Value	Status	Rule
Detector #2 FWHM	9.327	Passed	<=9.8
Detector #2 Peak	139.845	Passed	140.5+-1.5
Detector #2 Average Event Rate	35.994	N/A	N/A
Detector #2 Total Count	1500	N/A	N/A
Detector #2 Acquisition Total Time	41	N/A	N/A

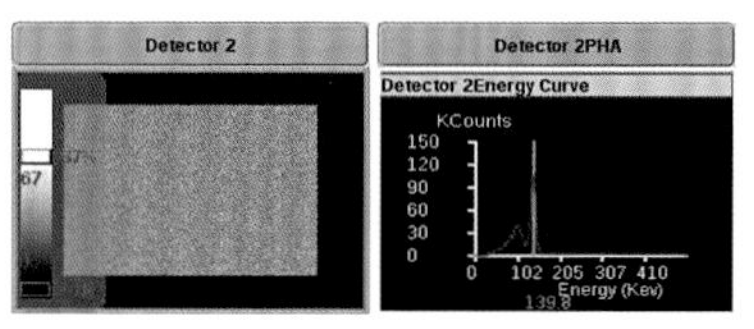

图 8-3-10　每日均匀性测试与校正

建图像以及可能导致旋转中心漂移的原因，一旦异常要立即采取校正措施。

旋转中心漂移检测步骤：

（1）准备 ^{99m}Tc 点源。

（2）使用水准仪将探头调至水平位置，即旋转轴平行。

（3）采集参数：使用仪器最大矩阵通常为 512pixel × 512pixel，每帧计数 10k 以上。

（4）点源摆放位置 x 方向距中心 5cm，并略偏离 z 轴中心，y 方向距中心 5m，并略偏离 z 轴中心。

（5）对以上两个位置分别采集并重建图像。

（6）求出点源图像的 x_0，x_{180} 和 y_{90}，y_{270} 方向的像素值。

旋转中心漂移公式：$R_0=(n+1-x_0-x_{180})/2$

这里 n 是具体矩阵数值 512，有的仪器系统矩阵像素从 0 算起，公式里就需要加 1；有些从 1 算起，就不需要加 1。x_0 与 x_{180} 是两个不同方向的像素数值。把以上数据代入公式即可求出旋转中心的漂移值，旋转中心漂移值应≤1mm。

4. 数据库管理　数据库管理分为两个部分，即患者数据清理与数据库重设。硬盘空间被数据占据量过大时（超过硬盘总存储空间的 85%），会导致系统的存取速度下降，进而可能会引发小的错误，所以要定期清理。

5. 环境控制　环境要求主要强调以下四点：温度、湿度、无尘和无阳光直射。碘化钠晶体对温度非常敏感，每小时温差超过 3℃将会影响其性能，每小时温差超过 5℃则有损坏晶体的可能性。一般情况下，机房要求的温度范围是 20 ~ 25℃。湿度范围是 30% ~ 70%。

6. 硬件除尘　系统线路在运行状态时会吸附尘土，尘土附着会影响仪器的功能。仪器外部要保持清洁，内部线路除尘要由维护工程师来定期进行。

需要注意：

1. 及时记录显像项目所需受检者相关资料，如身高和体重等。
2. 适当处理受检者佩戴或使用的可能影响显像的物品。
3. 对体形大、体重高、体位受限的受检者，应注意 γ 照相机和 SPECT 的相关极限参数是否满足要求。
4. 准直器和探头体积大、重量较重，使用中应注意受检者和操作者的安全。
5. 使用平行孔准直器时应在保证安全的前提下使其尽量贴近受检者。

（刘斌　向镛兆　陈宇）

第四节　正电子发射计算机断层成像技术

正电子发射计算机断层成像（positron emission tomography，PET）。与其他核医学成像技术一样，PET 也是利用示踪原理来显示体内的生物代谢活动。但是 PET 有两个不同于其他核医学成像技术的重要特点。首先，它所用的放射性示踪剂是用发射正电子的核素所标记，PET 常用的正电子核素 ^{18}F、^{11}C、^{15}O、和 ^{13}N 等是组成人体元素的同位素，由这些核素置换示踪剂分子中的同位素不会改变其原有的生物学特性和功能，因而能更客观准确地显示体内的生物代谢信息。其次，它采用的是符合探测技术，用符合探测替代准直器，使原本相互制约的灵敏度和空间分辨率都得到较大提高（图 8-4-1）。

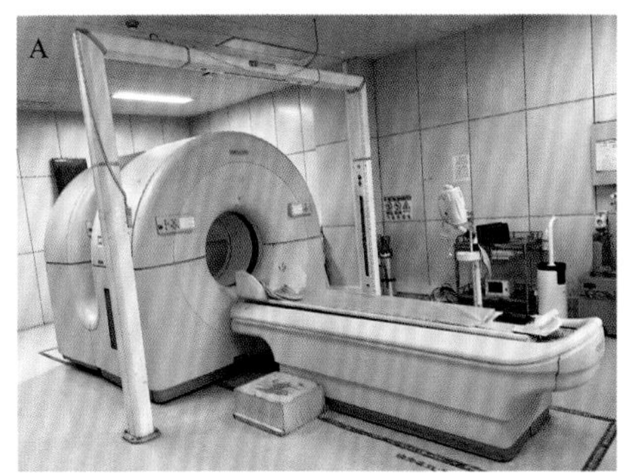

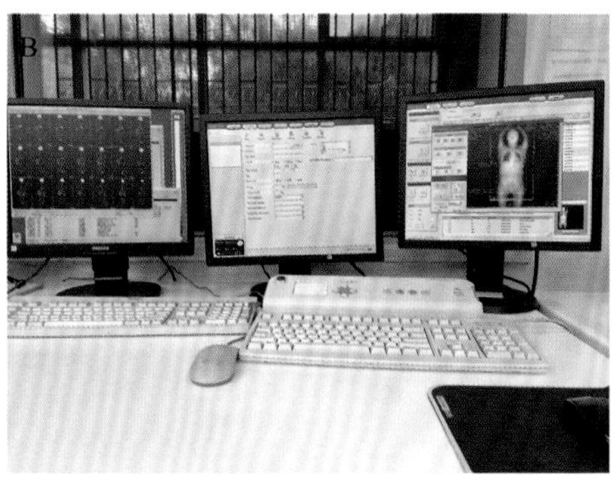

图 8-4-1　正电子发射计算机断层成像

A. PET/CT 检查设备　B. PET 后处理工作站

一、原理

1．正电子的产生与湮灭　PET 所用示踪剂由发射正电子的放射性核素标记。正电子从核内发射出来后，在周围物质（如人体组织）中不断损失能量而减慢速度。一旦它静止下来就和周围物质中的一个电子结合，发生湮灭反应（annihilation），正、负电子消失，它们的质量转变为两个能量相等（511keV）、方向相反的光子，PET 扫描仪所探测的就是这两个方向相反的 γ 光子。

2．511keV γ 光子的探测　PET 扫描仪可以探测从湮灭地点发出的 γ 光子。基本探测单元由闪烁晶体和光电倍增管构成。当一个 γ 光子进入到晶体内时，将能量传递给与之相互作用的晶体原子使其激发，这些晶体原子从激发态回到基态时，就会发出可见光子。晶体所发出的可见光子随机射向各个方向，一小部分进入与晶体相连接的光电倍增管，发生光电效应而转变成电子，经逐级放大后，以电脉冲的形式输出给后接的电子线路系统。电子线路系统综合来自相邻几个光电倍增管的信息，从而确定入射光子的能量及在晶体上的入射点。

3．符合探测与电子准直　PET 的作用是确定正电子示踪剂的位置，这是通过符合探测和电子准直来实现的。正电子和周围物质中的电子湮灭时，产生两个能量均为 511keV 的 γ 光子，且它们沿直线反方向发射。与 SPECT 中的准直器不同，电子准直器不是通过吸收射线起作用，因而探测效率更高，空间分辨率更好。

符合探测技术得益于湮灭光子对的两个特性：一是这两个光子沿着直线反方向飞行；二是它们都以光速向前传播，几乎同时到达在这条直线上的两个探测器。此时，PET 系统就记录一个符合事件（coincidence event）。

4．探测器模块（block detector）　PET 探测器模块晶体多使用锗酸铋（bismuth germanate，BGO）晶体和硅酸镥（lutetium oxyorthosilicate，LSO）晶体，每个晶体单元厚度为 2.5 ~ 3mm。

5．探测器环　在 PET 中，将多个探测器模块排列成环，探测器环的大小决定系统横断面的视野。多个环可以堆叠，形成一个圆筒，这样可以增加系统的轴向视野。每个探测器都呈扇形与对面同一环及其他环上的多个探测器形成符合线，其扇形面为有效符合视野。

二、仪器使用

正电子发射计算机断层成像（PET/CT），根据检查要求及目的，选择采集部位和采集模式。实验开始前需要根据情况对受试者进行检查告知及体位摆放，进一步进行采集模式选择、参数选择、图像采集、图像重建及图像后处理获取相应图像内容（图 8-4-2）。

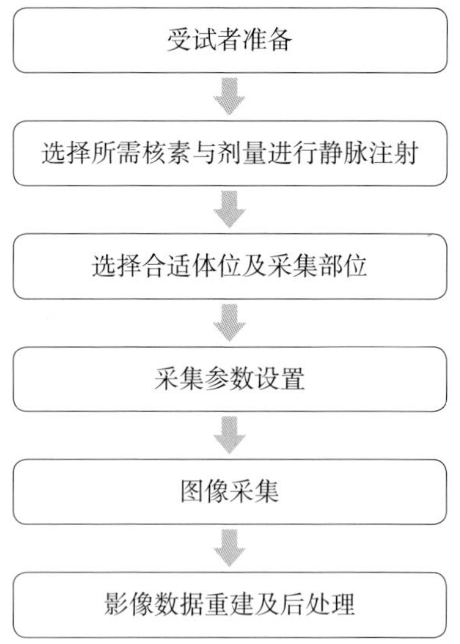

图 8-4-2　PET/CT 扫描成像技术流程图

1．准备工作

（1）确认检查项目。

（2）记录基本信息（年龄、性别、身

高、体重)。

(3)告知等待时间。

(4)告知饮食摄入事项。

(5)计算所需核素剂量。

(6)去除体表金属物品。

2. PET的数据采集方式 根据不同的检查目的，PET可采用几种不同的数据采集方式，如静态方式、动态方式、多门控动态方式、全身扫描方式等，基本上与SPECT相应的图像采集方式相同(详见第八章第三节)。拥有多环探测器的PET扫描仪，能够以2D或3D方式采集数据。

3. 断层重建 PET中的断层重建分三步：

(1)获取投影：在采集过程中，PET连续记录所有符合线上的符合事件。在采集过程中或采集结束后，将符合事件按角度重组，以获得正电子核素的分布在相应角度的投影。

(2)从投影重建断层：PET所使用的图像重建算法主要有两种，滤波反投影法和有序子集–最大期望值法(OSEM)。滤波反投影法具有速度快的优势，但难以获得分辨率高且噪声低的图像，尤其在示踪剂分布陡变的区域，会形成伪影。有序子集最大期望值法具有较好的分辨率和抗噪声能力，但计算量大，运算时间长。

(3)各种校正：PET的重要优势是可以提供示踪剂的绝对浓度进行定量分析。在实际应用中，可采用多种方法提高PET性能，如多能量窗采集、高能梯度吸收过滤、延时符合窗等；或对一些影响因素作必要的修正，如偶然符合校正、射线衰减校正、衰变校正等，以保证图像重建的质量和对图像进行定量分析的精确度。

4. 标准摄取值(SUV) PET的重要优势之一是可以对示踪剂在体内的代谢过程进行定量分析。临床应用最多的是半定量指标标准摄取值(standard uptake value，SUV)及病灶与本底的计数比(lesion-to-background ratio，L/B)。SUV描述病灶处对放射性药物的摄取与全身平均摄取之比。它避免了计算L/B时勾画本底区带来的主观干扰，因此SUV比L/B更准确更客观地反映FDG在体内的代谢情况，且从SUV可导出L/B。SUV主要应用在鉴别肿瘤良恶性、肿瘤分级及分期、肿瘤病人预后、肿瘤疗效评估与监测等方面。

5. 正电子发射/计算机断层成像 与SPECT图像类似，PET图像往往缺乏相关解剖位置对照，发现病灶却无法精确定位，而且示踪剂的特异性越高，这种现象越明显；而CT影像的分辨率高，可发现细微的解剖结构变化。为了准确诊断，常用各种方法将PET图像和CT图像两者互相比较对照。

PET/CT 由 PET 和 CT 结合而成，两者轴心一致，共用一个扫描床，从而在一次检查中即可采集同一部位的功能图像和解剖图像，进而实现图像的融合。

（刘斌　向镛兆　刘英）

第五节　正电子发射显像 / 磁共振成像技术

正电子发射显像 / 磁共振（positron emission tomography/magnetic resonance，PET/MR）是 PET 与 MR 的组合。PET 的基本结构如前所述。MR 由主磁体、射频系统、梯度系统、计算机系统和其他辅助设备构成。PET/MR 设备有多种类型，最简单的是“串联式”，就是将两种检查设备在检查流程上串联在一起，一先一后进行扫描，分别获得图像，再融合图像。第二种是“插入式”，即将一个相对小的 PET 探测器放入 MR 扫描器中，实现在时间和空间上的同时采集，减少扫描时间。第三种是“整合式”，即 PET 探测器和 MR 扫描器进行整体设计，实现真正的一体化。“插入式”和“整合式”PET/MR 需解决 PET 系统对磁场的敏感性问题，满足 MR 系统对磁兼容性的要求，并克服 PET 和 MR 的互干扰问题。

一、原理

PET 的工作原理如前所述（详见第八章第四节），MR 简要的工作原理如下：

1．净磁化　主磁体生成稳定磁场，MRI 检查时患者置于其中。人体中的氢质子是磁性原子核，当处在主磁场中时，大量氢质子一起产生了与主磁场方向一致的磁场，称为净磁化或纵向磁化。

2．弛豫　射频发射线圈产生射频磁场，其振荡频率与氢质子在主磁场中的进动频率相同。在射频磁场作用下，净磁化就会偏离主磁场方向一定角度，在与主磁场垂直的方向上形成一个横向磁场分量，即净磁化分解为纵向磁化和横向磁化，纵向磁化减小、横向磁化加大。射频磁场关闭后，纵向磁化逐渐恢复为净磁化的大小和方向，而横向磁化逐渐消失到 0，这分别称为纵向弛豫和横向弛豫，其过程分别用纵向弛豫时间 T_1 和横向弛豫时间 T_2 测量。和质子密度一样，T_1 和 T_2 都是组织和病变的重要属性，可以用来检测和区分病变。弛豫过程中产生射频调制信号，其中包含了人体组织和病变的信息，被接收线圈接收解调后得出有用部分。

3．k-空间　梯度线圈产生能快速开关的梯度磁场。梯度线圈有三组，它们都产生与主磁场同向的磁场，但其场强分别沿三个相互垂直的方向发生线性变化。梯度磁场叠加在主磁场上，导致外磁场强度沿梯度磁场方向递增或递减。通过三组梯度磁场分别实现层面选择、相位编码和频率编码，使弛豫过程中产生的射频信号包含三维空间坐标的信息，其中的相位和频率信息分别与所选层面中的垂直和水平坐标位置相关。可见在频率域中描述 MRI 信号要方便一些。习惯上将 MRI 图像对应的频率域称为 k-空间。如前所述，如果已知 k-空间的图像，则通过傅里叶变换就可得到空间域的 MRI 图像。MRI 正是先用带有频率和相位信息的信号逐步填充 k-空间，然后对 k-空间分布进行傅里叶变换，从而得到图像。而填充 k-空间的步骤，则是由扫描序列决定的。

4．扫描序列　MRI 中，射频脉冲、梯度磁场和信号采集时刻等相关参数的设置及其在时序上的排列称为扫描序列。扫描序列决定 MRI 成像的内容和质量，如质子密度、T_1 和 T_2 等与人体组织相关的特性在图像中占据的权重，以及 MRI 图像的矩阵大小、分辨率、对比度和成像速度等。

二、仪器使用

正电子发射显像 / 核磁共振（PET/MR），根据检查要求及目的，选择采集部位和采集模式。实验开始前需要根据情况对受试者进行检查告知及体位摆放，进一步进行采集模式选择、参数选择、图像采集、图像重建及图像后处理获取相应图像内容（图 8-5-1）。

1．准备工作

（1）确认检查项目。

（2）记录基本信息（年龄、性别、身高、体重）。

（3）去除体表金属物品。

（4）了解手术史，体内有无金属植入。

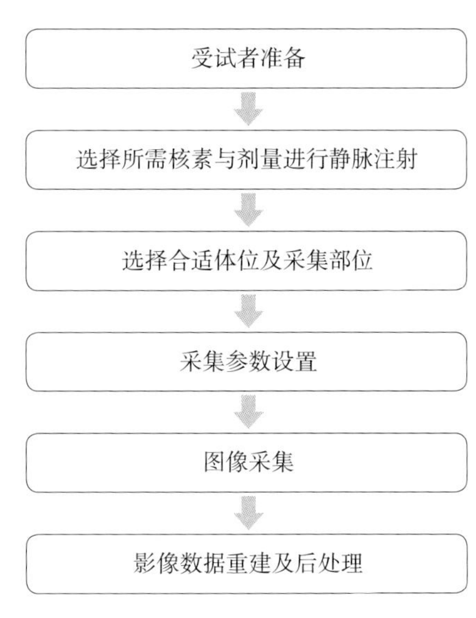

图 8-5-1　PET/MR 扫描成像技术流程图

（5）计算所需核素剂量。

2. PET/MR 图像采集和重建　PET/MR 的射线衰减校正　PET/MR 成像时，γ 射线的衰减会影响 PET/MR 的图像质量。因此，衰减校正是 PET/MR 成像的一个必不可少的环节，其中最重要的是获取物体对 511KeV 光子的线性衰减系数。但 MRI 反映的是氢质子密度和弛豫时间的分布，无法直接得到物体的衰减系数分布图像。PET/MR 的衰减校正方法主要有分割法、地图集法和基于发射数据重建的方法。分割法对图像进行分割，将人体的不同组织区域提取出来，并赋以相应组织的衰减系数。地图集法利用预先准备的人体 MRI-CT 地图集，通过查地图集，将患者的 MRI 转化为伪 CT 图像，用于衰减校正。基于发射数据重建的方法，以 MRI 数据作为约束条件，利用 PET 的发射数据直接重建衰减图。

需要注意：

1. 磁共振设备周围，具有强大磁场，严禁将所有铁磁性的物品及电子产品靠近或带入检查室。
2. 体内安装、携带物品及装置的受检者，如不兼容磁共振的心脏起搏器、骨折手术后固定物（钢板、钢钉、螺丝）、人工假肢或关节被视为磁共振检查禁忌，不能进入磁体间，否则有生命危险。

（陈宇　刘斌　刘英）

第九章

显微成像综合分析操作技术

经过几个世纪的发展，显微成像技术在生物医学领域已大显身手。从有限分辨率普通光学显微镜到生物显微镜探针，分子影像学提供的化学与超微结构成像信息更有助于认识生物机能。本章将介绍现有显微成像综合分析操作技术应用方案。

第一节　染色体遗传分析技术

染色体分析是以分裂中期染色体为研究对象，借助显带技术并根据染色体的长度、着丝点位置、长短臂比例、随体的有无等特征，对染色体进行分析、比较、排序和编号，从而根据染色体结构和数目的变异情况来进行诊断。核型分析能够为细胞遗传分类、物种间亲缘的关系以及染色体数目和结构变异的研究提供重要依据。而染色体核型分析可用于诊断由于染色体异常引起的遗传病，研究亲缘关系等。

与传统技术人员在显微镜下的主观观察相比较，利用自动分析系统进行检测更不容易造成对染色体的微小缺失的忽略，使得结果更准确。而基于由荧光显微镜和 Metasystem 分析系统软件共同组成的荧光显微-遗传分析系统是公认染色体图像分析系统中最先进的系统。本节以常用的 Zeiss-Metasystem 遗传分析系统为代表进行介绍。

一、原理与用途

Zeiss-Metasystem 遗传分析系统结合了可用于 Z-stack 的图像采集显微镜和 Metasystem 直观的图形用户界面及各自强大的工具，为分析最复杂的核型提供了所需的灵活性（图 9-1-1）。相较于其他复杂的分析方法，该系统操作步骤更少，能更快速地得到结果。而各分析模块均被设计为最小化交互次数，进一步确保了高效率地获取结果。利用高分辨率（分辨率达 1 360 × 1 024）的 Metasystems CoolCube 相机能够采集光线较暗以及荧光图像，而 Metasystem 分析系统中 Ikaros 和 Isis 两个模块是该研究领域内认可度最高的染色体遗传分析系统，对核型、细胞及组织的 FISH 等具有较成熟的分析方法，具体如下：

1. Ikaros　染色体核型处理，分析，排列模块（G 带、R 带、Q 带、C 带），可采集中期分裂图像，并能分类和标注染色体，进一步进行核型分析。

2. Isis　染色体荧光分析模块，可利用该荧光成像系统拍摄中期、间期和组织样本。该模块支持 12 个颜色通道，每个荧光染料通道都携带着用于杂交的 DNA 探针的杂交状态关键信息，并能够容易地在不同荧光染料组合之间切换。具体包括 Colour karyotyping（彩色核型分析）、mFISH/mBAND

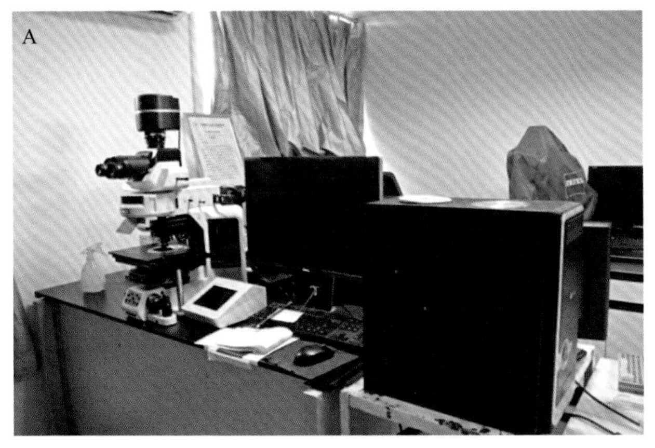

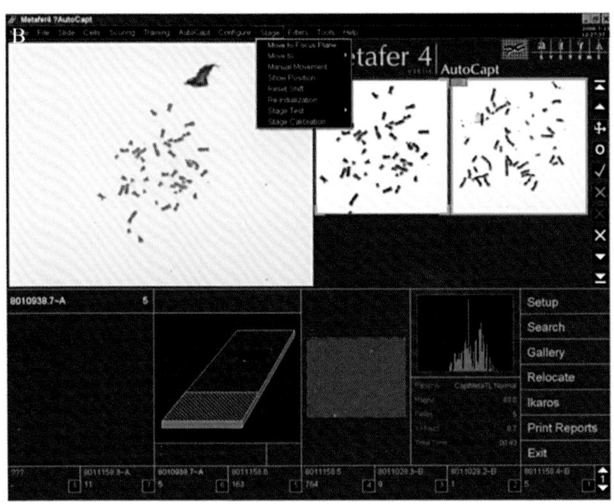

图 9-1-1　Zeiss-Metasystem 荧光显微-遗传分析系统

A. 系统组成　B. 操作界面

（24 色核型 / 多色条带分析）、CGH（比较基因组杂交分析）、Telomere analysis（端粒分析）的模块。其中，CGH 软件模块能通过统计的方法、准确地分析荧光信号的分布曲线，包括一个病例中所有中期的平均曲线和每条染色体各自的单独曲线。端粒分析软件模块可使相关荧光信号定量化，参考信号还可用于处理不同杂交（如实验之间或个体之间）的差异。而 mFISH/mBAND 分析软件模块能够对染色体和中期更深入地分析，其中 mFISH 可基于 5 种（标准 mFISH）或 6 种（长短臂特异 mFISH）荧光染料的组合分析精确地鉴别中期内的染色体及染色体片段，mBAND 则通过定量化光谱分析生成的高分辨率伪彩色显带来检测微小的染色体内异位。

此外，在 Metasystem 分析系统中，相关病历数据信息、结果可以与图像一起保存。而对于中央服务器系统的所有病例，每个系统都能提供完全的访问权限。因此，智能化的用户管理能自动追踪某一指定用户所创建和修改的所有病例。同时，储存数据条目能用于报告，也能借助输入和输出功能允许与外部数据库或其他第三方软件交换。

二、仪器使用

Zeiss-Metasystem 遗传分析系统主要由显微镜观察系统以及 Metasystem 系统构成，主要包括样本制备、观察并扫描图像以及数据分析等步骤。根据 Metasystem 系统中不同模块设置，具体步骤以及能够分析的具体指标存在一些差别（图 9-1-2）。

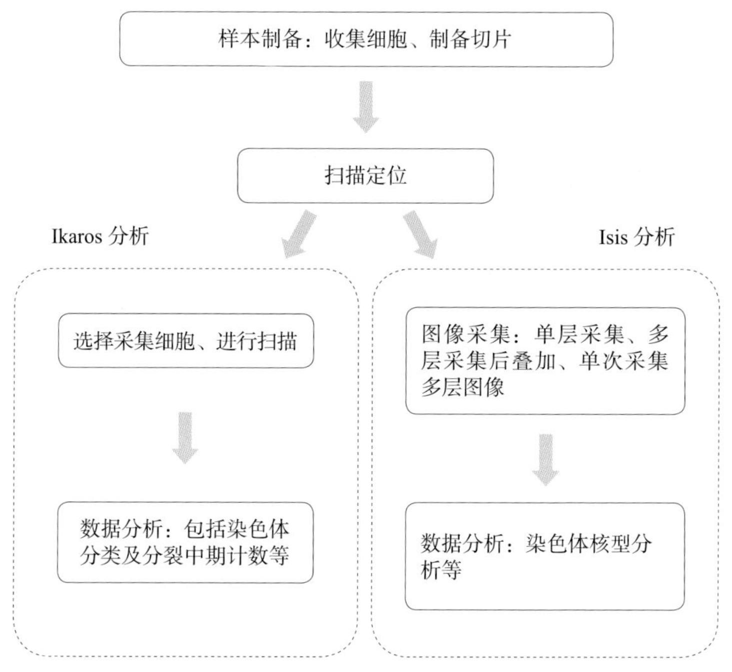

图 9-1-2　Zeiss-Metasystem 操作流程图

1．样本制备

（1）细胞收集：将样本（外周血、骨髓、传代细胞标本等）收集至离心管内，吹打成单细胞悬液后离心弃上清。

需要注意：

样本可在常温（18～25℃）下保存，采集后12h内当天送达，以便进行后续实验。样本收集过程中注意无菌操作，以免污染。

（2）低渗处理：使用5mL 37℃预热的低渗液（0.075mol/L KCl溶液）吹打至均匀，37℃水浴15～20min。

（3）预固定：再次离心弃上清，将细胞沉淀振荡悬浮或气泡吹打法轻柔地重悬细胞。沿管壁缓慢加入0.5～1mL固定液（甲醇：冰乙酸按3∶1比例配制），边滴加边振荡均匀，静置5min后离心弃上清。

需要注意：

样本固定液必须现用现配，使用时注意甲醇有毒性，冰乙酸有刺激性和腐蚀性。

（4）固定：加入3mL固定液，静置30min，离心弃上清；再次加入3mL固定液，吹打均匀并静置30min；离心弃上清，根据细胞数量情况，加入1～2mL固定液，吹打细胞制成悬液，使悬液呈微白色时为最佳。

（5）制片：用滴管吸取细胞悬液，高空滴在冰冻玻片上，立即在酒精灯的火焰下过火几次，置于80℃烤箱中烤片2h。然后预热胰蛋白酶消化25～30s，Giemsa染色10min，清水冲洗染液后，用吹风机吹干。

2. 仪器操作

（1）开启显微镜及系统：打开总电源后，依次打开：电脑电源—显微镜电源—显微镜操作电源。如有需要，最后打开荧光光源。然后根据实验内容打开操作软件Isis或Ikaros。

显微镜的使用方法详见本书第三章

（2）扫描定位：点击“Setup”后，点击代表玻片位置的编号来激活要进行扫描的玻片位置（数字红色表示已激活），并输入扫描设定（图9-1-3）。进行染色体自动扫描时，首先采用自动低倍寻找中期，相关参数设定为：

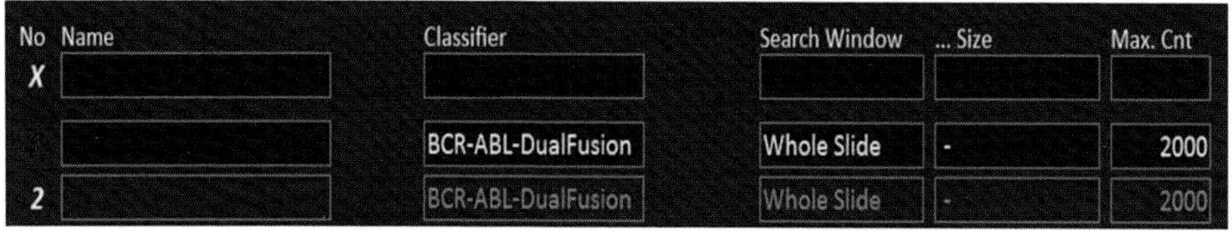

图9-1-3　编辑玻片信息

Mode: MSearchTL，Classifier: 按照样本类型，Sensitivity: 7 或以上，然后保存。

（3）高倍采集细胞：进行 Ikaros 分析时，可手动打开低倍扫描数据后选择“Gallery-Mark Cell”，然后点击要执行高倍采集的细胞。

（4）扫描：进行 Ikaros 时，如需高倍扫描，则将相关参数设定为：Mode: AutoCapt，Classifier: CaptMetaTL-手动-autooiler，然后保存。选择“Search”，在实时窗口中对焦样本，开始扫描。

（5）图像采集：进行 Isis 分析时，有以下三种方式进行图像采集：

1）单层采集：共有三个通道 DAPI、FITC、SpO。当点击图像采集时，待转到对应通道后，自动曝光或手动调节曝光时间。当调节好一个通道后，点击回车键拍摄。

2）多层采集后叠加：完成一个层面细胞的采集后，如果信号点分布在不同焦平面上，可点击“图像采集”按键，选择“采集新的域”命令（图 9-1-4），再手动调节到另一个焦平面采集另一个多通道图像；重复该步骤直至采集多张图像供最终 Z 轴方向上信号的捕获。

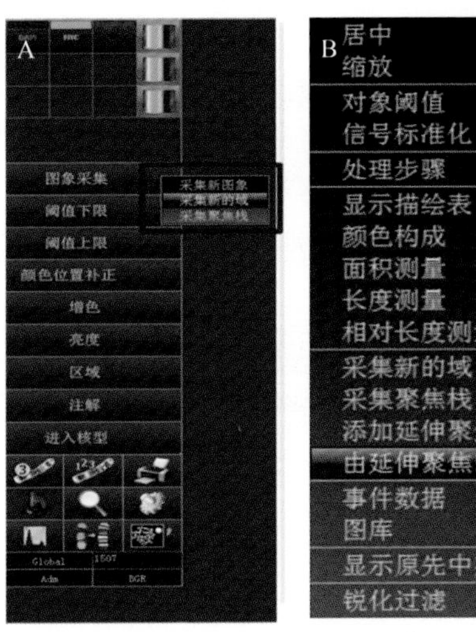

图 9-1-4　图像采集

A. 选择“采集新的域”命令　B. 选择“延伸聚焦图像代替”功能

然后，在图像上点击鼠标右键，选中由“延伸聚焦图像代替”功能（图 9-1-4），此时自动将采集的图像合并到一张图像，并删除原始图像，保留合并的图像。如果选中“添加延伸聚焦图像”功能也会生成一张合并图像，但原始图像同时得以保留。

3）单次采集多层图像：右键点击“图像采集”按键，激活“采集聚焦栈”命令，待自动跳转到 DAPI 采集界面后，调好焦面。采集完 DAPI 后，直接跳转到 FITC 界面，提示语“please confirm to start the capture process”确认多层采集开始。点击鼠标右键启动，待提示语“please focus all objects of interest and confirm!”出现后缓慢调节焦面，使上下焦平面的信息都包含进去，此时右下角的小图像会实时更新为合并后的图像。

需要注意：

“采集聚焦栈”命令能够拍摄手动调节的步进行程，最终进行类似灰度投影似的操作，得到包含 Z 轴信息的 2D 平面图像。但步进大小只能通过手动调节。而当软件自动跳转到 DAPI 采集界面，软件设置 DAPI 只拍一张图像，因此只需在 DAPI 界面调好焦面进行拍摄。

同时，调焦的时候不能移动过快，厚度以常规 tissuefish 4μm 厚度为宜。待调焦结束后，再次点击回车来完成该通道采集，以此类推，直至拍摄完剩余通道。

三、数据分析

按照 Isis 或 Ikaros 软件运行要求进行分析。

1. Isis 分析　可进行快速染色体分类和分裂中期计数，测定面积、距离以及荧光强度分布等。

（1）图像采集后处理：拍摄后的图像，通过 B/L/U 三个键可做快速优化；如需进一步优化，则可通过调节阈值上下限进行，即点击阈值下限（上限），向右拖动鼠标至背景去除，点击右键，自动跳转到下一个通道，依次完成所有通道即可。

（2）对局部区域的图像处理：针对强度不均的图片，点击“区域”则可针对局部进行阈值调节，也可裁剪感兴趣区域。

（3）背景校正：点击“实验类型设定-图像采集”，选择“背景校正”功能来自动扣除一定的背景噪声，提高对比度。

2. Ikaros 中期 / 核型分析

（1）打开数据后调节观察图像阈值，点击“对象阈值”，将鼠标缓慢从左向右拖动，将背景完全去掉，直至只留下染色体。

需要注意：

新采集的图像有一层灰色的背景，需要通过调控阈值手动去除背景。阈值处理过大会遮盖染色体，损失染色体的信息；处理过小，染色体和背景没有完全分开，不利于后期进一步处理。

（2）点击“屏蔽中期”后沿着染色体周围连续点击鼠标左键，将染色体区域圈起来。

（3）分隔染色体：当两条染色体紧密贴在一起或轻微接触时，点击“分隔”按钮，然后在两条染色体之间的空白处点击鼠标左键，并沿两条染色体间隙持续点击，鼠标右键结束。当染色体有重叠时，点击鼠标左键在染色体上双击来涂抹染色体，通过键盘加减号调控圆形刷子大小，再点击鼠标右键结束。然后再涂抹第二条染色体。

（4）空白区域点击鼠标右键，可选择“处理步骤”，点击相应处理步骤进行删除。

（5）点击“对象校对”，用以检查哪些染色体没有完全分开，哪些不是染色体而是分析过程中产生的垃圾。产生的垃圾，使用“Ctrl+ 鼠标左键”选择后，再按键盘的“Delete”将其全部删除。需要时可以再次进行分隔功能，必要时删除杂质。

（6）使用“图像采集上方的区域”将中期的染色体排列成核型图，可点击鼠标左键来选择下方染色体，然后在需要放置染色体的空白位置再次点击鼠标。

（7）进行核型分析时，选择并双击左键移动染色体位置，并可于染色体上长按鼠标左键将染色体旋转 180°，也可双击中键并拖动鼠标进行自由旋转角度。为了进一步清除杂质，必要时可选择减少增色或增加染色体着色强度进行增色。

（8）若需对染色体进行计数，既可选择“手动计数”，在染色体上单击鼠标左键后即获得结果；也可选择半自动技术，在对中期图像做了“对象阈值”和“屏蔽中期”的基础上，使用鼠标左键添加遗漏染色体，鼠标中间滚轮删除多余的标记。

四、质量控制

1. 样本玻片标本的质量是保证染色体核型分析的前提，评价标本质量的指标包括：适中的细胞密度、足够的分裂象密度、适中的分裂象形态–紧密度以及合适的染色体形态。

2. 对于不同样本类型的染色体分析标准不同，例如外周血标本至少需要计数 15 个分裂象；骨髓标本若未发现异常则计数 20 个，若发现异常则计数 10 个。

3. 为了保证质量以及延长显微镜载物台的使用寿命，需要定期从样品载玻片上清除磨损碎屑。

4. 若相机、物镜、聚光镜的方向及位置意外更改，系统必须重新校正。

需要注意：

1. 相机方向和聚光镜位置不可移动。
2. 荧光显微镜的光源是独立光源，开关间隔 30min。
3. 当使用有油镜进行高倍数观察时，需注意切换物镜过程中小心防止其他非油镜的物镜沾到镜油，如不慎碰到，请立即用擦镜纸蘸 95% 以上的分析纯乙醇来进行擦拭。

（杜玮）

第二节　激光捕获显微切割技术

激光捕获显微切割技术（laser capture microdissection，LCM）能在不破坏组织结构，保存要捕获的细胞和其周围组织形态完整的前提下，直接从冰冻或石蜡包埋组织切片中获取目标细胞。该技术作为美国肿瘤基因组解剖计划（cancer genome anatomy project）的一项支撑技术，被广泛应用于诊断学、肿瘤机理以及药物研发等生物医学领域。显微切割的发展经历了从手动直接显微切割到机械辅助显微切割，再到液压控制显微切割，直到自动化程度很高的激光捕获显微切割这 4 个阶段。目前，常用的激光捕获显微切割主要分为以下几种：红外线 IR 激光捕获切割系统，包括手动系统（Arcturus PixCell 和可收集活细胞的 Bio-Rad）、自动系统（Arcturus AutoPix）以及红外线 IR / 紫外线 UV 激光结合系统（Arcturus Veritas），紫外线 UV 激光捕获切割系统包括 P.A.L.M. Microbeam 系统，LMD6000 系统以及 mmi CellCut 系统。本节以将激光捕获显微切割（LCM）和紫外（UV）激光切割融为一体的显微切割仪器作为代表进行介绍（图 9-2-1）。

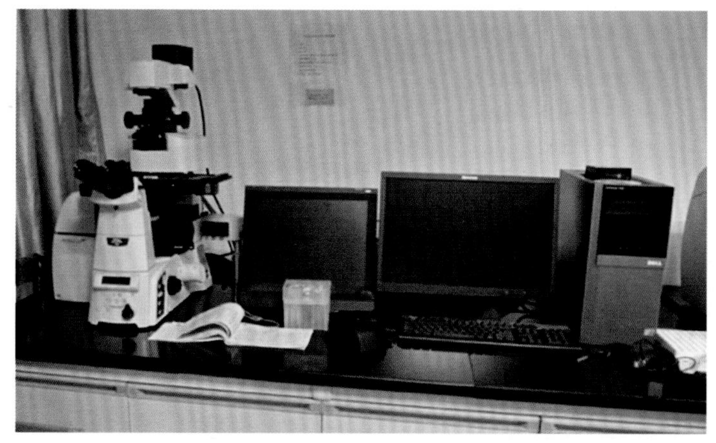

图 9-2-1 激光捕获显微切割系统

一、原理与用途

LCM 通常采用两类系统，即红外线（infrared，IR）激光捕获系统和紫外线（ultraviolet，UV）激光捕获系统。对比两种系统，红外线的能量较低，可不直接接触样本，对样本的影响较小。紫外线的波长和生物组织的吸收峰非常接近，可用于切割较厚的样本组织。相关基本原理包括首先通过显微镜定位目标细胞，然后将激光能量转移至具有热稳定性的聚合物上形成聚合物-细胞复合体（红外线激光捕获系统）或将选定区域周围的细胞破坏分解（紫外线激光捕获系统），最后将目标细胞从异质性组织细胞中分离出来。激光捕获显微切割可广泛应用于多种组织细胞种类，结合不同染色方法和组织保存方法来获取新鲜或用于存档的样本。

LCM 的基本原理是通过低能红外激光脉冲激活热塑膜——乙烯乙酸乙烯酯（ethylene vinylacetate, EVA）膜（其最大吸收峰接近红外线激光波长），在直视下选择性地将目标细胞或组织碎片粘到该膜上。将带有热塑膜的塑料帽，覆于组织切片上的目标部位。显微镜直视下选择目标细胞，发射激光脉冲，瞬间升温使热塑膜局部熔化。熔化的热塑膜渗透到切片上微小的组织间隙中，并在几毫秒内迅速凝固。组织与膜的黏合力超过了其与载玻片间的黏合力，从而可以选择性地转移目的细胞（图 9-2-2）。

利用 LCM，研究人员可以在显微镜直视下，从复杂且不均一样本中快速准确分离出同类或者单一目标细胞，从而剔除其他细胞和坏死组织及其他可能影响结果分析的杂质和细胞成分，准确获得细胞表面表型特异性分子（DNA、RNA、蛋白质）的信息。

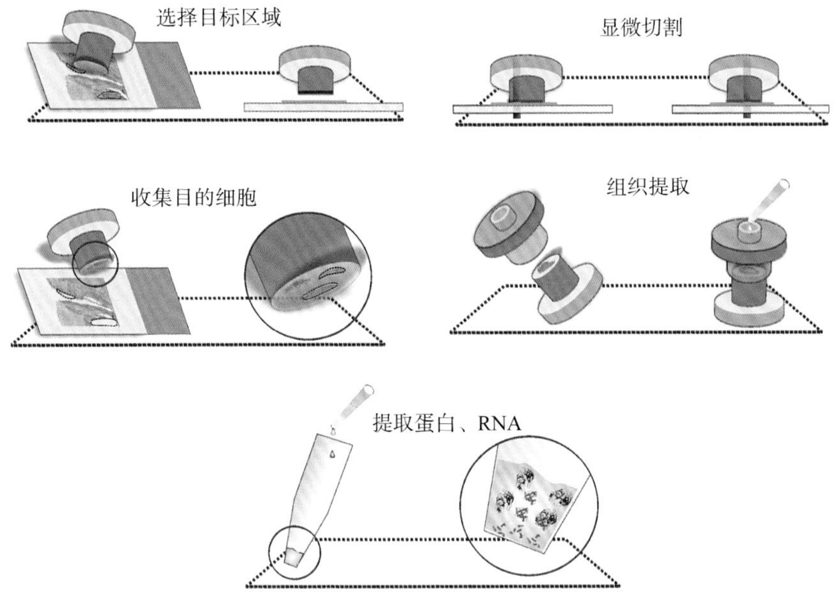

图 9-2-2　激光捕获显微切割原理

对于 Arcturus 的 LCM 系统，包括倒置显微镜、固态红外线激光二极管、激光控制装置、控制显微镜载物台（固定载玻片）的操纵杆、电耦合相机及彩色显示器。使用时建议搭配配套 LCM 膜玻片及含热塑膜的塑料帽。当需要收集的目的细胞数量较大时，可选用 Macro 塑料帽，后续更利于进行例如蛋白质分析的相关试验；当收集的目的细胞数量少时，则选择更具敏感性（high sensiticity）的 HS 塑料帽。

二、仪器使用

LCM 操作流程主要包括收集样本后制备切片，对切片上目的细胞进行 LCM，提取 DNA、RNA、蛋白质进行样本分析等多个步骤（图 9-2-3）。

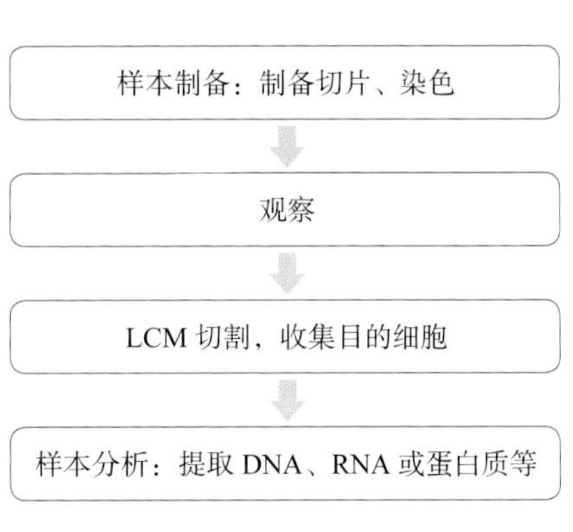

图 9-2-3　LCM 操作流程图

1. 样本制备　该仪器使用的样本并无组织类型的限制，都对冰冻组织标本、石蜡包埋组织标本、细胞涂片等进行捕获和转移。样本既可以不固定也可以使用福尔马林或乙醛固定，可以不染色或者进行改良 HE 染色及荧光染色等。根据研究目的的不同，样本制备方法不同。例如，显微切割后需要进行 RNA 分析通常采用冰冻组织切片或新制备的细胞片；而在回顾性研究中更多选用福尔马林固定的石蜡包埋组织切片。

（1）包埋：收集样本后直接快速包埋至冷冻包埋基质（如 TissueTek OCT）或液氮中，将包埋至 OCT 中的样本置于干冰上，待包埋好后储存于 −80℃冰箱内。

（2）切片制备：制备 2 ~ 15μm 厚冰冻切片（用于红外线激光捕获时也可选择 5 ~ 8μm），并对切片进行标记。切片可选择普通玻璃切片，紫外线激光捕获时也可选择 PEN 膜玻片。

需要注意：

制备冰冻切片时需注意，黏附载玻片因为组织和玻片之间黏附力增加，不能用作显微切割的切片。

（3）切片保存：将制备完成的切片直接放置于干冰上，然后转移至 −80℃冰箱或直接进行染色及显微切割。

需要注意：

防止将含有组织的冰冻切片暴露在室温中。

（4）染色：根据切片类型不同，分为以下染色方式：

1）冰冻切片 HE 染色：将切片从冰箱内取出后放置于干冰上或直接使用 70% 乙醇固定。然后按照下列顺序依次洗片：① 70% 乙醇固定，3 ~ 10s；②蒸馏水水洗 10s；③ Mayer's 苏木素，15s；④蒸馏水水洗 10s；⑤ Scott's Tap Water Substisute，10s；70% 乙醇，10s；⑥伊红，3 ~ 10s；⑦95% 乙醇，10s；⑧95% 乙醇，10s；⑨100% 乙醇，30 ~ 60s；⑩100% 乙醇，30 ~ 60s；⑪二甲苯，30 ~ 60s；⑫二甲苯，30 ~ 60s；⑬快速使用空气干燥切片。

2）冰冻切片改良 HE 染色：该方法是用于皮肤等具有较强细胞内黏附作用的组织。将切片从冰箱内取出后放置于干冰上或直接按照下列顺序依次洗片：①Mayer's 苏木素，30s；②蒸馏水水洗 15s；③70% 乙醇，10s；④95% 乙醇，10s；⑤蒸馏水水洗 10s；⑥Scott's Tap Water Substisute，15s；⑦70% 乙醇，2min；⑧3% 磷酸盐酸缓冲液配制的丙三醇，5 ~ 10min；⑨100% 乙醇，10s；⑩100% 乙醇，1min；⑪二甲苯，30 ~ 60s；⑫二甲苯，30 ~ 60s；⑬快速使用空气干燥切片。

3）经福尔马林固定、石蜡包埋的组织切片 HE 染色：①二甲苯，5min；②二甲苯，5min；③ 100% 乙醇，30s；④ 95% 乙醇，30s；⑤ 70% 乙醇，30s；⑥蒸馏水水洗 10s；⑦ Mayer's 苏木素，15s；⑧蒸馏水水洗 10s；⑨ Scott's Tap Water Substisute，10s；⑩ 70% 乙醇，10s；⑪ 伊红，3 ~ 10s；⑫95% 乙醇，10s；⑬95% 乙醇，10s；⑭100% 乙醇，30 ~ 60s；⑮100% 乙醇，30 ~ 60min；⑯ 二甲苯，30 ~ 60s；⑰ 二甲苯，30 ~ 60s；⑱ 快速使用空气干燥切片。

2．仪器操作

（1）参数设置：主要参数包括：① Power（mV）；② Duration（s）；③ Spots size（um）；④ Current（mA）等。

（2）样品置入：按照顺序打开电脑和显微镜后，进入系统（图 9-2-4）。

点击“Set up”项目中“Present Stage”按钮，将含样本的玻片和塑料帽置于载物台上。在载入样品视窗中，选择对应塑料帽的类型和数量，以及每个位置放置玻片的类型。其中 MEM 代表膜玻片，FRM 代表框架膜玻片，如果为普通玻片则都不选择。

（3）观察玻片：在“Slide”栏目中选中需要观察的玻片，使该玻片移动到显微镜的观察范围内。然后点击鼠标右键，在弹出的窗口中选择“Reacquire Overview Image”，系统则自动扫描整个玻片影像。

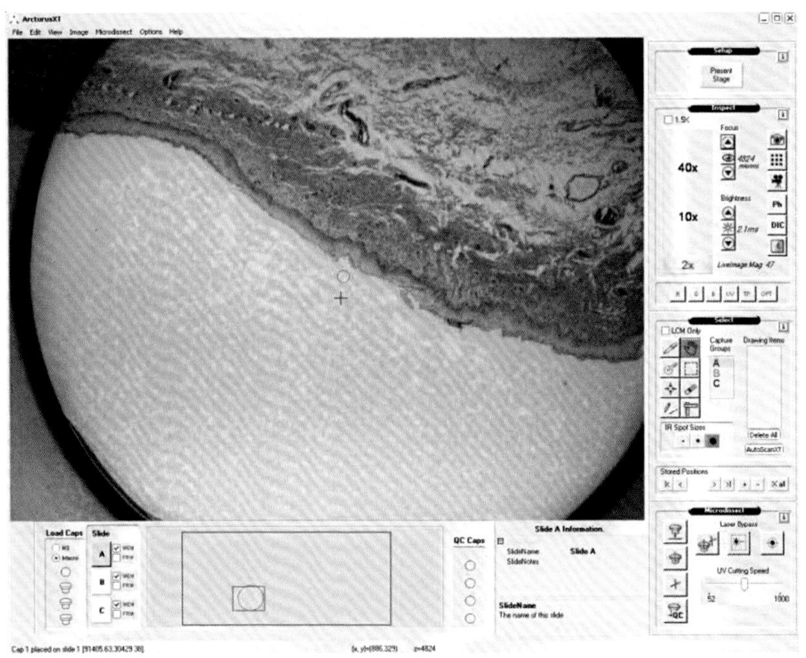

图 9-2-4 系统界面

然后，在位于系统右侧的“Inspect”栏目中选择所要使用倍数（2×、10×、40×）的显微镜，同时调整亮度和焦距，使画面清晰（图 9-2-5）。

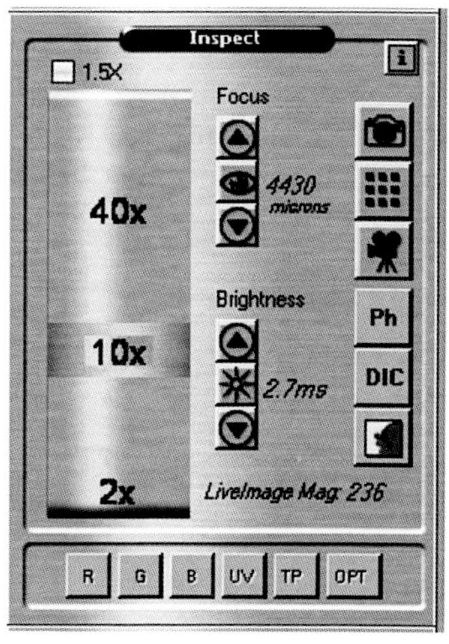

图 9-2-5　显微镜倍数选择

需要注意：

2× 物镜仅能用于观察样本。大部分情况下，利用 2× 物镜进行样本观察，然后在 10× 或 40× 物镜下进行切割，可以获得较好的切割效果。必要时，可选择“1.5×”即在物镜放大倍数基础上进一步放大 1.5×。

（4）激光捕获：再次点击鼠标右键，在弹出的窗口中选择“Place Cap at Region Center”，使得塑料帽位于所要捕获细胞的所在区域。

利用“Select”栏目中不同的画图工具圈定所要捕获的目的细胞后，点击“Microdissect”栏目中切割捕获按钮，捕获所选的目的细胞（图 9-2-6）。

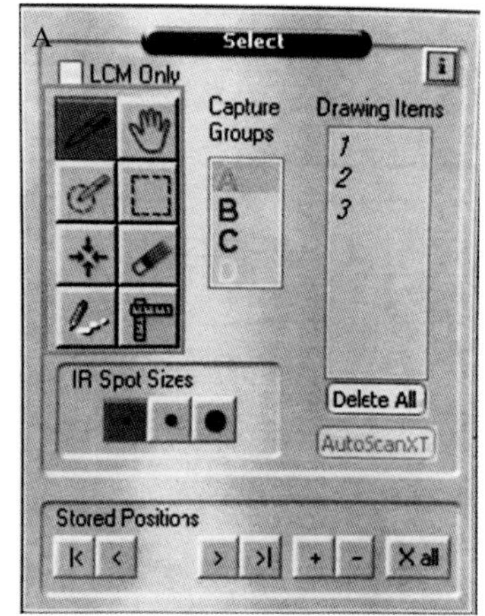

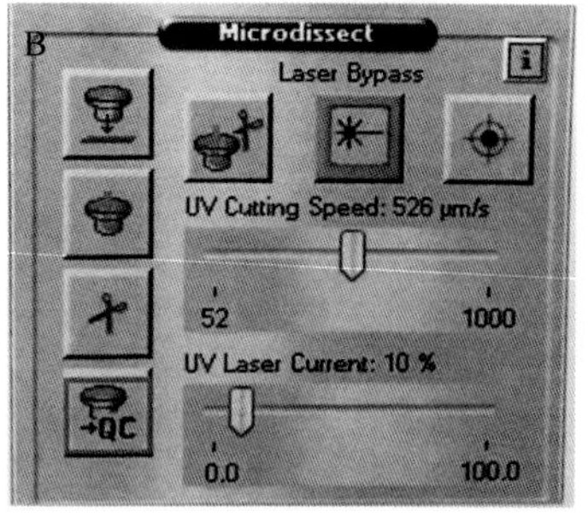

图 9-2-6　激光捕获操作界面

A. 选定目的细胞位置　B. 显微切割

需要注意：

1）正式进行切割捕获前，应先将视野调至既有非目的细胞又有空白的位置，以便测试和调节焦距。可以观察到空白处出现一个十字架标志以及一个绿色圆圈，前者代表红外线激光的标准点，后者代表紫外线激光的标准点。首先测试 IR 的准度，然后再测试 UV 的准确度。

测试 IR 点时，在点击“Microdissect”项目中最右边的图标则在空白处会出现一个粘出来的圆圈。将红外定位到圆圈中心，则可看到十字架自动出现在圆圈中心位置。此时需注意观察圆圈是否具有清晰的痕迹，以此来判定是否需要增大能量。

测试UV点时，在空白处利用“Select”项目中画笔工具画一条红线，并保证未勾选“LCM ONLY”选项。然后选择“Microdissect”项目中的剪刀图标，观察切割的UV线和红线是否吻合，若不吻合则需定位UV。点击“Microdissect”项目中右上角“i”符号，则会弹出UV定位对话框，点击“UV Power on”在空白处烧一个点（图9-2-7）。再点击“Locate UV”然后找到烧出来的点，点击烧出的点，再点击ok，直到绿色的圈自动定位于烧出的点处，并以此为中心。

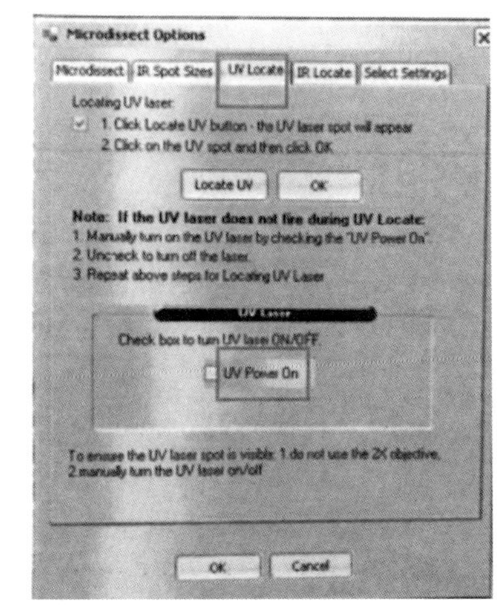

图9-2-7　测试IR和UV准确度

2）激光切割部位的细胞可能造成细胞灼伤、组织被破坏的情况，在选择目标细胞时应适当预留操作空间，最大化收集目的细胞。

3）选定切割捕获区域后，图像上红圈表示IR捕获点，红线表示UV切割选定区域（图9-2-8）。

4）切割成功，则可见目标细胞周围存在明显的透明界限（即描绘的激光切割部位）（图9-2-9）。如果一次切割没有能完全将目的细胞黏附下来，可以再重新切割一次。

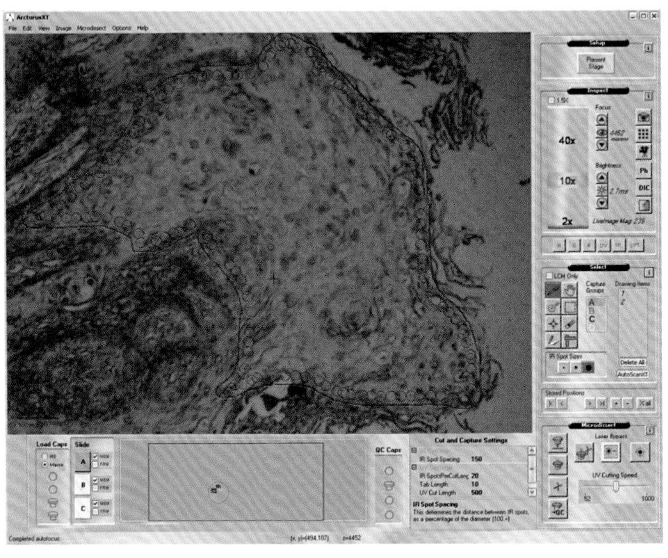

图9-2-8　切割捕获区域选定

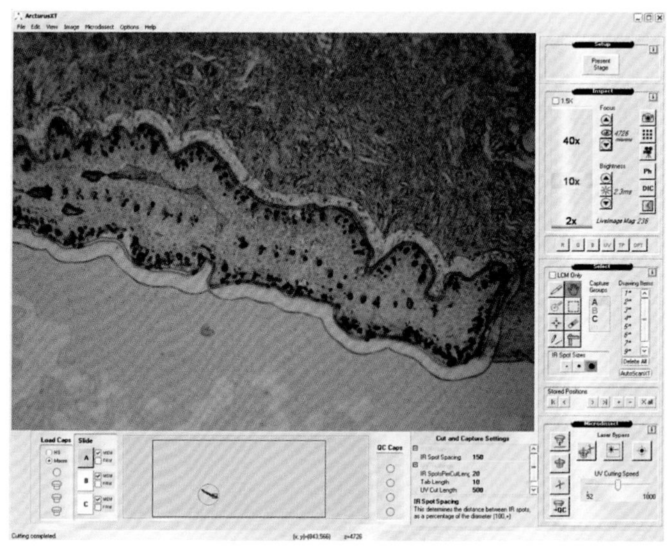

图 9-2-9　成功切割效果

（5）观察捕获到的细胞：选择“Microdissect”栏目中“Move Cap to QC Station”按钮，使得塑料帽回到放置 QC 的位置。然后观察上面捕获到的细胞（图 9-2-10），若捕获成功，则可重新点击“Set Up”项目中的“Present Stage”按钮，使载物台推出。取下塑料帽，放置于对应标记的含有裂解液的样品管中，再进行后续实验（提取 RNA、DNA、蛋白质等）操作。

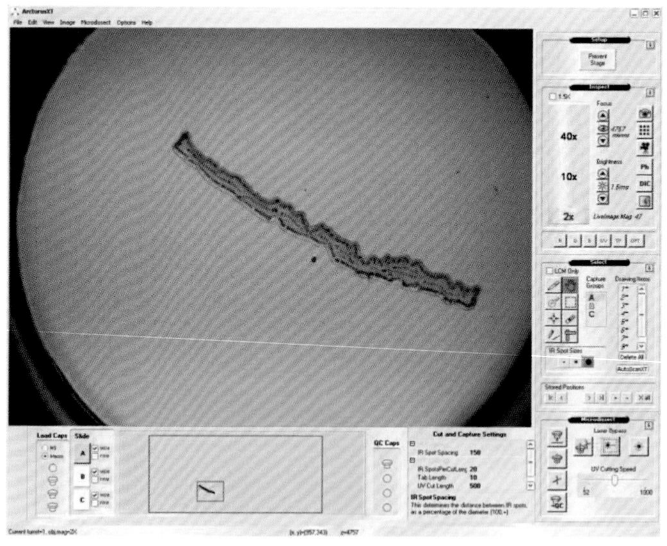

图 9-2-10　观察捕获细胞

（6）样本分析：利用激光捕获显微切割获得的样本可用来评价肿瘤微环境的相互作用、进行 PCR 检测、蛋白质组学和基因组分子分析、发育生物学及胚胎学、感染性疾病生物学等。

三、质量控制

1．激光捕获显微切割过程中，每张样本玻片操作时间可能缩短，从染色起到采集结束的时间需控制在 40 分钟内，提高实验的可控性。

2．HS 塑料帽相较于 Macro 塑料帽提供的切割区域略有缩小，但由于其在帽缘有一个略凸起的环形，该凸起能够更好地压住切割选取的区域，更精确地保证对少量细胞的切割和捕获成功率。

3．常用 LCM 载玻片类型可分为 PEN 膜玻璃载玻片和 PEN 钢架载玻片，PEN 膜玻璃载玻片膜下因有玻璃作为支撑，能使目的细胞可以更好地黏附在切片上，易于目的区域的切割以及捕获。因此对于常规实验，建议选择 PEN 膜玻璃载玻片而非 PEN 钢架载玻片。

4．激光显微捕获的操作结果与切片的制作密切相关，切片的厚度、脱水时间以及热塑膜是否和细胞紧密接触都是重要的影响因素。此外，激光能量和大小的选择也会影响提取的结果。如果切片过厚造成细胞发生重叠，则导致细胞收集困难；如果切片有褶皱产生，可能会造成切片表面与 EVA 膜之间存在缝隙，影响捕获效果。过分延长脱水时间可能使组织变松脆干燥，切片不能与帽子紧密接触。

5．组织类型不同也可造成参数设置出现差异，需要在正式实验前利用同样组织但不需要分离的切片检测合适的参数。尤其需要注意 UV 和 IR 捕获点的校准以及能量设定。

6．某些情况下肿瘤血管细胞会浸润在造血细胞和周围的正常细胞中，在激光捕获显微切割的样本过程中可能产生污染显微切割的细胞裂解物。针对这种情况，在样本制作过程中可以通过结合基于形态学和免疫表型标准的检测策略，增强识别复杂组织中目标细胞的能力。如果在部分区域难以区分目标细胞和其他混杂细胞时，建议选择放弃该区域或者按宁少勿多的原则进行操作。

7．由于在单个视野下进行 LCM 捕获的细胞数量有限，可采用多次变换视野的方法进行多区域切割捕获来捕获细胞，满足后续不同实验研究的不同要求。例如，如需进行蛋白组学分析时，建议至少需捕获 10 000 个细胞。

（杜玮　王睿男）

第三节　小动物活体成像技术

与传统成像技术不同，小动物活体成像技术采用生物标记探针使成像具有特定的目标或路径。生物标记物与周围环境发生化学反应，然后根据所关注区域内发生的分子变化改变图像。这一过程明显不同于以往的成像方法。这种成像精细分子变化的能力为医学应用开辟了大量令人兴奋的可能性，包括疾病的早期检测和治疗以及基础药物的开发。

随着小动物活体成像技术的发展，活体非侵袭性成像技术在相关临床研究中发挥着重要作用。该技术使细胞功能可视化，在不干扰生物体的情况下跟踪分子过程，适用于癌症、神经系统疾病和心血管疾病等疾病的诊断，并且通过优化新药的临床前试验和临床试验，有助于改善这些疾病的治疗。

一、原理与用途

小动物活体成像技术是集荧光活体成像、生物发光活体成像、X线活体成像、白光活体成像于一身的多功能活体成像系统，具有多样的成像模式、较高的灵敏度、较高的分辨率和较快的成像速度，能实时拍摄小动物活体内与离体器官的荧光、生物发光等各种信号分布和变化规律，与分子细胞研究相佐证，可使研究结果更加科学、严谨。在该技术的条件下，可实现在同一生物个体中重复性地获得一系列数据，消除了生物个体差异，同时节省了人力和物力，并实现了直观地观察相关图像结果。小动物活体成像技术目前有五种成像模态，分别是发光成像、多光谱 VIS-NIR 荧光成像、直接放射性同位素成像、切伦科夫成像和 X 线成像（图 9-3-1）。

发光成像是大部分光学成像系统的主力应用。相关成像仪器配备的超灵敏 4MP CCD 可以支持主要的发光成像应用，例如灵敏的肿瘤和感染进度监测。而研究人员通过荧光成像技术，可以选择最适合其应用目标的报告探针。同时，多光谱功能可以支持增强的多探针检测功能和改进的信噪比，为具有更多信息量的研究设计提供技术支撑。而独特的直接放射性同位素成像模态提供了较为宽泛的包括非切伦科夫同位

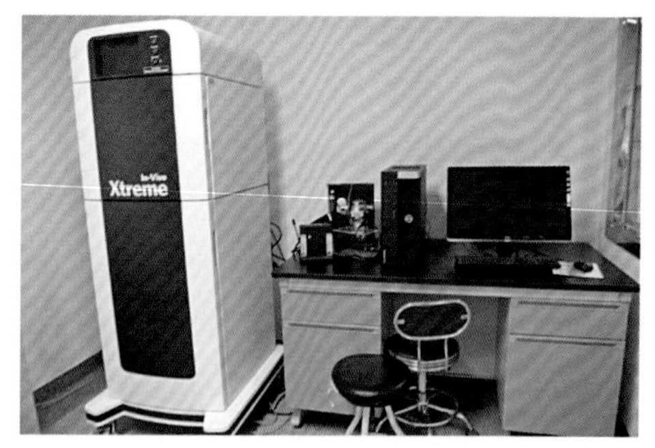

图 9-3-1　小动物活体成像系统

素的 SPECT 和 PET 示踪剂成像，并具有速度快和灵敏度高的特点。X 线成像除了可以为研究者提供良好的实验对象解剖学参考外，还具有能量校准、射束硬化和几何放大倍率等功能，可以支持研究者对于骨骼、肺和脂肪等组织的进一步研究。

二、仪器使用

小动物活体成像技术根据实验要求，可选择不同实验对象和成像模式。实验开始前需要根据情况对实验对象进行麻醉、按要求进行体位的摆放。之后进行设备的启动并在参数设置中依次进行拍摄模式选择、光源设定、滤光片选择、相机设置、背景设置等步骤，最后通过图像拍摄、图像观察与编辑得到需要的不同模式下的直观图像结果（图 9-3-2）。

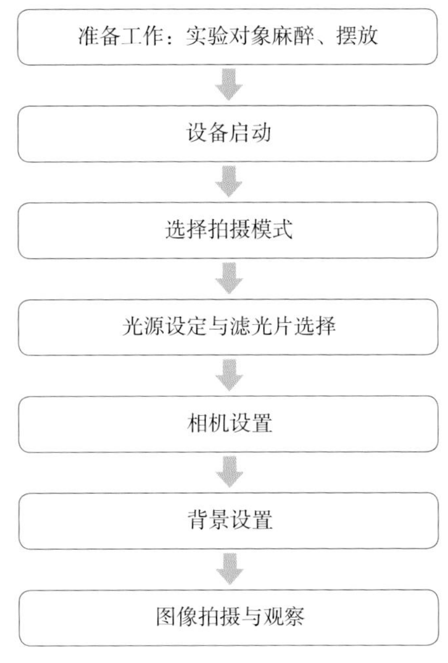

图 9-3-2　小动物活体成像技术流程图

1．准备工作　将小鼠等实验对象摆放于托盘之中，将拍照的部位面向下。例如，若要拍摄小鼠的腹部图像，则需要将该实验小鼠的腹部朝下，同时伸展其四肢，之后将其放入仪器的暗箱拍摄位置。如需对实验对象进行气体麻醉，需要提前准备好氧气，并将麻醉剂放置于麻醉机中，液面位于最小值和最大值之间的合适位置；开启麻醉机进行预麻醉；根据所处温度，酌情打开空气加热器。

2．操作流程

（1）设备启动：分为主机部分和附属部分。

1）主机部分：打开 X 线源，然后将主机电源开关打开。打开电脑，等到网线图标显示黄色三角感叹号后，将操作软件点击打开。启动仪器之后，需要预冷大约 20 分钟时间。

2）附属部分：若需对实验对象进行三维旋转拍摄，需要准备动物旋转系统，即在不开启拍摄软件、动物旋转系统控制器按钮在“Manual”位置的情况之下，先按照要求将动物旋转器安装至暗箱中，然后将动物旋转控制器拨至“Auto”位置，之后方可打开操作软件。

（2）参数设置：打开操作软件，单击“Capture”按钮，即可打开拍摄参数设置界面；仪器型号显示于拍摄参数设置界面左侧顶部。软件能同时拍摄两张图像，第一张图像“Foreground / 主图像”，第二张图像“Background / 背景图像”。我们可以通过点“Foreground”和“Background”按钮进行图像切换，并分别编辑两张图像拍摄程序。

1）执行、创建或编辑一个 protocol：左上方的第一部分“File”可以执行、新建和修改 protocol，同时，也可以通过点击软件界面顶部工具栏中的“Protocol”按钮打开一个 protocol（图 9-3-3）。

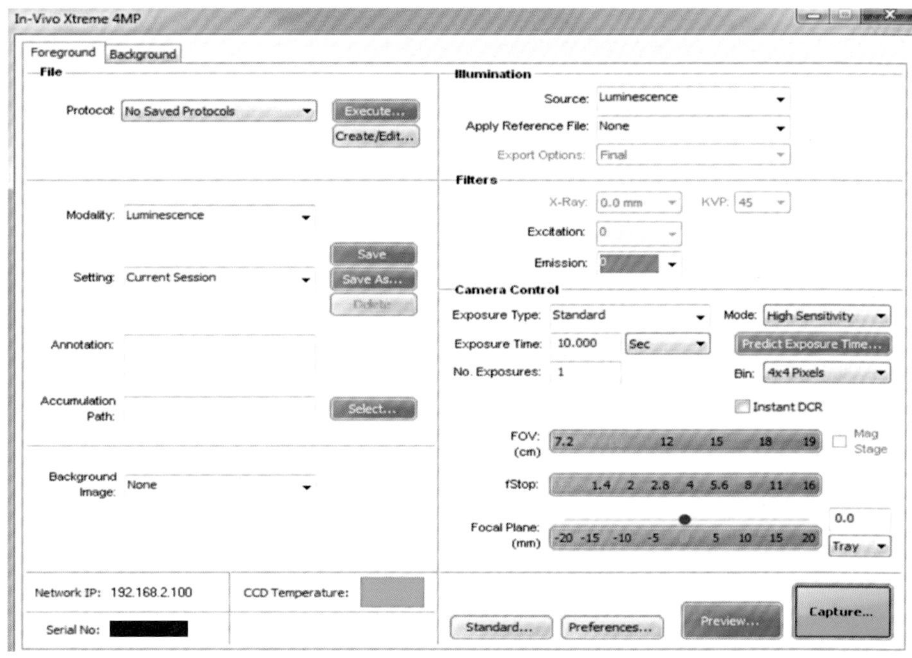

图 9-3-3　拍摄参数设置界面

2）选择拍摄模式：左侧的第二部分选择拍摄模式，分别可以选择“Luminescence / 化学发光”“Fluorescence / 荧光”“X-ray / X 线”“Radioisotopix / 同位素”“Reflectance / 反射光”这 5 种模式，另外还可以选择“Custom / 定制程序”。

点击“Setting”，在下拉菜单中，选择已提前设定好的拍摄程序，或者选择“Default Session / 默认设置”“Current Session”可新建一个拍摄程序。各拍摄模式相应的默认设置如表 9-3-1。

表 9-3-1　不同拍摄模式的基本参考设置

模式	Background	Exposure Time	Bin	fStop	Filter	Focal Plane
化学发光	Standard X-ray	10 秒	4 × 4	1.1	EM-none	Tray
荧光	Standard X-ray	2 秒	2 × 2	2	EM-select EX-select	Tray
X 线	None	1.2 秒	1 × 1	2	X-ray-0.4 (45kVp)	X-ray
同位素	Reflectance	30 秒	4 × 4	1.1	EM-none	X-ray
反射光	None	0.1 秒或 0.2 秒	1 × 1	1.1	None	Tray

点击“Save”保存程序，“Delete”删除程序。点击“Unlock”和“Lock”键，可以解锁已锁定的程序，或为预设的程序设置锁定密码。可以在“Annotation”框中输入文字对该程序拍摄得到的图片进行注释，字符数限制在 48 字以内。

在“Accumulation Path”中选择图像的保存路径与位置。

3）背景图像：该部分为是否选择背景图像，“Background Image”的下拉菜单里可以点击“None”不选背景图像，或者使用某个程序作为背景图像。软件默认预设了标准 X 线拍摄程序，较高分辨率的 X 线拍摄程序以及一个反射光拍摄程序，“Background”中可查看具体拍摄条件。也可以选用自己提前在 Background 中编辑保存了的拍摄程序。

4）查看设备的 IP 地址：左下方的部分可以检查设备的 IP 地址，相机的“Serial No / 序列号”和 CCD 是否就绪，如果“CCD Temperature”右侧方块变为绿色，表明 CCD 已降至预设温度，仪器可以正常使用。

5）光源设定：右侧上部的第一部分为光源设定，在下拉菜单中，荧光和白光拍摄选择“Multi-wavelength”，X 线拍摄选择“X-ray”，同位素和生物发光拍摄选择“Luminescence”，反射光拍摄选择“Reflectance RGB”。

在“Apply Reference File”中确定是否应用校正文件，“None”是不应用，“Auto”是软件自动匹配合适的校正文件，选择“Manual”，先进行正常的图像拍摄，然后移除托盘与样品，拍摄校正文件。

6）选择滤光片：右侧第二部分为选择滤光片，若进行 X 线拍摄，可选择不同厚度的铝膜，铝膜厚度越厚，可以过滤掉越多的低能量 X 线，骨骼和软组织对比度越高，图像更清晰。所以在拍摄对骨骼清晰度要求高的图像，或该图像需要进行骨密度分析时，铝膜的厚度建议选择 0.8mm。

X 线机能量分为 20、25、30、35、40、45 几档。清晰度需求越高，越需要选择更高的 X 线机能量。一般来说，小鼠或大鼠骨骼成像选择 45kVp。

荧光成像时需要选择激发和发射滤光片，拍摄中根据荧光的特性酌情选择相应的滤光片。需要注意为了避免强烈的背景干扰，激发和发射滤光片之间波长间隔必须至少在 50nm 以上。白光、生物发光、X 线、同位素、反射光成像，滤光片选择 0。

7）相机设置：右侧下方的大片区域为相机设置。“Exposure Type / 曝光模式”可选“Standard”曝光模式，“Time Lapse”曝光模式和应用在校正文件中的“Illumination Reference”曝光模式。

曝光时间单位可以任意选择秒或分钟，X 线拍摄模式最小曝光时间为 1.2 秒，其他的拍摄模式的最小曝光时间为 0.1 秒，最长曝光时间为 10 分钟。最大曝光次数可选择 32 次，可酌情随机调整，不宜过多。当选择“Time Lapse”曝光模式时，这里可以选择拍摄时间间隔与何时停止拍摄。

“Mode”即选择 CCD 在图像采集时的读取速度。有两个选择：“High Speed”和“High Sensitivity”。荧光、X 线和反射光建议选择“High Speed”，同位素与化学发光建议选择“High Sensitivity”。

“Predict Exposure Time”是预测曝光的按钮，点击此按钮，可以预测生物发光和同位素成像下的曝光时间。选中该按钮后，在弹出的对话框中输入所需的灰度级，软件会自动计算完成该次图像采集所需要的最佳曝光时间。

“Bin”为像素合并，指将 CCD 的相邻几个像素合并成一个像素并呈现在图像中，提高 CCD 的响应速度与拍摄灵敏度。当拍摄化学发光或同位素等弱信号时，需要使用 4×4 以上的“Bin”。

“Instant DCR”为 CCD 的即时暗电荷修正设置，一般来说，在 0.5 ~ 1 之间的值适合于大多数的图像。

“FOV”可调节成像面积，可拖动选择 7.2cm×7.2cm，10cm×10cm，12cm×12cm，15cm×15cm，18cm×18cm 和 19cm×19cm 的成像视野面积。

“fStop”可选择光圈大小。光圈值越小，通光量越大，成像信号强度越高。

“Focal Plane”即成像焦距，白光、荧光和反射光等在托盘上的成像选择“Tray”，同位素、X 线等磷屏上的成像选择“X-ray”。

当用到小样品台进行小视野 X 线成像时，必须选择“Mag Stage”选项，小样品台可以进行 3.3 倍放大倍数的 X 线成像，适合关节、爪子等部位的拍摄。

8）设置“Background”：在拍摄界面顶部点击“Background”按钮切换到编辑背景图像的界面。“Background”也可以选择生物发光、X 线、荧光、同位素和反射光的拍摄模式，具体程序的设置与“Foreground”的设置类似。软件默认预设了 2 个 X 线和一个反射光的程序以供选择，用户可以根据具体的情况进行选择和设置。在一个已经设置了“Background”的程序中点击“Capture”进行拍摄时，软件会询问保存路径，图像采集完成后两张图像直接存储并在软件中打开，“Background”叠加“Foreground”后显示，“Foreground”图像除了以标准方式命名，后缀还会加上“frgrnd”字样作为标记，而“Background”图像的后缀会加上“bckgrnd”。该类图片的文件名后带有一个星号的标记，意味着经过编辑后的图像还未保存，在点击了保存图像后，星号将会消失。

3．图像采集

（1）图像拍摄：拍摄参数设置界面的右下方可以切换该界面的“Advanced”和“Standard”模式。点击“Preferences”按钮可进入设置和调试仪器硬件的界面。点击“Preview”进入预览界面，可打开白光和反射光源，调节焦距与拍摄时间等。一切就绪后，点击“Capture”按钮可直接拍摄图像。

（2）图像的打开、编辑与保存：打开小动物活体成像图像处理软件，最上方的菜单栏中有“File”“Edit”“Mode”“Show”“Window”和“Help”选项。“File”可打开、搜索、保存、关闭和导出图像与数据等。“Help”中可以搜索到相关的说明书。“Navigation”的相关工具可编辑图像，如打开“Image Display”对图像亮度、对比度等进行调节，“Protocol”按钮用于打开protocol。点击“Multiplex”打开以后，可叠加最多4色的图像或者对4个不同成像模式采集的图像进行叠加。“Intensity Scale”可打开或收起scale。

单击菜单栏“File”—“Save”或“Save As”进行图像保存；单击菜单栏“File”，并依次点击下级菜单中的“Export Data”“Image”导出图像。

三、质量控制

为保证图像质量，需要运用光源的实验，都必须设置合适的校正文件，包括白光、荧光、X线、反射光成像。X线的校正文件跟成像视野、光圈大小、焦距和铝膜相关；白光、荧光和反射光的校正文件跟成像视野、光圈大小、焦距和激发和发射波长相关；若拍摄程序中的以上参数改变，则须重新拍摄与设置校正文件。

需要注意：

原则上不建议对小动物活体成像仪进行关机操作，只需要在仪器非工作状态时将计算机关机，仪器即可自动待机。可酌情关闭仪器的情况：连续2个月以上不需要使用该仪器进行实验，注意关机顺序和开机顺序相反。

（杜文　廖竞宇）

第四节　流式细胞术

流式细胞仪在医学应用非常广泛，是一种能够对细胞进行相关处理的仪器，并能对目的细胞进行必要分析。

一、流式细胞术概述

（一）流式细胞术基本概念

流式细胞仪，又称为荧光激活细胞分选器、荧光活化细胞分类计（fluorescence activating cell sorter，FACS）是集光电子物理、光电测量、计算机、细胞荧光化学、单抗技术为一体的高科技细胞分析仪。

流式细胞术（flow cytometry，FCM）是20世纪70年代发展起来的高科技，它集计算机技术、激光技术、流体力学、细胞化学、细胞免疫学于一体，同时具有分析和分选细胞功能。它不仅可测量细胞大小、内部颗粒的性状，还可检测细胞表面和细胞质抗原，细胞内DNA、RNA含量等，可对群体细胞在单细胞水平上进行分析，在短时间内检测分析大量细胞，并收集、储存和处理数据，进行多参数定量分析；能够分类收集（分选）某一亚群细胞，分选纯度＞95%。在血液学、免疫学、肿瘤学、药物学、分子生物学等学科广泛应用。

（二）流式细胞仪分类

根据功能不同，可分为临床型和综合型（科研型）；根据有无细胞分选功能，可分为流式细胞分选仪（可回收目标细胞，用于后续实验）和流式细胞分析仪（只能用于分析）；根据结构不同，可分为一般流式细胞仪（零分辨率流式细胞仪）和狭缝扫描流式细胞仪（高分辨率流式细胞仪）。

（三）流式细胞仪主要技术指标

1．高速度　一般流式细胞仪每秒检测1 000～5 000个细胞，大型机可达每秒上万个细胞。

2．高灵敏度　一般能测出单个细胞上＜600个荧光分子，两个细胞间的荧光差＞5%即可区分；前向角散射（FSC）反映被测细胞的大小，一般流式细胞仪能够测量到0.2～0.5μm。

3．高精度　通常用变异系数CV值来表示，一般流式细胞仪能够达到＜2.0%，这也是测量标本前用荧光微球调整仪器时要求必须达到的。

4. 高纯度　一般流式细胞仪分选速度＞1 000 个 / s，分选细胞纯度可达 99% 以上。

5. 多参数　可同时定量检测单个细胞的 DNA 等多个参数。

二、流式细胞仪主要构造和工作原理

流式细胞仪主要由五部分组成，它们是：流动室及液流驱动系统；激光光源及光束形成系统；光学系统；信号检测与存储、显示、分析系统；细胞分选系统。

（一）流动室及液流驱动系统

流动室（flow cell，flow chamber）是流式细胞仪的核心部件，流动室由样品管、鞘液管和喷嘴等组成，常用石英玻璃等透明、稳定的材料制作。样品管负责存放样品，单细胞悬液在液流压力作用下从样品管射出，在流动室里被鞘流液包绕通过流动室内的一定孔径的孔，检测区在该孔的中心，细胞在此与激光垂直相交，在鞘流液约束下细胞成单行排列依次通过激光检测区。

（二）激光光源及光束形成系统

经特异荧光染色的细胞需要合适的光源照射激发才能发出荧光供收集检测。流式细胞仪可配备一根或多根激光管，常用的激光管是氩离子气体激光管，它的发射光波长 488nm，此外可配备氦氖离子气体激光管（波长 633nm）和 / 或紫外线激光管。

为使细胞得到均匀照射，并提高分辨率，照射到细胞上的激光光斑直径应和细胞直径相近。流式细胞仪在激光光源和流动室之间有两个圆柱形透镜，将激光光源发出的横截面为圆形的激光光束聚焦成横截面较小的椭圆形激光光束（22μm × 66μm），在这种椭圆形激光光斑内激光能量呈正态分布，使通过激光检测区的细胞受照强度一致。为了进一步使检测的发射荧光更强，并提高荧光讯号的信噪比，在光路中还使用了多种滤片。带阻或带通滤片是有选择性地使某一滤长区段的光线滤除或通过。

（三）光学系统

流式细胞仪的光学系统由若干组透镜、小孔、滤光片组成，大致可分为流动室前和流动室后两组。流动室前的光学系统由透镜和小孔组成，透镜和小孔（一般为 2 片透镜、1 个小孔）的主要作用是将激光光源发出的横截面为圆形的激光光束聚焦成横截面较小的椭圆形激光光束，使激光能量呈正态分布，使通过激光检测区的细胞受照强度一致，最大限度地减少杂散光的干扰；流动室后的光学系统主要由多组滤光片组成，滤光片的主要作用是将不同波长的荧光信号送到不同的光电倍增管。

（四）信号检测与存储、显示、分析系统

经荧光染色的细胞受合适的光激发后所产生的荧光是通过光电转换器转变成电信号而进行测量的。经放大后的电信号被送往计算机分析器。多道的道数是和电信号的脉冲高度相对应的，也是和光信号的强弱相关的。对应道数纵坐标通常代表发出该信号的细胞相对数目。多道分析器分析出来的信号再经模-数转换器输往微机处理器编成数据文件，或存于计算机的硬盘和软盘上，或存于仪器内以备调用。

（五）工作原理

下面分别简要介绍流式细胞仪相关参数测量、样品分选及数据处理等的工作原理（图 9-4-1）。

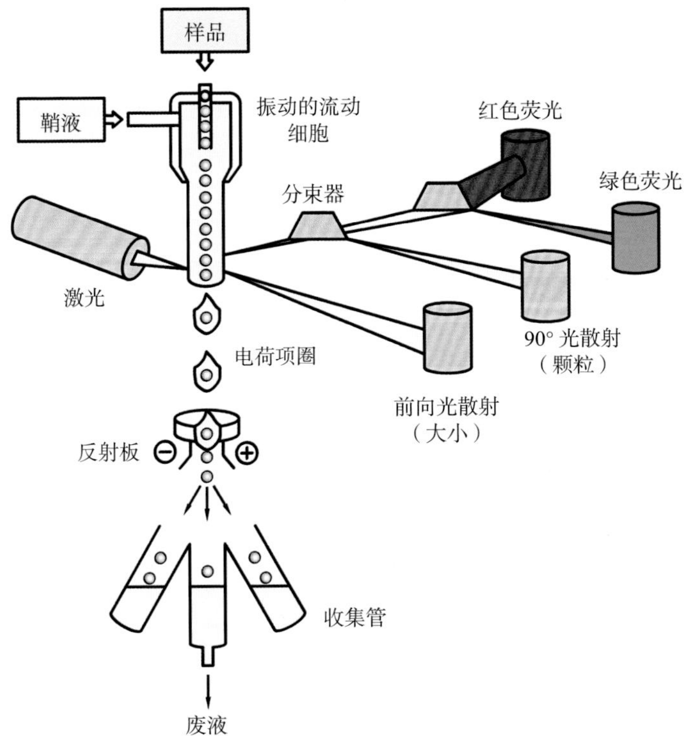

图 9-4-1　流式细胞仪工作原理

1．参数测试原理　流式细胞仪可同时进行多参数测量，信息主要来自特异性荧光信号及非荧光散射信号。测量是在测量区进行的，所谓测量区就是照射激光束和喷出喷孔的液流束垂直相交点。液流中央的单个细胞通过测量区时，受到激光照射会向立体角为 2π 的整个空间散射光线，散射光的波长和入射光的波长相同。散射光的强度及其空间分布与细胞的大小、形态、细胞质膜和细胞内部结构密切相关，因为这些生物学参数又和细胞对光线的反射、折射等光学特性有关。未遭受任何损坏的细胞对光线都具有特征性的散射，因此可利用不同的散射光信号对不经染色活细胞进行分析和分选。经过固定的和染色处理的细胞由于光学性质的改变，其散射光信号当然不同于活细胞。散射光不仅与作为散射中心的细胞的参数相关，还跟散射角及收集散射光线的立体角等非生物因素有关。

在实际使用中，仪器首先要对光散射信号进行测量。当光散射分析与荧光探针联合使用时，可鉴别出样品中被染色和未被染色的细胞。光散射测量可以从非均一的群体中鉴别出某些亚群。

2．样品分选原理　流式细胞仪的分选功能是由细胞分选器完成的。如在细胞流动室上装有超声压电晶体，通电后超声压电晶体发生高频震动，可带动细胞流动室高频震动，使细胞流动室喷嘴流出的液流束断成一连串均匀的液滴，每秒钟形成液滴上万个。每个液滴中包含着一个样品细胞，液滴中的细胞在形成液滴前已被测量，如符合预定要求则可被充电，在通过偏转板的高压静电场时向左或向右偏转被收集在指定容器中，不含细胞液滴或细胞不符合预定要求液滴不被充电亦不发生偏转进入中间废液收集器中，从而实现了分选。

3．数据处理原理　FCM 的数据处理主要包括数据的显示和分析，至于对仪器给出的结果如何解释则随所要解决的具体问题而定。

（1）数据显示：如上文提到的，FCM 的数据显示方式包括单参数直方图、二维点图、二维等高图、假三维图和列表模式等。

（2）数据分析：数据分析的方法总的可分为参数方法和非参数方法两大类。

三、流式细胞术的基本操作与技巧

（一）样品制备

流式细胞仪的实验对象是单细胞或单细胞核的悬液，制备活性高的单细胞悬液是非常重要的环节，这些单细胞悬液主要来源于单层细胞、血液、脱落细胞、实体组织及石蜡包埋组织等。

1．培养细胞

（1）培养细胞用 0.25% 的胰酶消化。

（2）PBS 或生理盐水洗涤细胞 2 次，再用 PBS 或生理盐水悬浮细胞，加入预冷的无水乙醇，终浓度为 60% ~ 70%，快速混匀，并用封口膜封口，置 4℃下可保存 15 天左右。

2．新鲜标本

（1）将标本切成 1 ~ 2mm^3 的小块。

（2）PBS 或生理盐水清洗后去除上清，加入 0.2% 胶原酶（或 0.15% 胰蛋白酶）37℃消化 10 ~ 30min（根据实验及不同组织确定），并不断振动。

（3）300 目尼龙筛过滤，除去组织团块，PBS 洗涤 2 次，300g 离心 5min，获得已消化的细胞。

3．石蜡包埋标本

（1）标本在切片机上切取 3 ~ 5 片 50μm 厚的组织片。

（2）将切片彻底脱蜡，梯度乙醇（100%、95%、70%）及蒸馏水水化。

（3）0.5% 胃蛋白酶（或胰蛋白酶）37℃消化 30min，每隔 10min 振动 1 次。

（4）300 目尼龙筛过滤，获得的细胞悬液 PBS 洗涤 2 次，300g 离心 5min。

需要注意：

脱蜡一定要完全（如加入无水乙醇无絮状物飘起即可）；切片厚薄适宜，太薄碎片多，影响 FCM 分析结果，太厚易造成脱蜡不净；注意掌握消化时间，避免已释放的细胞被消化。

（二）荧光素抗体及其标记方法

流式样本染色原理和免疫组化，免疫荧光及 ELISA 原理相近，分为直接免疫荧光染色和间接免疫荧光染色。

1．直接免疫荧光标记法　取一定量封闭后细胞（约 2×10^6 个），在每一管直接加入连接有荧光素的抗体进行免疫标记反应（如做双标或多标染色，可把几种标记有不同荧光素的抗体同时加入）。孵育 20 ~ 60min 后，用流式缓冲液洗 1 ~ 2 次，加入缓冲液重悬，上机检测。

本方法操作简便，结果准确，易于分析，适用于同一细胞群多参数同时测定。虽然直标抗体试剂成本较高，但减少了间接标记法中较强的非特异荧光的干扰，因此更适用于临床标本的检测。

2．间接免疫荧光标记法　取一定量的细胞悬液（约 1×10^6 个 /mL），先加入特异的第一抗体，待反应完全后洗去未结合抗体，再加入荧光标记的第二抗体，生成抗原–抗体–抗抗体复合物，以流式细胞仪检测其上标记的荧光素被激发后发出的荧光。

本方法费用较低，二抗应用广泛，多用于科研标本的检测。但由于二抗一般为多克隆抗体，特异性较差，非特异性荧光背景较强，易影响实验结果。所以标本制备时应加入阴性或阳性对照。另外，由于间标法步骤较多，增加了细胞的丢失，不适用于测定细胞数较少的标本。

（三）对照设置

1. 阳性对照　使用已知阳性样本，帮助排除试剂的质量、浓度、特异性以及染色方法等因素

2. 阴性对照　调节荧光探测器合适的放大倍数，将仪器归零，确定样本的基础荧光域值。

3. 同型对照（isotype control，IC）是一种与实验染色的单克隆抗体特异性无关的免疫球蛋白亚型。它与染色的单克隆抗体具有：①相同种属来源；②相同免疫球蛋白及亚型；③相同荧光素标记；④相同剂量和浓度。IC常用于消除由于抗体非特异性结合到细胞表面的Fc受体而产生的背景染色。

（四）补偿调节

荧光补偿是指在流式细胞多色分析中，纠正荧光素发射光谱重叠（spectral overlap，SO）的过程，即从一个被检测的荧光信号中去除任何其他的干扰荧光信号。将单种荧光素标记的单克隆抗体分别进行单色荧光染色。几色分析就需要制备几个补偿对照管，通过调整在象限荧光点图中与阴性细胞群有关的阳性细胞群的位置来达到。当补偿正确时，阳性细胞群应与阴性细胞群处在同一水平或垂直线上。同一水平时，阴阳细胞群Y坐标的中间值应很接近；在同一垂直线上时，X坐标的中间值应很接近。

四、流式细胞术的应用

（一）检测细胞凋亡

1. 由细胞含量降解方式检测细胞凋亡　DNA含量变化。

2. 磷脂酰丝氨酸（phosphatidyl serine，PS）外翻检测细胞凋亡　细胞膜功能改变。

3. 用单克隆抗体APO2.7检测细胞凋亡　细胞器改变。

（二）检测细胞周期测定和 DNA 倍体分析

细胞周期是指细胞增殖的过程。已经证实无论是正常细胞还是肿瘤细胞的增殖都要经过 G_0、G_1、S、G_2、M 期形成周期。

1. 细胞周期测定　流式细胞仪分析一个群体细胞峰 DNA 倍体与细胞周期时，将 DNA 含量直方图分为三部分，即 G_0/G_1, S, G_2/M 期三个细胞峰。G_0/G_1 和 G_2/M 细胞峰 DNA 的含量呈正态分布，S 期细胞峰则是一个加宽的正态分布。

利用 DNA 的荧光染料，如碘化丙啶（propidium iodide，PI），与细胞内的 DNA 结合，可反映细胞内 DNA 含量，用 DNA 直方图显示。具有 2C DNA 含量细胞为 G_0/G_1 期细胞，4C DNA 含量细胞为 G_2/M 期细胞，DNA 含量介于两者之间的细胞为 S 期细胞。

2. DNA 倍体分析　DNA 倍体：主要比较 G_0/G_1 期细胞 DNA 含量的变化，用 DNA 指数（DI）表示。DNA 指数 = 测量样本 G_0/G_1 期 DNA 含量 / 正常人淋巴细胞 G_0/G_1 期 DNA 含量。正常细胞 DNA 指数为 1.00，DNA 指数 > 1，为超 2 倍体，< 1 为亚 2 倍体，两者可统称为非整倍体。非整倍体细胞中肿瘤的特异性标志，实体肿瘤中出现频率较高。

通过对 DNA 的分析可以了解细胞体的倍体，如肿瘤细胞通过倍体分析可以为肿瘤诊断提供佐证；通过 DNA 的分析可以了解细胞群体中各期的比率，进而了解目的细胞的增殖状态。

（三）细胞生存能力实验

使用 Heochest 33342 染料与 DNA 特异性结合，因细胞活力不同染料的结合程度也各异，故可评估细胞的活性度。

（四）细胞增殖状态监测

核增殖抗 PCNA、Ki67、BrdUrd 用于衡量细胞增殖分裂状况，对评估肿瘤预后有重要意义。这些标志物的检测一般同细胞表面标志物同时进行。FITC 标记 PCNA 或 Ki67 或 BrdUrd，PE 或（并）PE-CY5 标记细胞表面标志物。

（五）免疫功能的检测

1. 利用多参数流式细胞术，对淋巴细胞比例及淋巴细胞中 T、B、NK 细胞的比例，T 细胞亚群进行检测。

2. 临床应用　原发性或继发性免疫缺陷病、自身免疫性疾病、淋巴细胞增殖病、肿瘤疗效观察与预后判断、移植免疫检测等。

（六）血液学应用

1. 白血病免疫分型原理 白血病免疫学分型是利用单克隆抗体（McAb）检测白血病细胞的细胞膜和细胞质抗原，分析其表现型，以了解被测白血病细胞所属细胞系列及其分化程度。对白血病细胞抗原的分析研究有助于对白血病分型，为诊断和治疗提供依据。

2. 淋巴瘤免疫分型 目前淋巴瘤的分类方法已从LSG的形态学分类逐渐转变为REAL分类法，REAL分类法是以肿瘤发生源为基础的分类方法，在原来的形态学基础上加上免疫学分型后再加以分类，这种分类方法不仅能够推断肿瘤的发生源，对治疗也有指导意义。因此淋巴瘤的免疫分型越来越重要。如同白血病免疫分型一样，淋巴瘤的免疫分型也是利用单克隆抗体检测淋巴瘤细胞的细胞膜和细胞质抗原，分析其表现型，以了解被测淋巴瘤细胞所属细胞系列及其分化程度。

3. 红细胞疾病诊断

（1）网织红细胞测定：计数外周血中网织红细胞数量，对于评价骨髓红系造血及网织红细胞从骨髓到外周血的转送速率有重要意义。流式细胞仪测定网织红细胞方法简单，只需将红细胞洗净后用荧光染料染色后即可上机检测。

（2）阵发性睡眠性血红蛋白尿症（PNH）诊断：血细胞膜上锚固蛋白-糖磷酸肌醇（GPI）减少或缺乏会导致与GPI有关的补体激活抑制因子如CD55、CD59减少或缺乏，因而红细胞对补体异常敏感发生溶血。流式细胞仪检查CD55、CD59十分敏感。

4. 血小板功能分析和血小板病诊断

（1）血小板功能分析：血小板质膜糖蛋白单克隆抗体CD41（GPIIb/IIIa）、CD61（GPIIb/IIIa）、CD42b（GPIb）、CD41b（GPIIb）、血小板颗粒膜糖蛋白CD62p、CD63的测定可供分析血小板功能状态，如CD62p、CD63在正常血小板中不表达，当血小板活化时表达明显增加，可用来测定活化血小板。

（2）血小板病诊断：近年来发展起来的用FCM测定血小板抗体的方法具有快速、简便的优点，同时可测定血小板上和血清中的抗体；测定中FCM分析每一个血小板表面有无抗体，能给出血小板群体中有多少血小板表面有抗体（以%表示）；同时能给出血小板相关抗体量与血小板数的直方图，使我们了解血小板相关抗体在血小板群体中的分布情况。分别用标有荧光的抗人IgG、IgA、IgM或用抗血小板GP Ⅰb、Ⅱb、Ⅱb/Ⅲa的抗体与分离洗净的病人的血小板和在病人血清中孵育过的正常O型血小板作用后用流式细胞仪测定，前者测定的是病人血小板上的抗体后者测定的是病人血清中的抗体。

5．微小残留白血病检测　微小残留白血病（minimal residual leukemia，MRL）是指白血病经治疗获得完全缓解（complete remisson，CR）后体内残留少量白血病细胞的状态。MRL 是白血病复发的根源，因此检测 MRL 有十分重要的意义。应用流式细胞仪检测 MRL 的优点在于可在短时间内分析大量标本，具有快速的特点。

6．白细胞吞噬功能测定　用流式细胞仪检测时不须分离细胞，应用全血即可，因此可在自然状态下测定，结果准确可靠。应用流式细胞仪全血法测定白细胞吞噬功能，对白细胞的丢失、损伤最小；此外用本法可测定血清中的调理素（opsonine）水平及血清中有无吞噬作用抑制因子。

7．NK 和 LAK 细胞活性测定　NK 细胞存在于外周血大颗粒淋巴细胞中，它对靶细胞的细胞毒活性不依赖于抗体，无 MHC 限制性，它们的数量及细胞毒活性是机体免疫系统的重要指标。人 NK 细胞一般表达 CD56、CD16、CD57，部分表达 CD2、CD8、CD11 而不表达 CD3。LAK 前体细胞表达 NK 细胞标志 CD16，而不表达 T 细胞标志如 CD3、CD4、CD5 等。

8．造血干 / 祖细胞测定　造血干 / 祖细胞移植已广泛应用于血液肿瘤、实体瘤、某些遗传性疾病、免疫缺陷病等，因此检测造血干 / 祖细胞已成为临床必不可少的手段。应用流式细胞仪多色技术测定外周血造血干 / 祖细胞，具有快速、准确的优点，不仅能确定造血细胞数量，而且能对造血干 / 祖细胞的质量进行评价，为临床干细胞移植治疗提供重要数据。

（陈娇　卢嘉仪）

第五节　活细胞显微成像技术

活细胞和组织的全方位研究极大地推动了细胞生物学、发育生物学、神经生物学等最活跃生命科学研究的发展。固定细胞观察仅能提供固定瞬间细胞的静态信息，无法反映细胞在正常生理生化条件下的状态。而活细胞观察能对更接近于正常生理状况下的细胞进行全程扫描和记录。这一类对于活细胞观察的技术被称为活细胞显微成像技术，通过该技术可以实现自由的多维活细胞图像采集、控制、分析等强大功能（图 9-5-1）。整个活细胞观察及图像采集过程中需要保证光学、电学、温度、湿度、pH 等多个条件的高度协调和稳定，而高清晰、高反差和高速度的成像效果使得其显示的正常细胞动

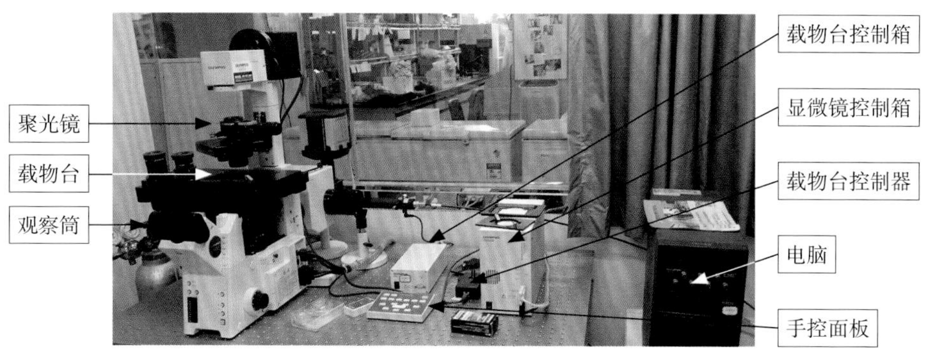

图 9-5-1　活细胞显微成像系统

态活动过程得到更精确的体现。通过活细胞显微成像技术，更容易发现和确定细胞间相互作用和信号传导的过程以及在活细胞水平上的生物分子间的相互作用。目前主流的活细胞工作站可以分为两大类：笼状显微镜培养箱和显微镜载物台培养器。本节以显微镜载物台培养器为代表进行介绍。

一、原理与用途

显微镜载物台培养器能够在显微镜载物台上构建一个适宜细胞培养的合适的环境，以此来进行细胞孵育。整个载物台培养器包括恒温平台以及外置气体混合装置，能够对温度、湿度以及二氧化碳浓度进行控制（图 9-5-2，图 9-5-3）。该培养器的使用可提供更理想的活细胞培养存活环境，可以长时间观察活细胞进行延时序列成像（time lapse）、荧光成像、DIC 成像等。延时序列成像主要用于自动采集活细胞随时间变化的图像，适用于拍摄细胞生长、新陈代谢、信号传导、神经传递等细胞生理和动态信号的观察，拍摄的间隔时间从毫秒级到小时甚至于数天。对多荧光标记的样品，能够通过获取多通道荧光图像，清楚地区别标记不同荧光的亚细胞结构。同

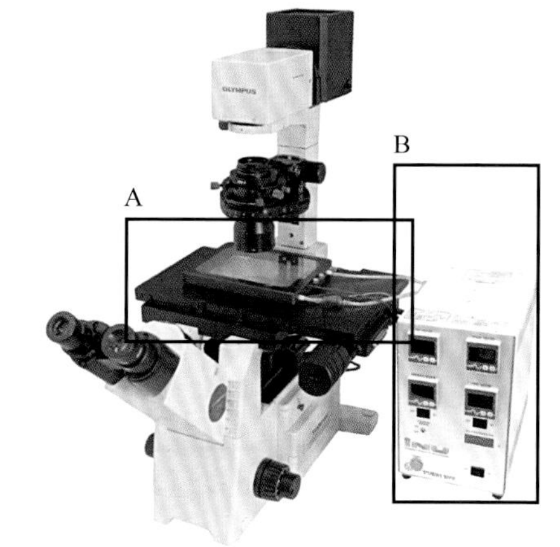

图 9-5-2　显微镜载物台培养器
A. 恒温平台　B. 外置气体混合装置

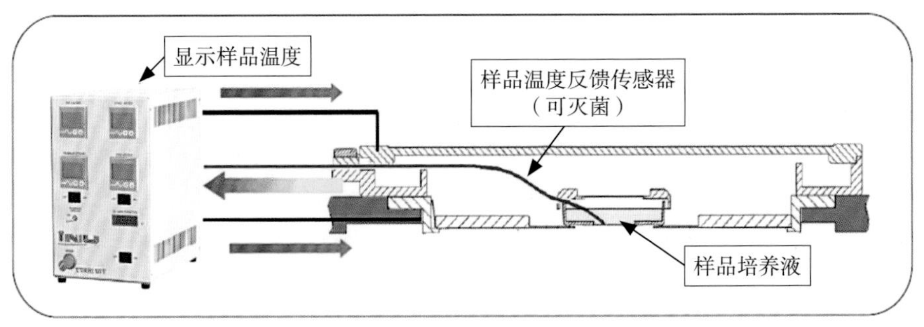

图 9-5-3　培养器温度反馈控制

时，能够自动采集样本空间多维影像，便于形态学空间定位研究、空间三维测量等。

二、仪器使用

活细胞显微成像主要由显微镜、CCD 相机、电脑和显示器、显微镜载物台培养器构成，主要包括样本制备、按顺序启动系统、观察以及图像获取等步骤。（图 9-5-4）。

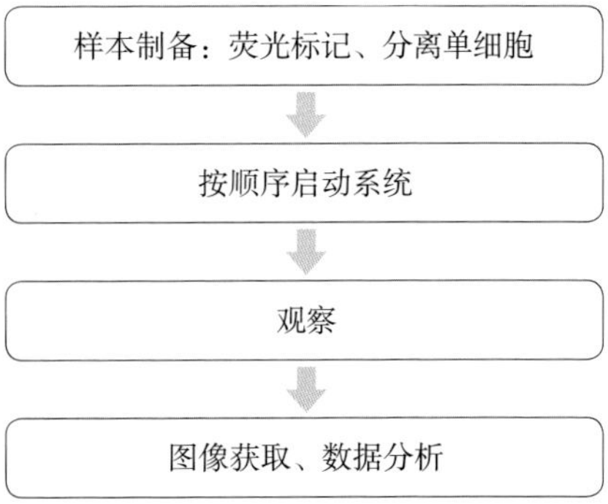

1．样本制备　活细胞成像的最佳实验样品为散在的单细胞，可取自生物体组织分离或通过细胞培养获取。

（1）利用体外重组、染色等方法，使用特定的荧光素酶（最常用的为蓝色荧光 BFP，绿色荧光 GFP 以及红色荧光 RFP）标记需要观察的细胞。

样本制备：荧光标记、分离单细胞

↓

按顺序启动系统

↓

观察

↓

图像获取、数据分析

图 9-5-4　活细胞显微成像流程图

（2）保持细胞活性：选择与细胞培养相应的适宜培养基或细胞能适应的缓冲液处理细胞（pH 值为 7.0 ~ 7.4）。

需要注意：

当检测时间过长时，可能存在水分蒸发，还需向活细胞专业培养皿中补充适量超纯水，以保证盐浓度的稳定。而对于氧气敏感的细胞，在实验中需要对细胞提供足够的氧气。

（3）细胞贴壁

1）组织细胞培养：对于易于贴壁培养的细胞，细胞培养时以散在铺展整个活细胞专业培养皿底部为佳。多数情况下，可选择细胞贴壁生长至培养皿底面积的 70% ~ 80%。而对于不易黏附贴壁的细胞，则需要预先在活细胞专业培养皿底部加入合适的黏附剂来促进细胞贴壁能力。

2）悬浮细胞的贴壁：需要采用人为的贴壁方法，将 1% 的明胶液、多聚赖氨酸或其他细胞适宜的黏附剂滴加到活细胞专业培养皿底部中央或盖玻片的一面，置于 37℃培养箱中干燥。在带胶面滴加细胞悬液，并置于 37℃培养箱中约 10 ~ 20min，等待贴壁。贴壁后，使用细胞培养液或缓冲液冲洗未贴壁或贴壁不牢易浮动的细胞。

2. 仪器操作

（1）设备启动：按照打开“电池组、外部电源、荧光光源、显微镜控制器、电动台控制器、工作站”的顺序，依次打开各自开关。然后启动软件（此处以 Xcellence 为例），在软件中打开荧光光源的灯开关（图 9-5-5）。

（2）参数设置：

1）打开软件：将准备好的 24 孔板放入小培养箱中。在桌面上点击“Xcellence”图标即可打开软件。

2）新建数据库：当要开始一个新的实验时，建议创建一个自己的数据库，这样该实验的所有图像都会保存在一个目录下，便于后期拷贝图像（图 9-5-6）。

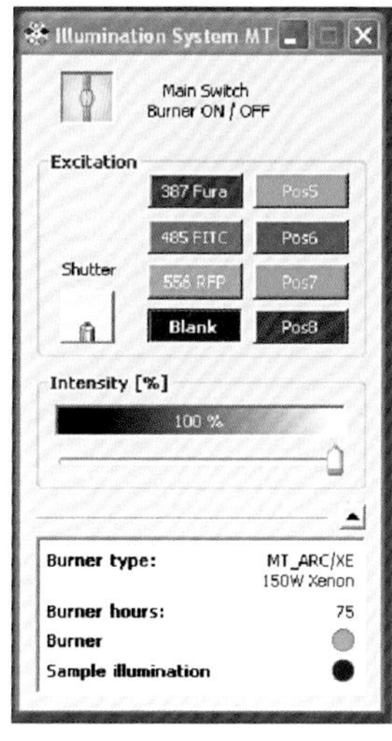

图 9-5-5　荧光光源的软件开关

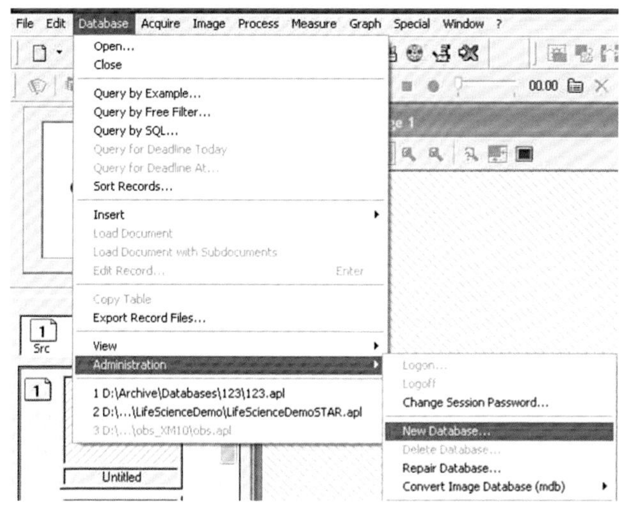

图 9-5-6　新建数据库

创建方式：Database—Administrator—New Database；在“Database Name”下的框内输入数据库名，下面的一栏为数据库的存储路径。

3）调出 CCD 控制界面：工具栏常用的几个图标从左至右分别为“实时预览、拍摄单幅图片、调出 CCD 控制界面，调出荧光光源控制界面、调出显微镜控制界面、调出实验管理界面”（图 9-5-7A）。点击调出 CCD 控制界面后，可设置单幅图拍摄、调节分辨率、曝光时间、自动调节灰度等（图 9-5-7B）。

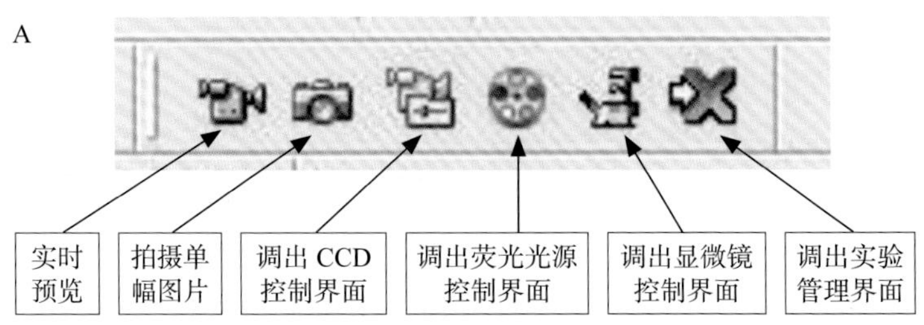

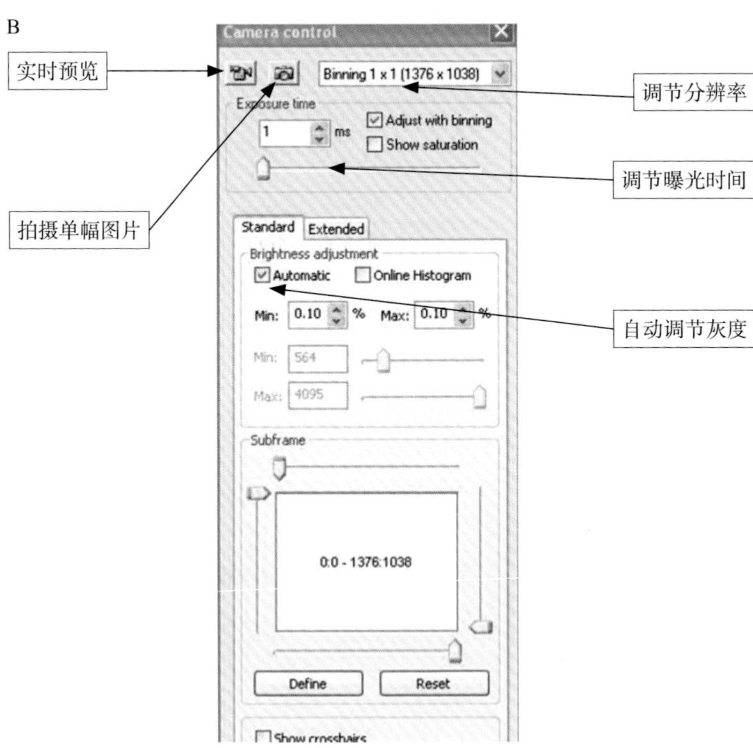

图 9-5-7　CCD 相关常用功能图标

A. 工具栏常用功能　B. CCD 控制界面

4）选择激发光：首先用明场观察模式找到标本后再切换到荧光观察模式。在显微镜控制界面的激发光模块点击所需观察的波长，比如 TRITC 观察红色通道，或者在 FITC 观察绿色通道（图 9-5-8）。

需要注意：

该操作时，请在荧光光源控制界面确认荧光光闸在“开”的状态，点击“Shutter”图标使其变为黄色。

5）设置多色实验流程：点击“Experiment Manager”即实验管理界面来设置多色实验的流程，可根据操作者的需求来设定拍照时间间隔和次数，进行运行拍照记录。必要时可在该界面上做简单的编程（图 9-5-9）。

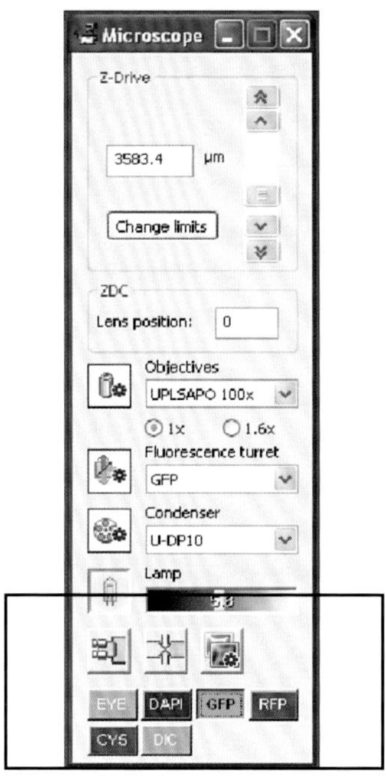

图 9-5-8　激发光模块控制界面

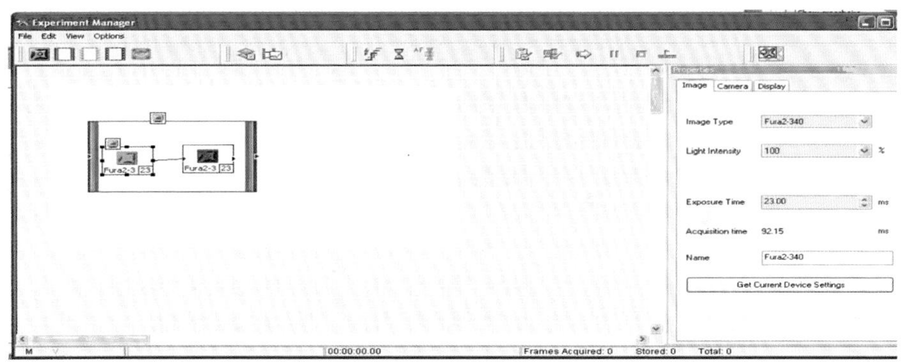

图 9-5-9　实验管理界面

3．数据分析

（1）设置背景值：打开数据库，打开记录保存的文件，打开定义 ROIs 模块（图 9-5-10）。

（2）扣除背景荧光值：在视频中画两个 ROIs，一个是整个画面，一个是在没有细胞的地方当作背景值。然后在 Process 菜单栏里找到“Background Subtraction”，对背景荧光值进行扣除。在弹出窗口中选择要扣除的ROIs，点击“OK”即可得已扣除背景的视频。

（3）测量荧光值：点击“Measure”菜单栏中的“Kinetics动力学”，对视频中的荧光值进行测量。测量结果显示为对应荧光通道的图表数据和曲线。其中数据表格可以导出成Excel格式，然后再用Excel的图表进行统一分析。

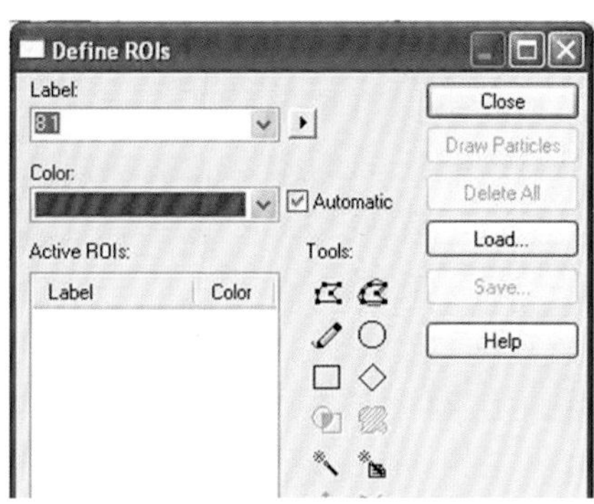

图9-5-10　定义ROIs界面

（4）视频的导出：点击“File”菜单栏然后选择“Export to AVI”，弹出导出界面窗口，点击“OK”进入，根据自身要求选择导出的设置后，再点“OK”即可导出视频。

三、质量控制

1．在打开电脑与仪器后，让其热机3h以上，以降低焦距的变动频率。

2．为保证细胞处于正常生理状态，实验过程中应采用与细胞培养相应的培养基或细胞适应的缓冲液，以保持盐浓度和pH的一致性。同时注意细胞所处环境温度不宜过大。

3．为了最大限度降低实验样本不可逆的光漂白过程造成的荧光损失，可采用特定的抗淬灭试剂，防止检测灵敏度显著下降，尤其是靶标分子丰度较低或激发光强度较高或激发时间较长的情况。因此可长久地跟踪时程实验，实现更高的灵敏度，获得更佳的荧光信号定量结果。

需要注意：

1．活细胞成像检测过程中，室温尽可能控制在25～30℃之间。

2．荧光光源不能频繁开关，请保证最少15min以上的时间间隔开关一次，建议把实验集中在一个时间段，每次使用2h以上。

3．关机顺序与开机顺序相反，即按照“工作站、电动台控制器、显微镜控制器、荧光光源、外部电源、电池组”的顺序关闭。

（李敬　杜玮）

第六节　病理切片虚拟扫描成像技术

病理切片虚拟扫描显微成像是采用图像实时压缩，配合线扫描技术和多重档案记录，在最短时间内完成大量病理切片的扫描任务，同时使扫描得到的虚拟图像保持最高质量的技术。病理切片图像信息以 200 倍或 400 倍显微扫描后存入计算机硬盘、DVD、蓝光 DVD 等介质中，用专用软件打开后可以像显微镜下阅片一样放大、缩小任意部位图像。最高可达 2.25 亿像素。本节以常用的 ScanScope FL/GL 虚拟扫描成像技术作为代表进行介绍。

一、原理与用途

ScanScope FL/GL 虚拟扫描成像技术使用单线式光学扫描（line scanning technology），能够对病理组织学切片全面、准确、快速、清晰地扫描（图 9-6-11）。该扫描方式具有多项优势：在任何倍率下，不会产生影像变形，也不会产生边角变形；相比传统 RGB 数组式拍摄中每一像素仅 8bit 分辨率，RGB 分别单线扫描可达每一像素 24bit；不会有大面积的光线不均匀，无接缝影像，也不会有衔接处错误产生；由于对焦点仅取影像正中心处，其对焦准确度较传统相比大幅提升。该技术对病理切片可进行全息显微扫描、存储、观察、调取等操作，并对病理切片虚拟图像及信息进行储存、传递与共享。ScanScope FL 荧光扫描成像满足了日益增长的对染有多种荧光染色剂的切片进行全切片扫描的需求。利用四通道多带通滤光片组，用户可获得多达四种颜色的通道；而且还可以增加其他滤光片，以实现更高的灵活性。ScanScope GL 白光扫描成像可对白光条件下的切片进行全切片扫描。先进的照明、自动曝光以及自动聚焦能力，使其无需进行反复调试，极大地减少漂白问题。ScanScope GL 还可通过油镜对血涂片、骨髓、革兰氏染色等其他传统方法难以扫描的切片进行扫描观察。

该项技术提升了图像采集的效率和质量，简化了临床的检验工作，对于临床诊治和实验研究等病理学检查有着非常广泛的意义，为人类相关疾病的早期发现和诊治提供了更加全面和精确的平台基础。

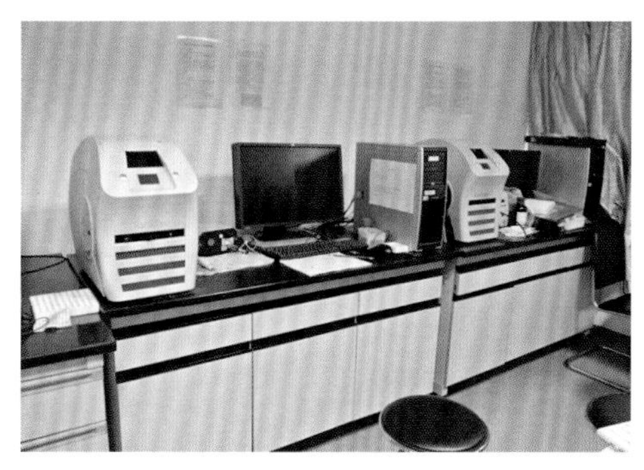

图 9-6-1　病理切片虚拟扫描成像系统

二、仪器使用

虚拟扫描成像技术分为白光成像和荧光成像，两种技术均包含样本制备、启动设备、装载切片、参数设置、扫描和图像观察等步骤（图 9-6-2）。其中参数设置又分为“start”/“scan area”/“focus points”/“calibrate”四个步骤，通过该流程，可实现对不同类型组织切片的快速扫描，得到高质量的病理切片虚拟图像。

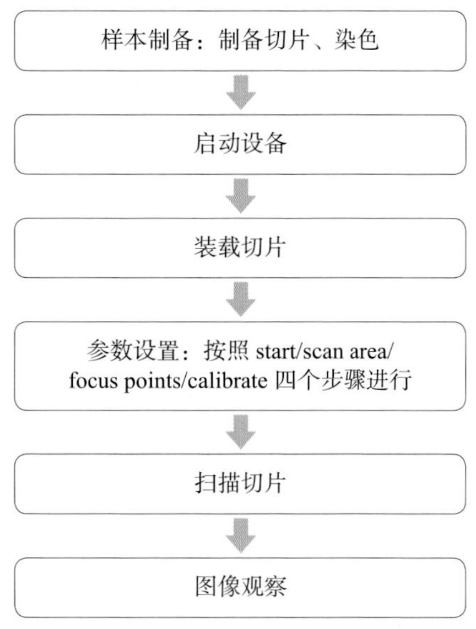

图 9-6-2　病理切片虚拟扫描成像技术流程图

1. 样本制备　该仪器使用的样本无组织类型的限制，冷冻组织标本、石蜡包埋组织标本，福尔马林或乙醛固定标本以及 HE 染色或不染色的组织切片都可进行捕获和转移。

玻璃切片中的组织切片尽量避免褶皱，因为其可能会导致图像的聚焦受到影响。为保证质量，对于此类组织切片需要重新制备，或在后期的分析中将该影响区域排除。

同时，玻片的制备对于其扫描质量和扫描的便捷性十分重要。玻片应该保持清洁，盖玻片下无气泡、灰尘、指纹，无标记和书写，没有额外的黏合剂、碎片、划痕等。在装填幻灯片之前，请确保所有的玻片都完全固化，玻片周围无胶水。扫描的所有玻片都应该有盖玻片。尽量将组织位于玻片的中间，使其距离玻片的边缘、标签和任何其他标记有一定距离，有助于组织被固定在相同的位置和保持恒定的方向。保持盖玻片压实，以免过量的胶水使组织摄取器难以区分实际组织和胶水，从而导致焦点不准确而失焦。在扫描组织切片之前，确保它是干净的。若表面有杂质可用干净的棉布擦拭（不要使用化学清洗剂）。

2. 操作流程

（1）设备启动：以 ScanScope FL/GL 虚拟扫描成像系统为例，首先进行开机，确认倍频器（doubler）处在拉出位置（20×），打开（荧光）光源电源，成像系统电源，再打开控制电脑和显示器，然后打开扫描软件。登陆连接扫描仪，双击“Console”图标，打开扫描控制软件，连接到本地设备（local host），使用授权的用户名密码登录。

使用“Start”（绿色）和“Stop”（红色）键进行控制。如果已经装载了切片托架，那么根据上一次扫描之后的状态，按下绿色“Start”按钮具有不同的效果：

如果切片托架是空的，按下绿色按钮将托架移动到入口位置。

如果载有切片并且处于扫描位置，按下绿色按钮一次将开始扫描，而不是将托架移动到入口位置。

如果载有切片的切片托架没有处于扫描位置，按下绿色按钮会将其移动到原始位置。再次按下绿色按钮将开始扫描。

按下红色按钮，停止扫描过程，将切片托架返回到入口位置。

如果不想开始扫描，但希望在托架上替换玻璃切片，请打开“Console”应用程序，转到“工具”菜单，然后选择“Configure”。在“Configure”窗口，转到“Motion Properties”选项卡并单击“Extend”按钮。

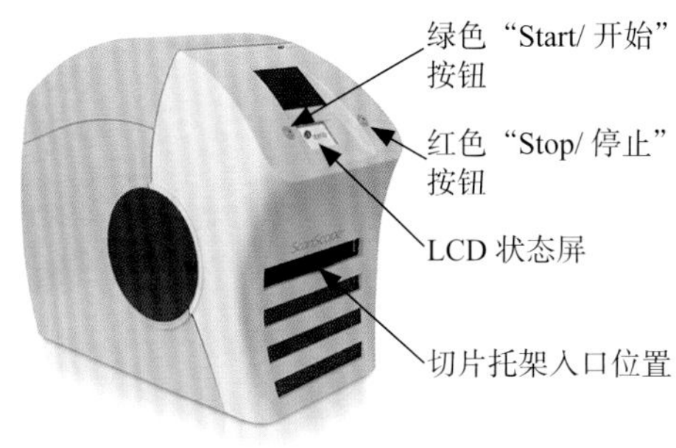

图 9-6-3　仪器的相关操作按键及部件

（2）参数设置：按照“Start”/“Scan Area”/“Focus Points”/“Calibrate”四个步骤依次操作。

1）“Start”：在“Start”页面（图 9-6-4），装载或更换切片，点击“Manual Load”，移动托架会自动退回到入口位置，拿出托架，放置好要扫描的切片，

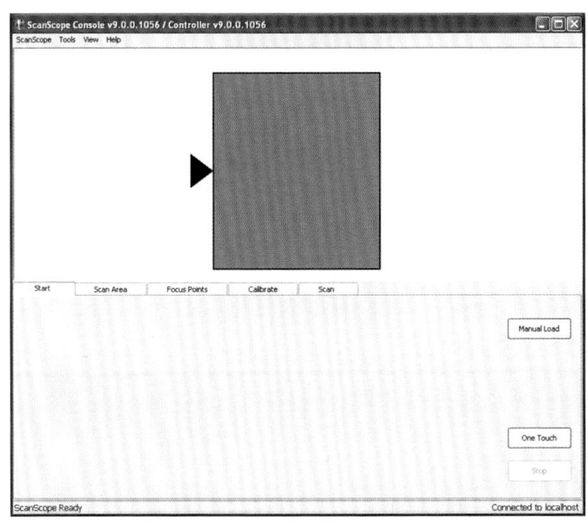

图 9-6-4　“Start”步骤操作界面

再跳出的窗口输入切片的名字，描述（如果不输入名字，系统会按顺序编号自动命名），点击“Mannual Scan”。

2）“Scan Area”：在“Scan Aera”页面选择要扫描的区域（绿色方框）和校准点位置（蓝色点）。蓝色校准点应该选取在切片上干净的地方，但不能选在有组织的地方，有条件的话可以尽量靠近组织。

白光切片的“干净地方”尽量选择颜色均一的白色区域，荧光切片的“干净地方”是颜色均一的黑色区域。

与 GL 不同，以下为 FL 的特殊的通道设置：

在“Channel Selection”页面进行通道设置，增加需要扫描的通道，并依次选择或确认每个通道的“Dye”“Filter Cube”“Excitation Filter”“Exposure”“Focus Offset”等参数。

“Dye”是该通道的染色标记名称，在列表中选取；

“Filter Cube”是吸收光分光滤镜组，默认所有扫描都使用同一标准 cube；

“Excitation Filter”是激发光滤镜，请选择适当波长的滤镜，标准配置有 4 个滤镜可选；

“Exposure”是该通道曝光时间，在图像上右键选择“Adjust Exposure”，选择“All Channel”，系统会自动测试每个通道合适的曝光时间，查看图像亮度是否合适，并确认每个通道正确的曝光时间；

“Focus Offset”是选择其他通道相对于第一个通道的聚焦偏置量。一般选择 0 偏置。

3）“Focus Points”：在“Focus Points”页面选择对焦点。点击“Auto Select”，会自动选取对焦点。可以使用鼠标右键菜单增加或删除一些点，按住左键可以拖拽移动一些点。适当增加对焦点可以在一定程度上使对焦更准确，但也会增加扫描时间。一般默认自动选择即可。要开始扫描，对焦点必须大于 4 个。

4）“Calibrate”：在“Calibrate”页面（图 9-6-5）查看蓝色校准点是否正常。点击“Calibrate”，系统会自动对焦上一页选取的对焦点，然后显示蓝色校准点附近的图像。该图像正常应该是均一的灰白色，如果图像中有杂质或组织出现，请返回“Scan Area”页面，重新选择合适的蓝色校准点位置。

3. 图像采集与数据分析

（1）图像扫描采集：根据扫描方式的不同分为手动扫描与自动扫描。

1）手动扫描：按照本节“参数设置”内容进行手动设置后，在“Scan”页面点击“Scan”，开始扫描。

2）自动扫描：使用扫描器而不使用控制台，完成一系列自动化的基本扫描。

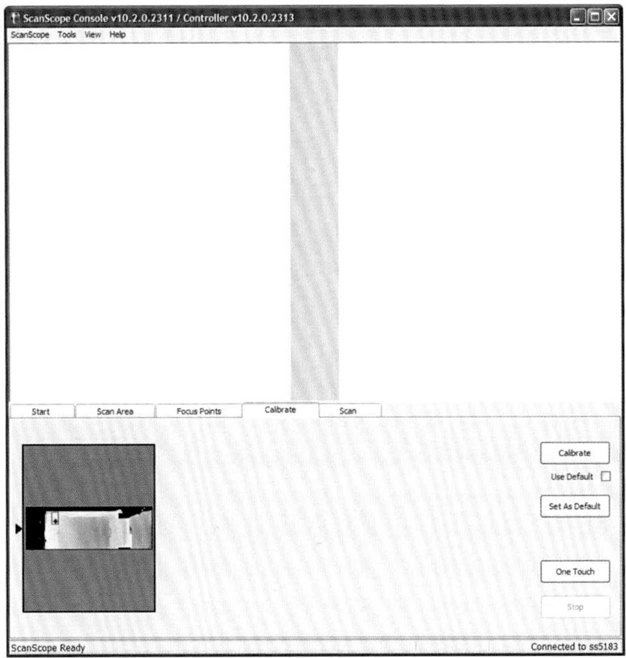

图 9-6-5 “Calibrate”步骤界面

①单切片自动扫描：按下仪器前面的绿色按钮，将切片台托架移动到入口位置，以便放置玻璃切片。将切片置于托架最前面的位置，盖玻片朝上，玻片标签朝左。在将玻片放上托架后，再次按绿色按钮，托架退回，并开始自动扫描。按下红色按钮将停止扫描过程，并将玻片托架返回到侧面入口位置。

②多切片扫描：通过特殊的切片托架可以在不重新装载切片和操作的情况下自动连续扫描高达五个的组织切片。所有图像在扫描时均可被压缩。

首先按绿色按钮，将托架移动到仪器前。将数量不超过 5 个的组织切片对应放入切片架上，盖玻片朝上，切片标签朝左。再次按绿色按钮启动自动扫描。按下红色按钮，扫描过程停止，托架移动到装载位置。在停止之后再次按绿色按钮，可转到下一张幻灯片，继续扫描过程。

（2）图像观察与分析 此部分以 ImageScope 软件为例，简介相关的图片观察操作步骤。

1）打开和观察数字化组织切片：点击该软件工具栏中的“File / 打开文件”，找到放置目标图像的位置，点击需要观察的目标图像，点击“Open / 打开”。软件查看器窗口界面随即开启。

以下是 ImageScope 查看器窗口的主要元素：

“Toolbar”——工具栏上有许多命令和特性。您还可以通过“ImageScope”

菜单访问这些特性中的大部分内容。

“Zoom Slider”——缩放滑块可以放大或缩小当前视图。

“Filmtrip”——图片列表显示哪些切片数码图片是打开的。可以通过点击不同的切片图像而在它们之间进行移动。

“Label Window”——如果切片标签图像与数字化切片图像进行了关联和对应，可以在切片标签窗口中看到标签图像。

“Thumbnail Window”——数字化切片图像范围较大，通常在软件主窗口中只能看到其中的一部分。而缩略图是切片范围的完整显示。

“Magnifier Window”——把这个工具移到你感兴趣的区域，查看放大后的图像。

2）导航：即寻找需要观察的目标部位，快速定位到该部位，并放大观察。

①在数字化组织切片图像中有很多移动观察方法。以下较为常用：

平移——左击并按住鼠标按钮，在切片图像中拖动光标，光标会变成紧握的拳头，平移将切片图像沿着拖动的方向移动，可以看到切片更多的部位。

滚动——在数字化组织切片上向右、向左、向上或向下滚动。当您将光标移向软件主窗口的边缘时，光标将更改为箭头，单击并按住鼠标，使视野向该方向滚动。释放鼠标按钮停止滚动。

使用缩略图窗口——根据使用的放大倍数，软件主窗口可能只显示切片的一部分。缩略图窗口可显示整个数字化组织切片范围。在主窗口中显示的数字化组织切片的部分被包围在缩略图中的黑色矩形框中。点击缩略图将主图像移动到切片的该部位，或者拖动缩略图中的黑色矩形框将其移动到组织切片的另一个区域。

使用图片列表——你可以打开多个数字化组织切片，同时在软件界面中的多个数字化组织切片之间移动，可在图片列表中单击要查看的切片图像。

页面平移——使用键盘的箭头键一次移动整个主窗口页面（例如，“Shift”＋“→”将页面移动到右边；“Shift”＋“←”将页面移动到左边）。

使用放大镜窗口——使用放大镜窗口显示数字化组织切片特定部位的更大视图。

②变视放大：除了使用放大镜窗口以更高分辨率显示数字化切片的某个部位，还可以更改整个主窗口图像的分辨率。

例如使用缩放滑块来调整整个主页面的放大率。单击“Fit”将放大倍数设置为0×，将整个组织切片放入主窗口浏览区域；通过点击2×、4×等按键直至最大放大倍数（40×）来进行放大；点击滑块，将其向上或向下拖动以较小幅度改变放大率，或滚动滚轮来移动滑块；或同时按住“Control”键和“+”键放大；同时按住“Control”键和“-”键缩小。

③即时最大变焦：双击主窗口中的图像立即将图像放大到最大放大倍数。再次双击返回到最近使用的非最大放大率的放大倍数。

三、质量控制

检查切片是否正确放置，若切片放置不平，或者在扫描过程中切片相对托架移动，将不能正确对焦和扫描，严重影响扫描质量。同时，定期检查并清理托架，保持托架干净。每月进行日常光源维护操作（set line camera gains）。

需要注意：

1. 因为荧光切片扫描每个通道都需要确认参数，所以ScanScope FL荧光切片扫描时间会明显大于白光切片扫描时间。参数的设置可以保存并用于同样的切片以节省时间，但是大部分不同切片的荧光扫描参数是不同的，需要单独设置。
2. ScanScope FL无法获得正确的切片整体图像，将导致无法正确选择扫描区域。请检查滤镜系统或者cube是否在正确的位置（初始化不正确），确认倍频器是否在20×位置（向外拉出）。
3. ScanScope GL如果校准点图像过亮或过暗或者无法获取正常图像将不能继续扫描，请检查光源是否正常开启，倍频器是否在20×位置，然后重新进行“Calibrate”步骤。

（杜文）

第七节　材料模拟计算方法

材料模拟是根据实际材料问题建立模型，对真实材料及其体系和过程进行求解计算或模拟，以获知所模拟系统的某些关键性特征的一类研究方法。材料模拟的计算思想和方法主要涵盖了量子力学（quantum mechanics，QM）、线性标度量子力学（linear scaling QM）、分子力学（molecular mechanics，MM）、分子动力学（molecular dynamics，MD）、蒙特卡洛（Monte Carlo，

MC)、介观动力学（MesoDyn）和耗散粒子动力学（dissipative particle dynamics，DPD)、统计方法、定量构效关系（quantitative structure–activity relationship，QSAR）等多种算法和X线衍射分析等仪器分析方法。模拟的内容包括了催化剂、聚合物、固体及表面、界面、晶体与衍射、化学反应等材料和化学研究领域的主要课题。它可以运行在台式机、各类型服务器和计算集群等硬件平台上，广泛应用于石油、化工、环境、能源、制药、电子、食品、航空航天和汽车等工业领域和教育科研部门。下面以 Materials Studio 材料模拟计算软件（MS2017，BIOVIA，美国）为例进行介绍。

Materials Studio 材料模拟计算软件是一个多尺度分子模拟平台，融合多种模拟方法，整合多达 23 个功能模块，实现从电子结构解析到宏观性能预测的全尺度科学研究。软件提供了界面友好的模拟环境，研究者能方便地建立三维结构模型，并对各种小分子、纳米团簇、晶体、非晶体以及高分子材料的性质及相关过程进行深入的研究，得到切实可靠的数据。

一、软件主要模块介绍

（一）视窗界面

可视化界面（Visualizer 模块）（图 9-7-1）是 MS 软件的核心，可用来搭建分子、晶体、界面、表面及高分子材料结构模型，也可以构建样式各异的纳米团簇、介观尺度的结构模型，提供分子叠合以及分子库枚举等所需的所有工具，可以操作、观察及分析计算前后的结构模型，处理多种类型的图

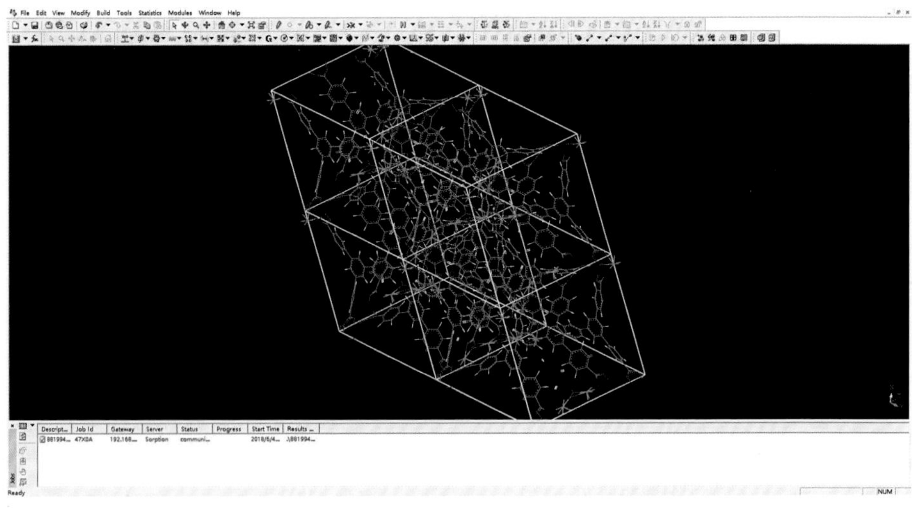

图 9-7-1　MOF 三维结构和 Visualizer 界面展示

形、表格或文本等形式的数据，并提供软件的基本环境和分析工具。界面支持多种输入、输出格式，并可将动态的轨迹文件输出成 avi 格式，到 Office 系列产品中进行编辑或演示。另外，也支持与第三方软件或数据库的对接和访问。

1. 功能

1）搭建、调整各类三维可视的结构模型，包括晶体、小分子、聚合物、纳米材料、团簇、表界面、各种缺陷结构以及电极模型。

2）提供模块参数设置、结果分析的视窗界面；提供结构文件、参数文件以及结果文件的管理界面；提供计算进程的监控界面。

3）对模拟结果进行各种分析，可与结构模型相结合进行数据的二维、三维显示，可以给出数据的图表，可以对特定的结果进行动画演示或给出矢量图。

2. 特性

1）支持多种结构、图形、文本文件格式的输入和输出。

2）支持不同功能模块间结构数据的共享。

3）提供 Perl 语言环境，以及脚本编写。

4）提供不规则多面体表面积、体积的计算工具。

（二）量子力学模块

量子力学方法是一种能够对材料体系电子结构特点进行研究的方法，精度高且几乎不依赖于任何经验参数，因此被广泛应用在各类材料的模拟研究中。

半经验量子力学方法（semi-empirical quantum mechanics）同样能够对材料体系电子结构特点进行研究，但是包含有更多的经验参数以及数学、物理近似，因此，计算效率相比于纯粹的量子力学更高，但是精度会略低。

量子力学以及半经验量子力学方法均以定态薛定谔方程为核心，计算原子核满足特定排列、堆积时，核外电子的空间、能量分布，并由此进一步得到体系的电学性质、磁学性质、光学性质、热力学性质、力学性质，所能研究的材料体系类型包括：各类晶体材料及可能的各种缺陷结构，各种维度的纳米材料，各种分子及团簇材料。

量子力学方法最多能够计算数百原子模型的相关性质，而半经验量子力学方法能够计算数千原子的模型。Materials studio 中量子力学模块包含了 CASTEP（平面波赝势方法）；DMol3（原子轨道线性组合方法）；以及 ONETEP（线性标度方法），半经验量子力学方法模块是 DFTB+（紧束缚近似方法）。本节主要介绍 DMol3 和 CASTEP 两个模块。

1．DMol3　DMol3（图 9-7-2）是由 Bernard Delley 教授发布的一款基于密度泛函理论的先进量子力学程序，它采用原子轨道线性组合的方法描述体系的电子状态，因此也被称为原子轨道线性组合方法。DMol3 有别于其他方法的最重要特点是采用数值函数描述原子轨道，这一做法兼顾了计算精度和效率，使得 DMol3 成为一款高效实用的量子力学程序。除了可以预测材料的电子学、光学、热力学性能外，它还能够细致地研究气相、溶液、表面及其他固态环境中的化学反应，适合解决化学、化工、生物、材料、物理等领域中的各类问题，尤其是化学反应机理及催化剂设计的问题。每年都有数百篇应用 DMol3 的文章在各类顶级学术刊物上发表。研究对象涉及晶体材料、有机分子、团簇、纳米和多孔材料、生物分子等各种周期性及非周期性体系。

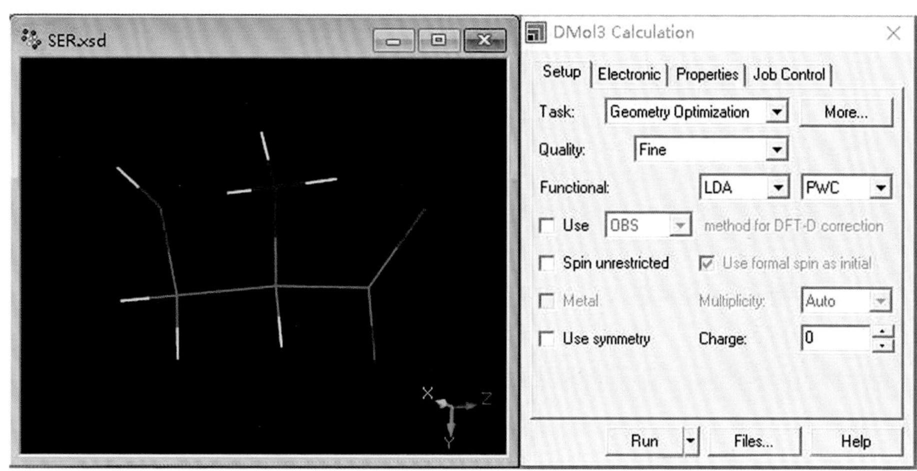

图 9-7-2　丝氨酸三维结构和 DMol3 模块界面

（1）功能

1）结构优化：优化原子坐标和晶胞参数，支持原子笛卡尔坐标（可限定某个方向坐标）、键长、键角、二面角限定。

2）力学性质计算：弹性力常数张量、体模量、剪切模量、杨氏模量、泊松比。

3）过渡态：过渡态搜索（synchronous transit 方法）、过渡态优化、过渡态确认。

4）电子结构解析：能带结构、电子态密度（局域态密度、分波态密度）、电荷密度、差分电荷密度、电子轨道、fukui 函数（支持周期性体系）、共价键级（非周期性体系）、静电荷、静电势、功函数、偶极矩、核电场梯度、费米面、自旋磁矩。

5）热力学性质计算：熵、焓、自由能、零点能、等压热容随温度的变化曲线。

6）光学性质计算：红外光谱、拉曼光谱（计算非周期性体系时给出强度）、紫外可见光谱（TD-DFT，计算非周期性体系时给出强度）、非线性光学性质（TD-DFT，非周期性体系）。

7）动力学计算：支持 NVE 和 NVT，以及多种控温函数。

（2）特性

1）支持全电子计算，可考虑相对论效应。

2）频率计算支持粗粒化的并行计算方式。

3）允许外加电场。

4）支持周期性以及非周期性边界条件。

5）支持断点续算。

6）支持对内存和硬盘访问的控制。

2．CASTEP　CASTEP（图 9-7-3）是由剑桥凝聚态理论研究组开发的一款基于密度泛函理论的先进量子力学程序。程序采用平面波函数描述价电子，利用赝势替代芯电子，因此也被称为平面波赝势方法，适于解决固体物理，材料科学、化学以及化工等领域中的各类问题。目前，CASTEP 已经在材料研究的诸多领域获得了广泛而成功的应用，每年都有数百篇文章在各类顶级学术刊物上发表。所涉及的研究对象包括半导体、陶瓷、金属、分子筛等各类晶体材料，以及掺杂、位错、界面、表面等各种缺陷结构。

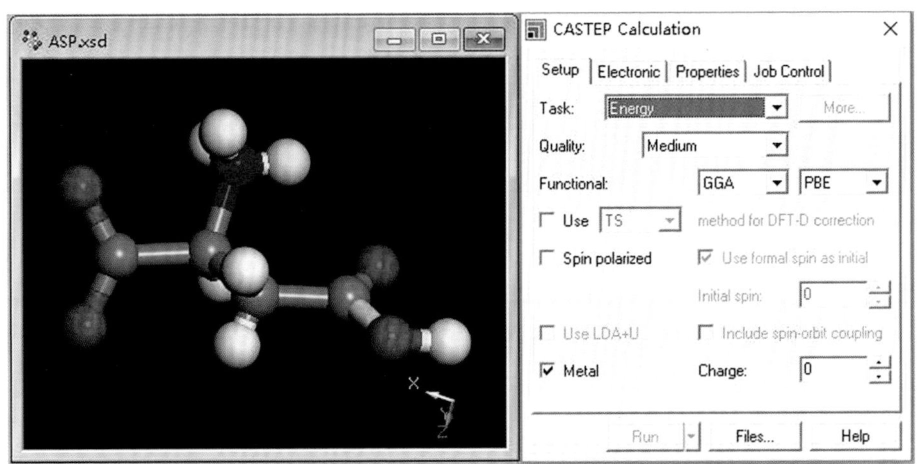

图 9-7-3　天冬氨酸三维结构和 CASTEP 模块界面

（1）功能

1）结构优化：优化原子坐标和晶胞参数，支持原子分数坐标、晶胞参数、键长、键角、二面角限定，支持外加应力，支持指定激发态下分子结构的优化（TD-DFT）。

2）过渡态：过渡态搜索（synchronous transit 方法）、过渡态确认。

3）电子结构解析：能带结构、电子态密度（局域态密度、分波态密度）、电荷密度、差分电荷密度、电子局域函数、电子激发能（TD-DFT）、电子轨道、扫描隧道显微镜（scanning tunneling microscope，STM）图像模拟、共价键级、静电荷、静电势、功函数、自旋磁矩、费米面。

4）介电性质：波恩有效电荷、静态介电常数张量、极化率张量。

5）力学性质计算：弹性力常数张量、体模量、剪切模量、杨氏模量、泊松比。

（2）特性

1）范德瓦耳斯相互作用修正。

2）表面模型计算所需的偶极修正。

3）自带赝势生成程序。

4）自动、手动选择最有效的并行方式（k/G/k+G）。

5）多种自洽收敛算法：density mixing 和 EDFT。

6）支持 Perl 脚本和断点续算。

（三）分子动力学

经典模拟方法仅用于描述体系某个定态的各类性质时，称为分子力学方法。当与牛顿运动方程相结合，描述原子核在特定热力学条件下的运动时，称为分子动力学方法。分子的可混性、内聚能、润湿性、力学性质、扩散及阻隔、表面及孔道吸附、各种相关函数以及性质的统计平均值均可基于分子力学、动力学结果获得。当然，也可以把这种描述微观粒子间相互作用的方法与蒙特卡洛方法相结合，构建无定形模型、研究分子的构象或者搜寻可能的吸附位点。

分子力学方法无法准确描述体系的电子结构，它以各类力场（势函数）表征原子、离子及分子间相互作用，其中包含有大量基于实验数据或者量子力学方法的经验参数，所以，经典模拟方法具有非常高的效率，能够计算数千至数十万原子模型的相关性质，而计算精度则取决于势函数及参数的适用性。

Materials Studio 中包含多种力场，并允许使用者根据需要调整函数形式、编辑或拟合相关参数，能够研究的材料体系类型包括：聚合物、有机小分子，金属单质、合金、金属氧化物，碳、硅纳米材料，硅铝多孔材料，铀、镎、钚的混合氧化物，黏土矿物等。Materials Studio 中分子动力学模块主要包括：COMPASS II（高精度力场）；Forcite Plus（包含各种通用力场），及蒙特卡洛方法的模块：Amorphous Cell（无定形模型搭建）；Adsorption Locator（吸附位、吸附构象），本节主要介绍 Forcite Plus 模块的功能和特性。

Forcite Plus（图 9-7-4）是一款分子力学和分子动力学模拟程序。它可以对分子、表面或三维周期性材料体系进行快速的能量计算、几何优化以及各种系综下的动力学模拟研究，可以分析材料体系的各种结构参数、热力学性质、力学性质、动力学性质以及统计学性质。主要应用于有机、无机小分子、有机金属络合物、高分子聚合物、纳米及多孔材料、部分金属、金属氧化物晶体及晶体表界面结构的研究。

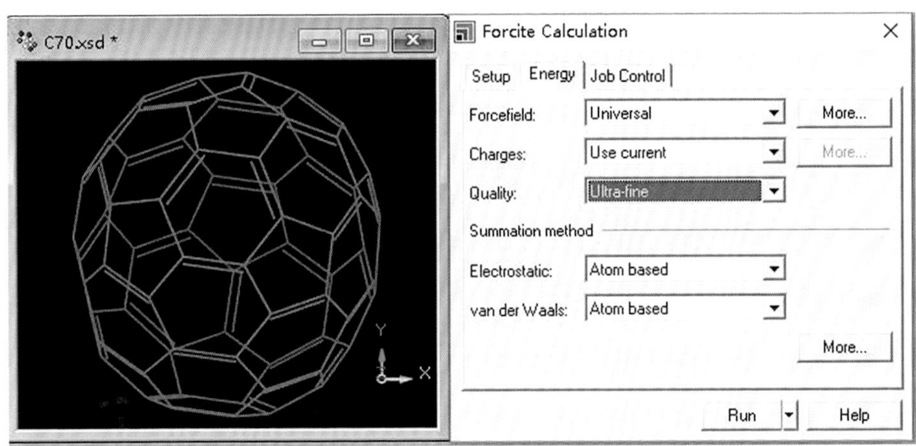

图 9-7-4　C70 三维结构和 Forcite Plus 模块界面

（1）功能

1）结构优化：优化原子坐标和晶胞参数，支持原子笛卡尔坐标和晶胞参数的限定，可以添加外应力。

2）模拟淬火：将动力学模拟和结构优化相结合，辅助扫描势能面，寻找最优的分子构象、吸附构象等。

3）模拟退火：基于不同温度点的动力学模拟，实现体系的反复升、降温过程，辅助扫描势能面，寻找最优的分子构象、吸附构象等。

4）动力学计算：基于牛顿运动方程，研究原子核在特定系综（NVE、NVT、NPT、NPH）条件下的运动。

5）剪切模拟：基于非平衡动力学，做剪切模拟，控制剪切方向和速度，得到剪切黏度、应力张量。

6）力学性质计算：基于动力学轨迹文件计算体系力学性质，包括弹性力常数、体模量、剪切模量、杨氏模量、泊松比、声速、拉梅常数。

（2）特性

1）支持 Perl 脚本扩展模拟和分析功能。

2）支持外加电场。

3）支持设定各原子受力。

4）支持 Universal、COMPASS II、Dreiding、PCFF、CVFF 力场。

（四）介观模拟方法

介观模拟方法是利用“模型粗粒化”的一类模拟方法。所谓的“模型粗粒化”，是指将通常模型中的若干个原子视为一个基本结构单元，等效为一个“珠子”，而这种由珠子构成的结构模型，称为“粗粒化模型”。介观模拟方法即是采用各种势函数描述珠子间的相互作用，以及在这种作用存在条件下，珠子的分布、运动，分析各种分布所形成的拓扑形貌以及与运动相关的结构、动力学性质。

“模型粗粒化”使得介观模拟方法能够用更少的粒子，更简单的势函数形式，描述更大尺度的体系，它可以研究微米尺度模型在微秒范畴内的动力学过程。目前，常见的介观模拟方法包括：基于保守力、耗散力以及随机力描述珠子间相互作用的耗散粒子动力学；基于 Martini、Shinoda 力场描述珠子间相互作用的粗粒化分子动力学（coarse-grained molecular dynamics，CGMD）；基于朗之万方程（langevin equation）的平均场密度泛函方法（mean-field density functional method）。介观模拟方法所能研究的体系包括：聚合物体系、各种溶液体系、复合材料体系、纳米材料体系。

Materials Studio 中的介观模拟模块主要包含：Mesocite（耗散粒子动力学、粗粒化分子动力学）和 MesoDyn（平均场密度泛函方法）。此处重点介绍 Mesocite 模块。

Mesocite（图 9-7-5）是一个包含粗粒化分子动力学以及耗散粒子动力学两种方法，并以软凝聚态材料为主要研究对象的介观模拟工具。依靠介观方法在时间和空间尺度上的优势，Mesocite 可以更加快捷地研究添加剂、溶剂、单体类型、比例对各种均聚、嵌段、枝状聚合物结构、性能的影响，研究大分子的扩散，研究纳米复合材料中纳米管的分散性等。

（1）功能

1）优化：优化珠子坐标和盒子尺度，支持珠子的分数坐标或笛卡尔坐标、盒子尺度的限定，可以添加外应力（等静压）。

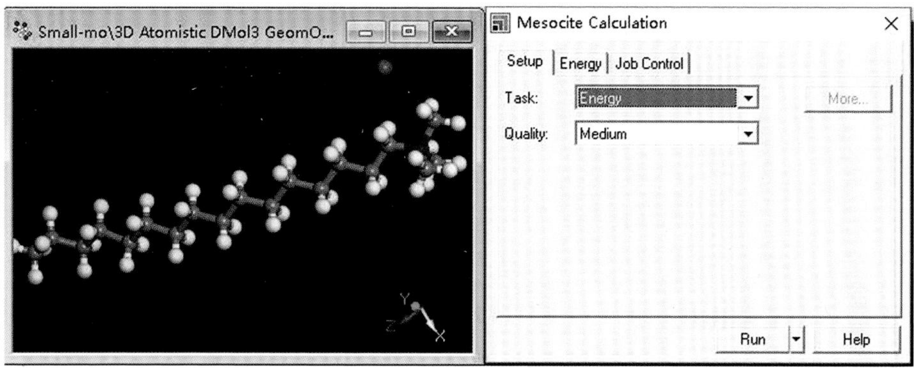

图 9-7-5　高分子链三维结构和 Mesocite 模块界面

2）动力学计算：基于牛顿运动方程，研究珠子在特定系综（NVE、NVT、NPT、NPH）下的运动。

3）剪切模拟：基于非平衡动力学，做剪切模拟，控制剪切方向和速度，得到剪切黏度、应力张量。

4）DPD：运用耗散粒子动力学方法模拟。

（2）特性

1）不同珠子的质量和体积保持一致，可指定珠子电荷。

2）支持调用和编辑 Martini 以及 Shinoda2007 力场。

3）密度场可视化分析。

4）支持 Perl 脚本扩展模拟和分析功能，譬如控制轨迹文件的输出。

（五）晶体结构解析方法

晶体结构解析与晶粒形貌预测在晶态材料性质研究、药物晶体筛选等方面有着广泛的应用。Materials Studio 提供了两种不同的方法辅助晶体结构的解析：其一，基于经典模拟方法中的各种力场，结合对称性，从能量的角度找到分子的各种稳定排列和堆积，辅助分子晶体结构的解析；其二，对粉晶 X 线衍射图谱、中子衍射图谱以及电子衍射图谱进行指标化，然后利用蒙特卡洛模拟退火法或者回火法，在指标化数据的基础上构建材料的粗略结构，最后利用传统的 Rietveld 方法精确确认结构中各原子的坐标及相关的参数。对于实验数据不易确认的轻元素位置，可以结合势函数，从能量的角度辅助确认。主要功能模块包含：Reflex Plus（Reflex + Powder Solve）、Morphology（包含多种通用力场，预测晶粒形貌）。此处主要介绍 Reflex Plus 模块（图 9-7-6）。

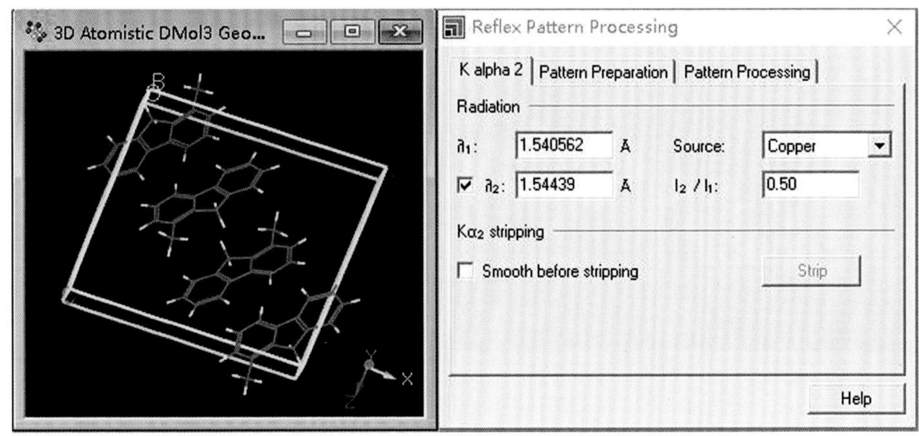

图 9-7-6　小分子晶体结构和 Reflex Plus 模块界面

（1）功能

1）衍射模拟：基于晶体结构模拟对应的粉晶衍射谱图。

2）指标化：基于 X-Cell、DICVOL91、TREOR90 以及 ITO15 方法对衍射谱图进行指标化，得到可能的晶胞参数、空间群。

3）结构精修：使用 Pawley 修正，Rietveld 修正和 Pareto 优化。

4）衍射图谱处理：支持对衍射谱图进行去背底、去峰、平滑、插值等处理。

（2）特性

1）与经典分子模拟技术结合，以结构稳定性辅助结构解析，特别是氢原子坐标的确认。

2）Pawley 修正方便获得各种峰形函数的初始值。

3）支持多种靶材料的快速设定，支持入射波波长、偏振的设定，支持单色器设定。

4）可直接把数据导出为 CIF 文件。

二、软件运行的软硬件环境

软件运行对服务器、客户端的操作系统、硬件环境有一定的要求，具体如表 9-7-1 所示。

表 9-7-1　软件运行所需的软硬件环境

服务器的操作系统	
Windows	x86-64 Linux（including cluster）
32-bit • Windows Vista（business & enterprise）- sp2 • Windows Server 2008, all editions - sp2 • Windows 7（professional & enterprise）- sp1 64-bit • Windows Server 2008, all editions - sp2 and r2 sp1 • Windows 7（professional & enterprise）- sp1 • Windows 8（professional & enterprise） • Windows 8.1（professional & enterprise） • Windows Server 2012, all editions	x86-64（64-bit） • red hat enterprise Linux Server and desktop 5 • red hat enterprise Linux server 6 • suse™ Linux enterprise server 11
服务器的硬件环境	
Intel 及兼容的 CPU，主频越高，计算速度越快 4GB 内存，内存越大，处理体系越大 2.2GB 硬盘空间	
客户端的操作系统	
Windows Vista（business & enterprise）- sp2（32-bit only） Windows 7（professional & enterprise）- sp1（32-bit and 64-bit）uses 32-bit binary Materials Studio client Windows 8（basic, professional & enterprise）-（32-bit and 64-bit）uses 32-bit binary Materials Studio client Windows 8.1（basic, professional & enterprise）-（64-bit only）uses 32-bit binary Materials Studio client	
客户端的硬件环境	
Intel 及兼容的 CPU，主频越高，计算速度越快 4GB 及上内存 2.2GB 硬盘空间 16-bit / 65536 colors 显卡（最低要求）。高性能的显卡将极大提高模型色阶图的显示质量，对于大体系的动态演示至关重要	

三、计算操作流程

如图 9-7-7 所示，软件的基本操作流程包括：

1. 启动软件　打开总电源开关及稳压器开关，依次打开服务器和客户端电脑电源，待电脑启动。从客户端电脑的 Windows 操作系统中的启动栏选择“程序”Biovia/Materials Studio 2017，开启软件。

2. 构建模型和提交计算　利用 Materials Studio 软件中的 Visualizer 和其他相关模块，建立材料分子模型；使用量子力学和分子动力学相关模块

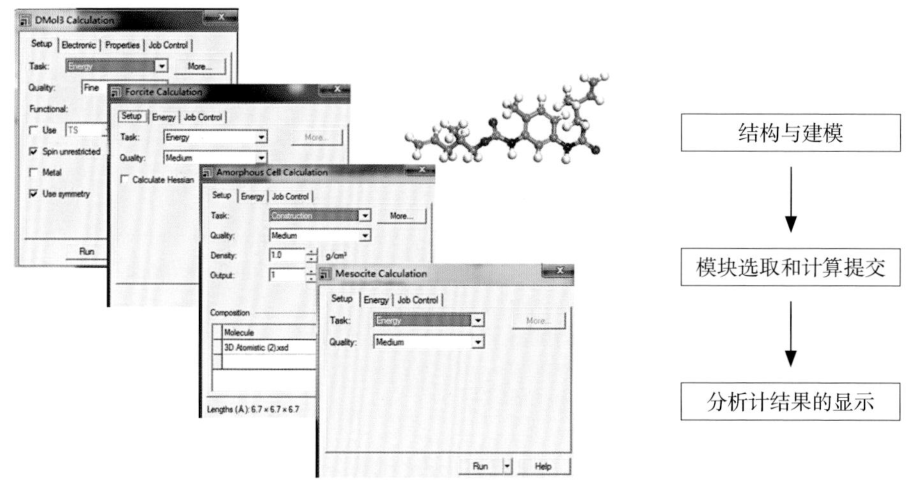

图 9-7-7　MS 材料模拟软件的操作流程图

（DMol3，CASTEP，Forcite Plus 等）对该模型进行几何优化。选取相应的计算模块，调节模块参数，提交计算任务至服务器。

3．计算结果分析和绘图　等待服务器中的计算任务返回运算结果，运用计算模块中的分析方法对结果进行解析；利用模块中提供的接口绘制结果图像。

4．关闭软件，保存数据，将数据拷贝至其他存储设备。

5．运算结束后依次关闭打开的服务器和客户端电脑电源。

（马代川）

参考文献

1. 周学东，肖丽英，肖晓蓉．实用口腔微生物学与技术．北京：人民卫生出版社，2009
2. 韩景田，马玉珍，王中军．激光扫描共聚焦显微镜的功能及质量控制．医疗卫生装备，2008（05）：104-105
3. 余礼厚．激光共聚焦显微镜样品制备方法（一）—细胞培养样品．电子显微学报，2010，29（02）：185-188
4. 魏征，孙岩，王再冉，等．轻敲模式下原子力显微镜的能量耗散．力学学报，2017，49（06）：1301-1311
5. 鞠安，蒋雯，许阳，等．原子力显微镜在生命科学领域研究中的应用进展．东南大学学报（医学版），2015，34（05）：807-812
6. 张静武．材料电子显微分析．北京：冶金工业出版社，2012
7. 李丹．X 线成像技术在医疗领域的应用．科技信息，2011，（36）：498-499
8. 林和文，谢少玲，张志芳，等．医用 X 线设备质量控制方法研究．中国医学装备，2018，15（2）：33-36
9. 陈小明，蔡继文．单晶结构分析原理与实践．北京：科学出版社，2007
10. MÜLLER P，HERBST-IRMER R，SPEK A L，等．晶体结构精修–晶体学者的 SHELXL 软件指南．北京：高等教育出版社，2010
11. 周公度，郭可信．晶体和准晶的衍射．北京：北京大学出版社，1999
12. 梁栋材． X 线晶体学基础．北京：科学出版社，1991
13. 姜龙，张晓燕，姜平．动物麻醉方法和麻醉药物研究现状．动物医学进展，2014，35（2）：119-123
14. 杨星宇，杨建明．生物科学显微技术．武汉：华中科技大学出版社，2010
15. 黄昆．固体物理学：重排本．北京大学出版社，2014

16. SANDERSON M J, SMITH I, PARKER I, et al. Fluorescence microscopy. Cold Spring Harbor protocols. 2014,2014(10):pdb.top071795
17. WIESMANN V, FRANZ D, HELD C, et al. Review of free software tools for image analysis of fluorescence cell micrographs. Journal of microscopy,2015,257(1):39-53
18. ANGMAR B, CARLSTRÖM D, GLAS J E. Studies on the ultrastructure of dental enamel: VI. The mineralization of normal human enamel. J. Ultrastructural Res, 1963, 8112-8123
19. HUYSMANS M C, LONGBOTTOM C. The challenges of validating diagnostic methods and selecting appropriate gold standards. J Dent Res, 2004, 83(Spec No. C):C48-C52
20. STAUBER M., MÜLLER R. Micro-Computed Tomography: A Method for the Non-Destructive Evaluation of the Three-Dimensional Structure of Biological Specimens. In: Westendorf JJ. (eds) Osteoporosis. Methods In Molecular Biology, vol 455. Humana Press, 2008
21. BOUXSEIN M L, BOYD S K, CHRISTIANSEN B A, et al.Guidelines for assessment of bone microstructure in rodents using micro-computed tomography. J Bone Miner Res, 2010, 25(7):1468-86
22. KISHI K, SATO M, SUGIHARA Y, et al. The application of magnetic resonance imaging in maxillo-facial region: A comparison with CT. Oral Radiology, 1988, 4(1):1-6
23. WANG J. Head and neck lesions : characterization with diffusion-weighted echo-planar MR imaging. Radiology, 2001, 220(3):621-630
24. ESPINA V, WULFKUHLE J D, CALVERT V S, et al. Laser-capture microdissection. Nature protocols, 2006, 1(2):586-603
25. WANG R, YUAN Y, ZHOU Y, et al. Screening diagnostic biomarkers of OSCC via an LCM-based proteomic approach. Oncol Rep, 2018, 40(4):2088-2096
26. WEISSLEDER R, TUNG C H, MAHMOOD U, et al. In vivo imaging of tumors with protease-activated near-infrared fluorescentprobes. Nature Biotechnology, 1999, 17(4):375-378
27. HOFFMAN R M. The Advantages of Using Fluorescent Proteins for In Vivo Imaging. Current Protocols Essential Laboratory Techniques. New Jersey: John Wiley & Sons, Inc, 2017
28. KITTEL C. Introduction to solid state physics [J]. Physics Today, 1957, 10(6):43-44

48